コロナ禍と闘う
尼崎の町医者、
551日の
壮絶日記

ひとりも、死なせへん

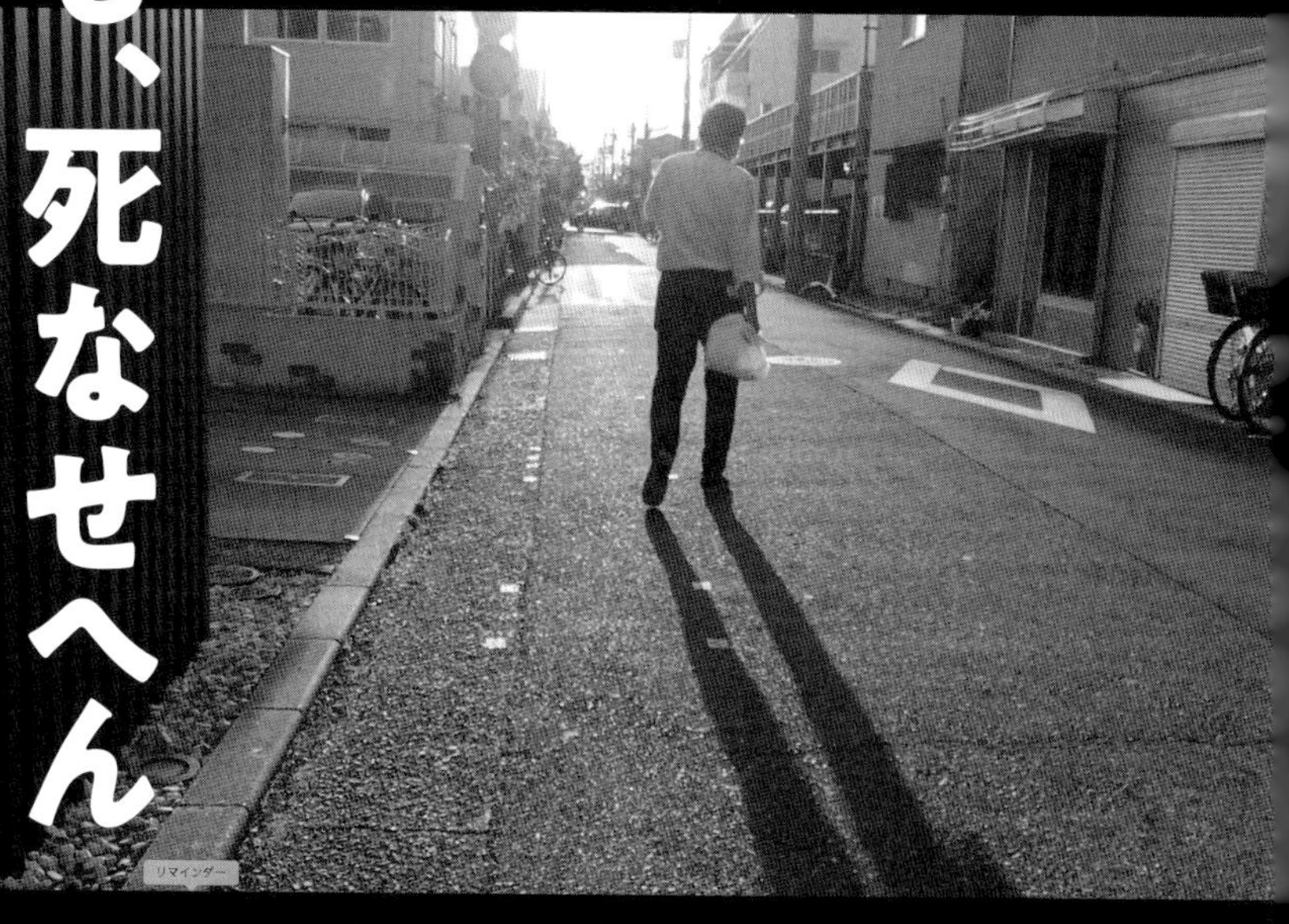

長尾和宏

本書の日記は、２０２０年１月31日に始まり、２０２１年８月４日に終わる。

ブックデザイン　秋吉あきら

目次

1月26日　**新型肺炎 現地の日本人 希望者全員帰国させる方針**

日本政府は、武漢に滞在する日本人で希望する人は中国政府との調整が整い次第、チャーター機などを使って全員を帰国させる方針を明らかにした。

1月30日　**WHO「国際的な緊急事態」を宣言**

1月31日　**新型コロナウイルスによる感染症「指定感染症」に**

新型コロナウイルスによる肺炎などの感染症が、感染症法の「指定感染症」と、検疫法の「検疫感染症」に指定されることが決まる。これにより都道府県知事が患者に対して、感染症対策が整った医療機関への入院を勧告し、従わない場合は強制的に入院させることができるほか、患者に一定期間、仕事を休むように指示すること、空港や港での検査や診察の指示に従わない場合は罰則を科すことが可能となった。

2月3日　**乗客の感染が確認されたクルーズ船 横浜港に入港**

2月7日　**SNSで警鐘鳴らし処分受けた中国の医師、感染し死亡**

2月11日　**WHO 新型コロナウイルスを「COVID-19」と名づける**

2月13日　**国内で初めて感染者死亡、神奈川県に住む80代女性**

2月27日　**安倍首相、全国すべての小中高校に臨時休校要請の考え公表**

政府の対策本部で安倍首相が発言。3月2日から全国すべての小学校、中学校、高校などは、春休みに入るまで臨時休校とするよう要請する考えを示した。

2月28日　**北海道知事 独自に「緊急事態宣言」**

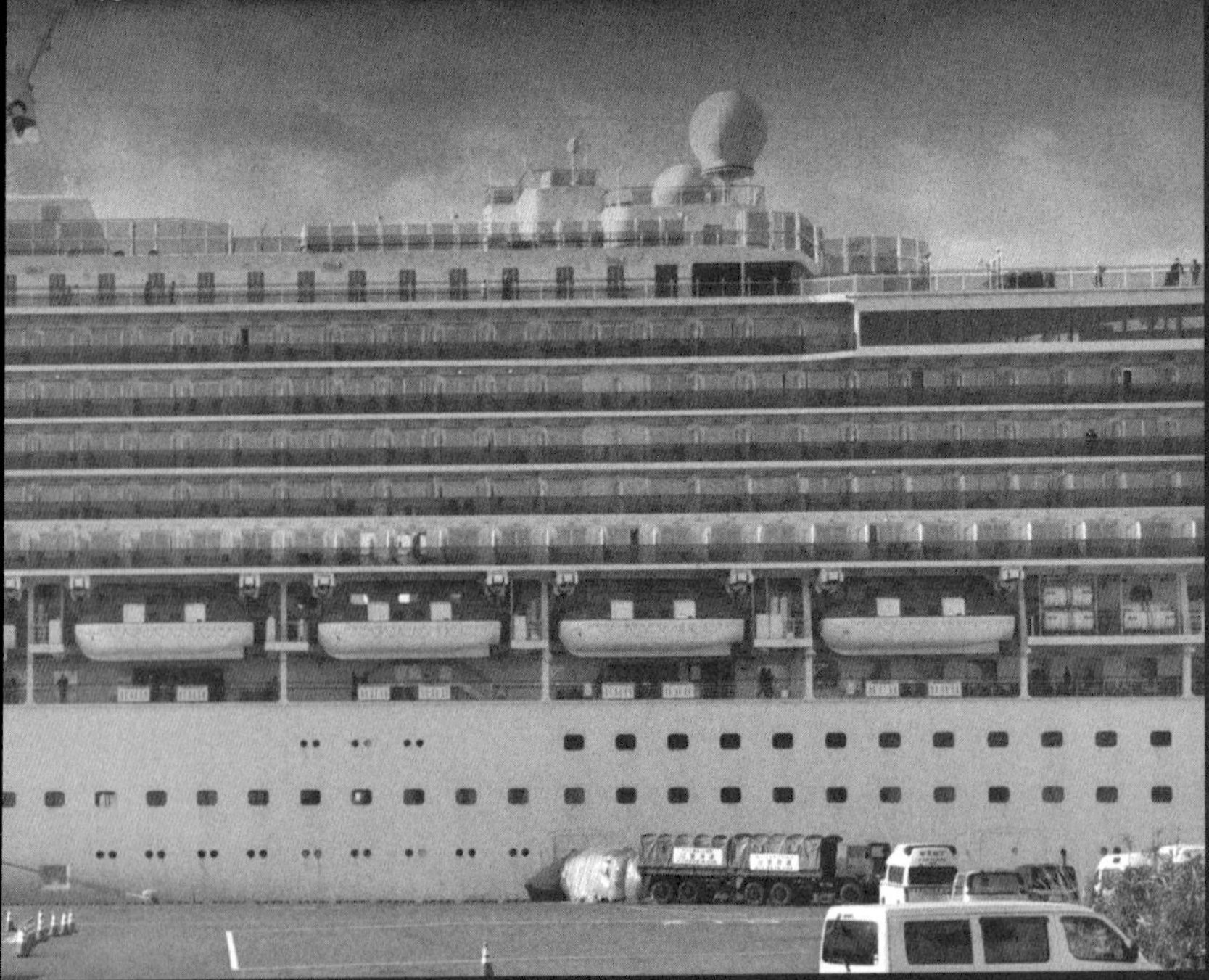

2020年1〜2月

1月6日　中国 武漢で原因不明の肺炎 厚労省が注意喚起

中国内陸部の湖北省武漢で2019年12月以降、原因となる病原体が特定されていない肺炎の患者が確認され、うち7人が重症となる。これを受けて厚生労働省は、武漢からの帰国者で咳や熱などの症状がある場合は速やかに医療機関を受診し、渡航歴を申告するよう呼びかけた。

1月14日　WHO 新型コロナウイルスを確認

1月15日　日本国内で初めて感染確認 武漢に渡航した中国籍の男性

湖北省武漢に渡航していた神奈川県に住む30代の中国籍の男性が1月3日に発熱。帰国後、入院し国立感染症研究所が検査した結果、新型コロナウイルスへの感染が確認された。国内で感染者が確認されたのはこれが初めて。

1月23日　武漢 感染拡大防止のため「封鎖」

武漢当局は、公共交通機関の運行を停止、駅や空港を閉鎖して都市封鎖を始めた。商店では食品や日用品を買い占める動きが広がった（武漢の「封鎖」は4月8日まで2ヵ月半にわたって続けられた）。

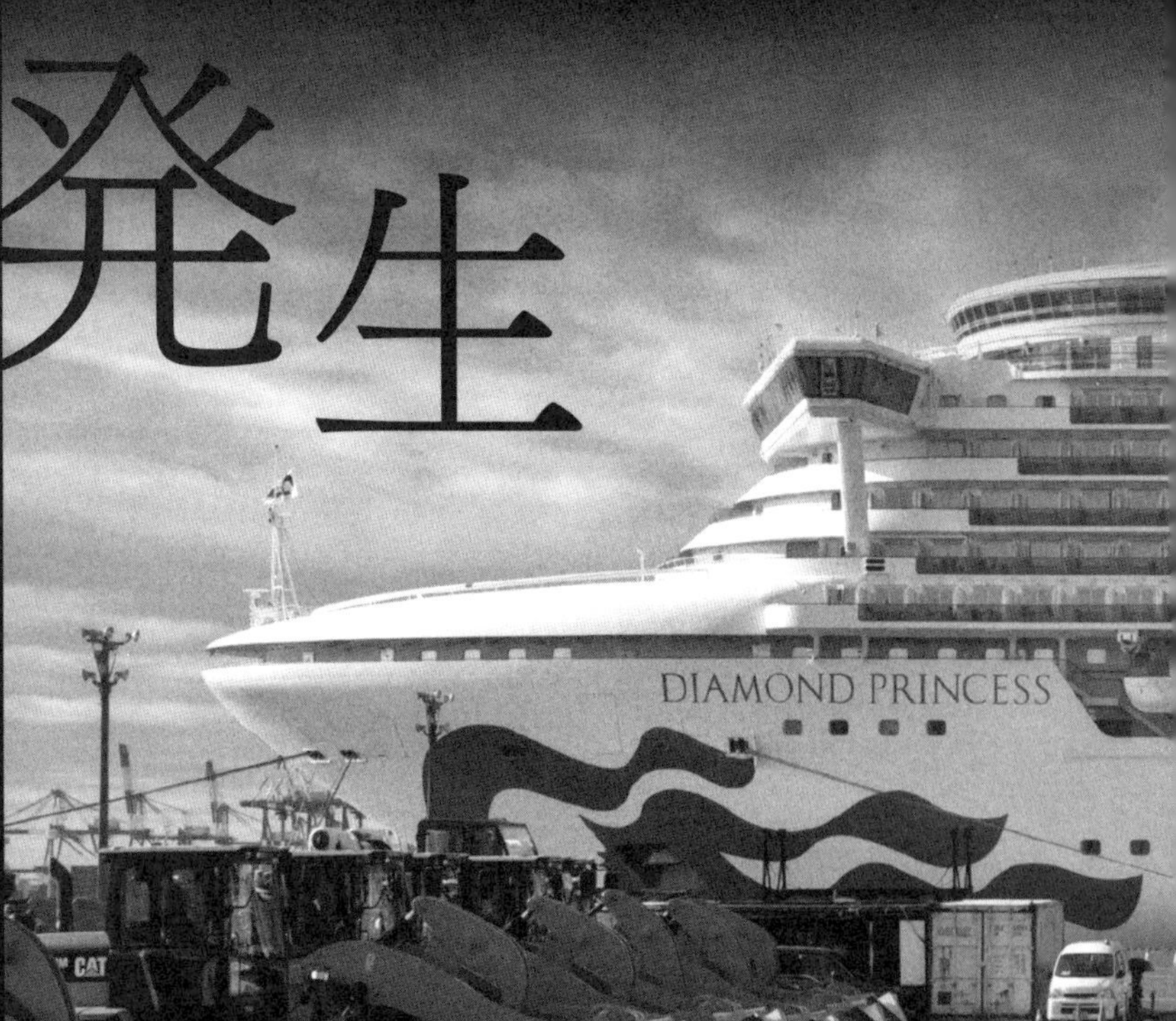

2020年1月

2020年1月31日（金）　武漢の医療者に見た「覚悟」

とうとう新型コロナウイルスが我が街に迫ってきた。大阪市内でも確認されたが、当院（長尾クリニック）のある兵庫県尼崎市から大阪市内まではすぐだ。世界中がパニックになっている。もちろん日本もそうなりつつある。

政府[註1]はチャーター機で日本人を日本に帰しているが、その行為に大きなリスクを覚悟しないといけない。その人が日本でまき散らす可能性があるからだ。いったん太平洋の島に2週間隔離してから帰す国もある。しかし島民の反対運動が起きるなど混乱している。その人を、その家族を、その国を、まるでバイキンマンのように排除して、差別と偏見が拡大する様子を見ていると心が痛む。仏教の絵巻物をリアルタイムで見ているような気がする。

そんな中、武漢の病院で今も闘っている医師や看護師の映像を見て感じるものがあった。彼らは、承諾書にサインと拇印をしていた。「感染して死んでも文句を言いません」と。この覚悟に医療者の原点を見た気がした。11年前の新型インフルエンザ騒動を思い出した。あの時僕は、宇宙服のような服を着て、県立病院の隔離病棟で、志願兵として勤務していた。クリニックの前に設置したテントに「風邪外来」を作ったし、新型インフルエンザワクチンの集団接種にも参加した。

あの時は若かったなあと、今振り返れば思う。なんでも思い立ったら行動できるのが若さである。そして今、再び医療者の心意気が試される局面が近づいている。

還暦を過ぎた今、僕は医療者として、どこまで動けるだろうか。役に立てるだろうか。心の中で、出動準備をしている。武漢の医療者のように頑張らないと。自衛隊員が中東の紛争地に赴く覚悟をしているように、医療者は困っている人のために身を呈することもある。

今週も、目が回りそう。何がなんだか、わからない。3日間で5人のお看取りもあり、日付や時刻が怪しくなる。**当院のモットーは「断らない医療」**で、在宅医療では「最後の砦」だ。しかし、その看板も限界が近づいている気がする。新型コロナウイルスの動向次第では、在宅医療よりも感染症を優先しなければいけない事態を覚悟している。

2020年2月

2020年2月1日（土）　武漢から帰国した4人の無症状感染者が意味すること

世の中は、新型コロナウイルス一色である。世界経済にも、大きな影響を及ぼしている。武[註2]漢から帰国した日本人の中に4人の無症状感染者がいる、という報道にとても興味を持った。

・水際作戦はもう意味がない
・どこに感染者がいるかは誰もわからない
・感染者は相当数いるが、正確にカウントできない
現在、コロナ検査には次の4条件が必須になっている。
①37・5度以上の体温　②咳や痰など　③レントゲンで肺炎　④武漢との関連性
症状だけでは、コロナはインフルエンザや風邪との区別はつかない。簡易キットの開発普及が急がれる。先の4条件を満たす人は、保健所に電話をすべき。いきなり医療機関に行っても何の意味もない。しかし今後は、4条件を満たさない感染者が圧倒的多数になるはずだ。

帰国した日本人感染者17人に対して、無症状者が4人もいた！　ということで、4人の無症状感染者に関して2つの私見を述べたい。

①ウイルスの危険性はそんなに高くないのでは？　インフルエンザとそう変わらないのではないか。つまりパニックになる必要はなく正しく恐れるべきだ。
②4人の感染者の今後を徹底的に監視するべき。ウイルスの排出量はどれくらいか？　どう変化するのか？　ウイルスの抗原量や抗体量の推移を知ることができれば相手がわかる。

インフルエンザと同様に、感染拡大の阻止にはこれから打てる手がいくらでもあるだろう。[註3]アメリカ政府は非常事態宣言を出した。諸外国もかなり厳重な処置を取った。一方、日本はか

なり緩いなあ。このままではいけない。自国民の不安を軽減するためには、感染者の増加がピークを超えて減衰する証拠を見せないといけない。そのためにやるべきことは、マスクや手洗いよりも、「渡航や移動の制限」を政治力で行うことではないか。政治がしっかり機能すべき時だ。武漢の騒動を日本で起こすべきではない。

2020年2月5日（水）　コロナよりタバコやインフルエンザが怖い

朝から晩までメディアは新型コロナの話題ばかりだ。町医者と市民の温度差を感じる。僕は新型コロナよりもタバコやインフルエンザのほうが怖い。インフルエンザでの年間死亡者数を知るべし。アメリカ……約8000人。日本……約3000人（ともに2017年のデータ）。

一方、新型コロナでの死亡者はどちらも今のところゼロ。ゼロ、だよ。こんな単純な事実に、なぜ目を向けないのか？　これだけでも不思議。実は、もっと怖いのはタバコである。町医者から見ると、風邪やインフルエンザで来院される方の半数以上が喫煙者。

1月は在宅看取りが14人あり、年間160人のペースだ。昨年はちょうど140人で、累積1300人以上になった。がんがその半数として、残りの半分は「タバコ関連病」である。つまり、僕はタバコ病による死亡を何百人も看取ってきたことになる。結局、数日に一人タバコ病で看取っていることになるので、タバコのほうが新型コロナより100倍怖い。なぜ、メディアはインフルエンザの死亡率やタバコ病を報じないのか。診断方法がない新型コロナの患者数を大々的に報じるのに、診断方法があるインフルエンザやタバコ病を報じないことが不思議でしょうがない。

人間は「見たことがないもの」や「まだ未知のもの」を恐れる。きっと、タバコやインフルエンザは聞いたこともあるし、見たこともあるので、「不感症」になっているのではないか。

しかし、武漢の病院の映像を見ていると本当に心が痛む。感染者を集めて隔離して、死んだら敷地内の大きな穴に埋めている。武漢の医者が過労死したとも報道されている。これにも心が痛む。僕自身も、過労死するかなと何度も思いながら30年以上働いてきた。だから他人事とは思えず、過労死した同志に同情する。実は今週日曜日に、東京である政府高官と会った。「僕が武漢に行ってもいいです」と申し出たが、「中国政府に拒否されますよ」と一笑に付された。

2020年2月7日(金)　クルーズ船と武漢病院

豪華クルーズ船の乗客が2週間ほど横浜港に「軟禁状態」になるという。一方、10人の感染者は「解放」されて入院するとのこと。

さて武漢が突貫工事で建てた病院と、クルーズ船の違いはなんなのか。クルーズ船では室内待機で外に出られない。検疫を受けて陽性ならば、「解放」されるらしい。

僕は3000人強の乗客・乗務員たちの心理状態が心配だ。旅行で乗っているのと軟禁では、同じ部屋にいてもストレス度がまったく違う。２週間も船内に軟禁されたら何が起きるか、想像してみた。

①若い人には、パニック症状が出るかも
②高齢者にはせん妄[註4]が出て、身体機能が低下する
③その延長線上に、認知症状がある
④多剤投薬が切れた人は元気になる
⑤感染が拡大して、やがて全員が陽性者になる

今起きていることは、

・乗客２６６６人、乗務員１０４５人の計３７１１人が乗船
・咳や発熱などの症状を訴える１２０人と濃厚接触者１５３人、計２７３人を検査
・５日に検査結果が判明した31人のうち10人に陽性反応
・６日に検査結果が判明した71人のうち10人に陽性反応
・残り１７１人は現在も検査結果待ち

クルーズ船内の軟禁者の中の陽性者が、どんどん増えている。閉鎖空間に閉じ込めたら感染するのは当たり前のことだ。つまり、期せずして「壮大な人体実験」に巻き込まれた……僕の目にはそんなふうに映った。

すべては新型コロナ感染症が「感染症法２類」[註5]に指定されたことに起因する。２類といえば

「結核」や「ペスト」と同じで、感染者は人権を奪われて強制入院になる。この法律があるので、軟禁を続けるしかない。本来は、逆の措置を取るべきだと僕は思うのだが。

・陽性者だけ船内に留まり、そこで治療するべき
・陰性者は下船させて自宅待機とするべき

つまり現在行われている措置は、すべて「感染者」を増やす方向に向かっている気がするのは僕だけなのか。

中国では、突貫病院が武漢の周辺都市にもできるという。さすが中国の国力であろうが、その効果はどうなのだろう。院内感染という懸念。しっかりした監視体制と後の検証は必須である。そう考えていたところに、ショックなニュースが流れてきた。[註6]最初に新型肺炎を警告した武漢の医師が亡くなったという。とても悲しい。

２０２０年2月11日（火）　感染者を船に留め、非感染者を自宅待機させるべき

連日の横浜のクルーズ船の報道。情報を遮断され、閉じ込められている人たちが気の毒でならない。クルーズ船は事実上、すでに大病院であり、大規模な院内感染が起きている。密閉された空間の中では、[註7]エアロゾル感染（空気感染）が起きるのは当たり前だ。しかも14日ないし24日間も閉じ込めておいたら、全員が感染するのではないか。

４３５人を調べて１３９人が陽性、と報道されていたが、すでに3人に1人が感染している

ので時間の問題である。感染したほうが日本の土を踏めるので嬉しい、という錯覚が起きる人がいるかもしれない。4人部屋の乗務員が閉じ込めた乗客のお世話をしているそうだが、乗務員同士がうつし合うし、乗客にバラまくのではないか。

あのクルーズ船は今や大病院そのものだが、感染防御装置が欠如した病院は、まさに病（やまい）の院（いん）になる。岸壁に待機した救急車は、陽性者が出るのを待っているようだね。誰も「これは逆じゃないのか？」と思わないのが不思議だ。

僕は、感染者を船に留め、非感染者を自宅待機させるべきではと思う。クルーズ船に医療者が乗り込んで、そこでしっかり医療管理や治療をすればいい。非感染者には「2週間自宅待機」の念書を書かせ、自宅で自由に過ごしてもらう。自宅待機者は地域の多職種が見守りをするのだ。つまり「地域包括ケア」を非感染者に発動するのだ。現在の「逆」にすべきではないのか。

2020年2月12日（水）　クルーズ船の3600人を想う

クルーズ船に14日も軟禁されている約3600人の8割が60歳以上なので、生命が心配だ。ものすごいストレスだろう。ちなみに国内では新規の感染者は出ていない。

一方、チャーター便[註8]組は、勝浦のホテルに軟禁中。ホテルかクルーズ船か病院か自宅待機かは、有料ホームかグループホームか病院か在宅か、みたいに映る。クルーズ船で院内感染が起きていることがわかっていても、下船できない。つまり、まだピークが見えていない。だから感染症法2類を外せないわけだ。そもそも陽性であっても、下船すらできない。受け入れ先の病院がいっぱいで見つからないそうだ。

検査が1日に1500件が限界というので一向に進まない。国を挙げて「簡易検査キット」の開発が急がれるのは当然だ。3600人にとっては、まさに「災難」である。日本人だけでなく多国籍で、乗務員も1200人いる。「早期解放」を願う。

今日、感染症の専門家が船に入っていった。彼らにエールを送る。本来はこんな時こそ「遠隔診療」なのだが。スカイプはやろうと思えばすぐにできる。せめて心のケアを遠隔診療でやるべきだ。日本医師会は政府に提案して、有志を募るべきだと思う。

2020年2月13日（木）　検疫官も陽性ということは……

とうとう検疫官[註9]も陽性だったとの報道。検疫官も船内感染を広げていたのかな。いろいろなことを考えてしまうこの数日だ。世界中で、武漢とクルーズ船内以外では、感染は拡大していない。武漢の現況は僕にはわからないが、体育館のような広い場所にたくさんの発熱者を寝かせている様子を見ると、まさに「院内感染」そのものではないのか。一方、クルーズ船も「船内感染」であることは明白だろう。検疫官や乗務員も感染を拡大している可能性が充分にある。まさに「培養船」になっている。

つまり、人を集めるから感染が拡大するのだ。もし集めるならば「陰圧個室」[註10]だけにすべきだ。武漢は陽性診断を臨床診断（発熱や肺炎で判断）に切り替えたようだ。まあ患者数が多すぎて全例検査は不可能だからね。日本も一部に臨床診断を取り入れるべきではないか。すでに感染者は、発表の何倍、何十倍もいると想像する。ウイルス感染なんて、そんなものだ。全例把握なんてできるわけはない。

水際作戦は初期対応法の一部であり、市中感染にも目を向けないと、思わぬ落とし穴が待っている。以下、政府関係者にお願いしたい。

①今後は、クルーズ船の新たな陽性者は船内で治療すべき
②発熱がある不明者は船内に隔離すべき
③症状のない人は下船させて、自宅の自室に隔離し在宅医療で対応すべき

つまり、クルーズ船を「病院船」に転換する時期であろう。公衆衛生的見地からは、新型コロナウイルス対策は未知との戦争だ。犠牲者を最小限に食い止めて全体の被害を少なくするのがその目的。しかしなにせ相手は未知のウイルスなので、そう簡単にはいかないかも。

2020年2月14日（金）　一番の犠牲者は……

日本人の感染者が[註11]、亡くなられた。心からご冥福をお祈り申し上げる。他にも犠牲者がいると思う。パーフェクトに拘る人は、「ついに」と言うだろう。誰かに責任を問い、糾弾したい

人もいるだろう。亡くなった人も、タクシードライバーも誰も悪くない。しかしメディアは「タクシードライバーの義母」と報じる。これを読んだ義理の息子さん(ドライバー)はどう思うのか。「俺がお義母さんを殺した」と思わないのか、心配でならない。だから「ドライバーも犠牲者ですよ」と言いたい。ドライバーは善意の勤労者。なーんにも悪くはない。悪いとしたら運が悪かった。

二次感染とか三次感染という言葉も大嫌い。その人に責任はないし、その証拠もないし。二次も三次もない。この世はすべてご縁の連鎖。それを知らない人がたくさんいる。その根底には、常に「犯人探し」という思考回路がある。しかし残念ながら、犯人がわからないのが感染症である。

太古の昔からどの国でも疫病で大勢の人が死んできた。人が大量に死ぬのは、戦争か疫病か災害のどれかだ。しかし「どうしようもない」「なるようにしかならん」ことも世の中にいくらでもある。「人が一人死んだのに、なんてことを言うんだ!」と怒る人が多いが、人は死ぬときは死ぬ。残酷な言い方だけど、僕は日々、いろいろな死に立ち会っている。ちなみに今日1日だけで何人の日本人が亡くなったか、知っていますか?

正解は、約3500人です。人は死ぬときには死ぬ。生まれたなら、いつか必ず死ぬ。

2020年2月16日(日)　コロナウイルス一斉蜂起

未知のウイルス感染症の拡大に関しては、不確定さが大きい。まして膨大な人が行き交う現代社会においては、どこまで行動制限をかけられるのかは難問だが、不確定な要素が大きい。国内の感染が広がっている。エライ事態になってきたぞ。日本中が大騒ぎだ。

○○が悪い、○○作戦は失敗だった、○○すべき、なぜ全例○○しないのか……「タラレバ」を言っても、なんの役にもたたない。すでに、日本中に新型コロナウイルスは散らばっているような気がする。検査したら、場所によっては軒並み陽性が出るだろう。なにせ無症状のスーパースプレッダーがいるので、お手上げだ。まるで申し合わせたように、一斉に活動開始だ。「同時多発性」を今回の騒動で想像する。鳥や虫の大量発生のようなイメージが浮かぶ。彼らは見事に同期して一斉蜂起する。

人間があれこれ考えたところで、ウイルス軍から見れば穴だらけ。結局、頼みの綱は「免疫力」である。高齢者や糖尿病などの持病がある人が弱い。あとは、田舎（みたいな場所）に逃げ込んで、人混みを避けるという自衛策しかないのではないか。動物がいるなら、そこにウイルスがいる。100％ウイルスから逃れるには、山の中に建つ「ポツンと一軒家」に住むしかない。感染は人口密度と関連するのは明らかだ。

2020年2月17日（月）　もはや市中感染？

今日、国から「微熱[註12]が4日以上続いていて、だるい、息苦しい」人は受診すべきと公表された。

これは肺炎を疑う基準であり、高齢者には妥当な判断だと思う。ただ、過剰な報道のせいで精神的に「息苦しい」と訴える人が増えるのではないか。うつ病で引きこもっている人が風邪をひいても、基準にひっかかる。これでクリニックに来られても、ウイルスの検査はできない。保健所に連絡することくらいしかできない。もし肺炎があれば話は別だけど。

そういえば、外来患者さんが、例年のこの季節より少ない気がする。みんな「クリニック内感染」を恐れているのだろうが、正しい判断だ。

さらに、「ウイルス同士の縄張り争い」もあるのだろう。当院におけるこの1月のインフルエンザ患者数は、昨年の3分の1であった。**すでに1月の時点でインフルエンザは新型コロナに負けていたのではないか。**さらに、インフルエンザには、A型とB型の闘いもあるけどね。Aが強くそれが過ぎ去るとBが流行り出す。しかし今年は、Bも例年より少ない。つまり、AもBも新型コロナという新参者に完全に負けているのでは。つまり1月から、新型コロナは市中感染化しているのではないか。

ウイルスから見たら、人間なんてチョロいものだ。隙だらけだし、いくらでも変身（変異）できるからね。中国では今、お金（お札）まで消毒している。日本でも手すりを何度も拭いている人を見かけるが、潔癖症を通り越して、もう強迫神経症の世界である。

人間は、己のカラダに無数の微生物を飼っていることを思い出してほしい。腸内には、何十種類もの細菌が何兆個もいて、口腔内にも莫大な数の細菌が棲み着いていて、胃袋にはたくさんのピロリ菌が、体表には数えきれない数のブドウ球菌が、足や爪にも数えきれない数の白癬菌が、唾液中にも無数のヘルペスウイルスが、性器にはパピローマウイルスがいるのに。

無数の微生物と共存して生きるのが人間。

微生物から見たら、人間はタダの乗り物。

そんな菌だらけの人間が、新参ウイルスに振り回される姿が滑稽に映る。

2020年2月19日（水）　国内感染者500人？

連日のまったくの筋違い報道にウンザリしている。

あの巨大クルーズ船は「ひとつの団地」であり、日本の住環境や社会環境の縮図でもあった。明日から下船が開始されるという。下船後の課題はたくさんあるが、ひとまずは、「病の院」を生きて出られた方にお疲れさまと申し上げたい。そして亡くなられた方のご冥福を祈ります。

さて、今発表されている「国内感染者は500人」という数字は、氷山の一角と思うべきだし、1ヵ月前の数字にすぎない。忘れてはならないのは、日本においては「検査しない限り陽性者にはならない」というごくごく単純な事実だ。もし今後、一切検査しなければ、永遠に500人のままだ。もし全国民を検査したら何万というレベルになるのではないか。

検査があまりできないから、感染者がこの程度の数字で済んでいる。

検査があまりできないから、差別や個人情報漏洩がこの程度で済んでいる。

検査があまりできないから、病院や医療従事者、患者ははまだ助かっている。感染ルート探しも、接触者探しも、感染者の入院先探しも、今後は、感染症のピークを小さくすることにどれだけ貢献するのか未知だ。それよりも今、優先することは「重症化」しそうな人の早期発見であろう。つまり「コロナ肺炎」を見逃さないことに尽きる。コロナ肺炎のスクリーニング（選別）に協力する医療機関に手を挙げさせて、国内約10万件ある医療機関を明確に二分して公表してほしい。

２０２０年2月20日（木）　僕が感染症にかからない理由

僕自身はなぜ、感染症にかからないのか考えた。インフルエンザ、ノロ、そしてコロナも？毎日たくさんの感染症患者に接しているのだが、かからない。否、かかっても気がついていないだけなのか。僕は小学校、中学校と皆勤賞だった。高校も大学も社会人以降も病気をした記憶がない。開業医になってから25年が経つが、病気で休んだことがない。まあ、そんなことを自慢しているような人間はきっと突然死するとも思うが。

今回の騒動で思うのは、感染症を怖がる市民が多いことだ。怖がり方が半端じゃない市民が多くて、それに驚くばかりだ。そのくせ診察時には咳や痰を平気で僕の顔にかけてくる患者さんがいる。嘔吐物を顔にかけられたこともあるが、仕事柄、仕方がない。患者さんは「まあ、医者だからいいだろう」と思っているのだろうか。でも医者も普通の人間である。

当院では、新人の医師や看護師は必ずインフルエンザにかかる。しかし、ベテランになるほどかからない。僕は、新型コロナ自体は怖くない。しかし、多くの人に迷惑をかけることが怖い。自分自身が感染症にならないために、僕が、「あ、ヤバイかも」と感じた時にしていることを恥ずかしいけども紹介しておこう。

①まずは気合い
②危険を避ける
③手洗いは要領よく
④手持ちの漢方「麻黄附子細辛湯《まおうぶしさいしんとう》」を2包、水なしで飲む
⑤それでも「ヤバイぞ！」と思ったら、20分程度、速足で歩くなどの運動をする
⑥風呂に入る
⑦酒は飲まない
⑧とにかく寝る
⑨次の日もなるべく早く帰る
⑩それでもダメな時は、ある注射を打つ（覚醒剤ではない）

この10ヵ条は、自然に身についた我流の習慣で、決して人に教えられたものではない。もちろん人に勧めるものでもない。真似しないように。いろいろな人から「長尾先生はなぜ風邪をひかないのか？」とか、「感染症が怖くないのか？」と何度も訊かれるので、仕方なく書いて

みた。僕は、医者は微生物との戦争における兵隊だと思っている。自衛隊は訓練をして備えているが、医者も備えておくべきだと思う。

2020年2月23日（日）　新型コロナ肺炎　質問に答える

新型コロナ肺炎について、問い合わせが殺到している。今日は、僕が毎週金曜日に配信しているメルマガ『長尾和宏の痛くない死に方』の読者からいただいた質問にお答えする。

Q1　日本は今収束に向かっているのですか？　それとも拡大に向かっていますか？

A1　どちらの可能性もあります。次の2点を前提として知っておくべきです。

①ＰＣＲ検査をしない限り感染者にはなり得ません。しかし検査体制は貧弱なのでよほどのことがない限り検査されません。つまり陽性者＝感染者ではありません。僕の想像ですが、後者の数は、前者とケタが1つか2つ違うと思います。

②現在公表されている感染者数は、約1ヵ月前の数字だと思ったほうがいいでしょう。潜伏期間が2週間、検査から公表まで1週間なので、決してリアルタイム数ではなく、過去の幻影のような数字だと思いながら眺めるべきです。

さて、今後の動向はまさに政策次第です。大阪府のように全イベントを中止する、中国政府のように人と人の間を1メートル以上空けることを遵守すれば、間違いなく収束に向かいます。

2009年の新型インフルエンザ騒動を振り返ると、明確な収束まで半年以上はかかっています。しかしオリンピックもあるので、そんな悠長なことは言っていられません。今すぐ、国を挙げて人と人の接触を制限するしか手がないと思っています。

Q2　市販のマスクにどこまで意味がありますか？

A2　なんとなくマスクを着けている人がほとんどだと想像しますが、今一度、マスクの意味を考えましょう。自分のため？　周囲のため？　大半の人は前者で着けているのでしょうか。しかし今は主に後者のために着用するものです。だから今だけでも、咳エチケットを守らない非国民には、罰則を科すくらいの勢いで国民啓発をすべきではないか。

もちろんマスクの種類やマスクの着用法も大切です。しかし第三者との距離感がもっと大切です。エアロゾル感染があるかないかが議論されていますが、僕は当初から「ある」という前提で発信してきました。だから市販のマスクは、感染予防にはそれほど意味がないと考えます。特殊な防塵マスクでないと感染防御にはならないのではないか。つまりマスクは咳で人にうつさないというエチケットのために意味があります。

Q3　なぜ、死者の多くは高齢者なのですか？

A3　高齢者が亡くなりやすいのは、肺炎が日本人の死因の第4位であることと、ほぼ共通ではないかと考えます。免疫機能が低下↓老化に伴い気管支粘膜の蠕動《ぜんどう》低下があるため、喀痰の排出機能が悪い↓肺炎になっていても熱が出にくいために診断が遅れがち。

一方、子どもがほぼ死なないのは、免疫機能が高いからでしょう。インフルエンザで子どもが死ぬのは、ウイルス感染によるサイトカインストーム[註13]（炎症に伴い大量に放出されるホルモン様物質が悪さをするような状態）が起きやすい体質の子がいるからです。単純化するなら高熱発症タイプ＝サイトカインストームが起こり得る、とイメージしてください。

新型コロナ＝微熱持続タイプなので、小児のサイトカインストームは起きにくい。そして正常な免疫機能が発揮されやすいのではないかと想像します。

Q4　検査をしたいのに、病院で検査ができません。

A4　国が検査に本気じゃなかったからでしょうか。感染者数の数字を大きくしたくない、という思惑も働いたのでしょうか（過去形です）。もし本気で全例検査しようと思ったなら、いたって簡単なことです。国が民間検査会社に大号令をかければいいだけのことです。それをしなかった今、公表されている数字はすべて大本営発表の数字です。

ただし、すでに市中感染になったと推定される現時点では、検査をする意義は時間の経過とともに低下する一方。自然治癒した「無自覚のまま感染終了者」もたくさんいることでしょう。今必要なのは、個々の検査よりも人と人の接触を避ける期間限定の法的措置ではないでしょうか。感染症対策は何をおいても初動につきます。11年前の新型インフルエンザ騒動の時もそうでしたが、検査体制ができあがった時には、感染は収束していました。日本にはCDC[註14]もありませんし、感染症対策においては、残念ながら今も後進国です。

Q5　町のクリニックで新型肺炎が疑われたら、その後はどうなるの？

A5　相談に来られたら、保健所の相談窓口の電話番号を教えるだけです。受付もしません。これは国からの指示です。その後は……。聞いた話ですが、電話がなかなかつながらないそうです。新型肺炎の疑いのある人は、所定の医療機関を紹介され、そこで検体採取し、結果が出るまで6時間程度密室に軟禁されます。もし陽性なら、どこかの指定病院に強制入院になります。措置入院なので医療費は無料だそうです。

個人的には、今後は町医者も関われるように法改正をすべきだと思います。具体的には感染症法2類からインフルエンザと同様に5類に下げるか、新型コロナ特措法を立法して即施行すべきだと思います。すべて厚労省ではなく、政治家の仕事です。しかし今の国会は桜[註15]と領収書問題で大混乱中ですね。

Q6　中国で罹患しているのは、喫煙者の男性が多いと報道で見ました。それはなぜ？

A6　当たり前のことです。新型肺炎は痰が多く出て、上手く排出されないタイプの肺炎です。喫煙者は痰の切れが悪いので肺炎になりやすい。それが男性に多い理由のひとつかもしれません。また、臨床医として男性のほうが痰に弱いと思います。道に痰を吐いている人はたいてい男性です。そんな人が新型肺炎になるのでしょうか。

本来、政府はタバコのことをちゃんと言うべきですが、絶対にしません。それは、JTは今も国営産業のような企業だからです。財務官僚の天下り先になっています。国家公務員がタバコ会社に天下っている国は、世界中で日本だけです。テレビでタバコ会社のCMを流している国も日本だけです。一見、関係なさそうなタバコと国家の闇も、実は新型コロナ騒動と関係しているのだと思います。

Q7　感染拡大しているのは、日本人が抗生物質を大量摂取してきたからですか？

A7　現時点では直接的な因果関係はわかりません。抗生物質の過剰使用は薬剤耐性細菌[註16]の問題です。今回はウイルス問題なので、僕は別問題と考えています。もし関係があるとしたら、日本人の「腸内フローラの変質」[註17]です。現代日本人の多くは、小児期から大量の抗生物質を飲んで腸内細菌叢が悪い状態になっています。ピロリ菌の除菌においても、大量の抗生剤を飲むことで下痢することがあります。これは腸内細菌叢の悪化を意味します。また多くの高齢者は、PPI[註18]という強力な酸分泌抑制剤を長期的に服用しているので、胃袋の細菌やウイルスを飲み込んだ時の消毒機能が低下しています。すると必然的に腸内フローラが乱れます。その結果、ウイルス感染に弱い体質に変質することを懸念しています。

具体的には、小腸の腸内フローラや小腸の後半に多く分布しているパイエル板[註19]の機能低下を心配しています。つまり長期的には抗生剤の過剰使用が、ウイルス感染にも関わる可能性が充分あります。

Q8　今後、国が求められている対策は、どのようなものでしょうか？

A8　まずは情報開示です。未知との闘いなので、情報量が多いほど対策が立てやすい。90点は無理でも、60点が目指せる。個人情報保護との兼ね合いが微妙ですが、市民が安心するために必要と判断される情報はリアルタイムで出すべきです。本来ここは国がしっかり情報管理すべきところですが、重要な情報を消してしまうことが常態化しているので、残念ながら期待できません。だったら自治体や民間が頑張るしかありません。たとえば和歌山県[註20]を見習うべきでしょう。

大切なことは、「やるのであれば徹底的にやる」ことです。中途半端こそが致命的なのです。ダイヤモンド・プリンセス号がその好例です。現在行われている中国の感染症対策がとても参考になります。

Q9　過去のSARSや、新型インフルエンザと比べ、今回のコロナはどれくらい「ヤバイ」気がしていますか？

A9　僕は、今回のウイルス自体はそれほどヤバイとは現時点においては思いません。ヤバイのは、国家の危機管理、政治の機能不全です。クルーズ船の陽性者のうち無症状者が半数もいる事実こそが、新型コロナウイルスの弱毒性を象徴しています。今回、死者が出ているのは肺炎発見の「遅れ」に起因すると想像します。

新型肺炎は気管からの分泌液が多いために、重傷者は一時的に人工呼吸器が必要なことがあります。しかし、肺炎診断のタイミングが遅い、人工呼吸器の数が足りないなどが予想されています。繰り返しますが、「肺炎の早期発見」が重要です。死亡者を出さないためには、この一言につきます。

2020年2月27日（木）　携帯電話を用いた遠隔診療を

風邪をひいても、家で寝ていてください。病院には、どうか今は来ないでください。でも、肺炎にはくれぐれも注意してくださいって……はい？

①風邪かどうか誰がわかるの？

②肺炎かどうか誰がわかるの？

一般病院や、開業医ではわかりません。肺炎かどうかも、病院で調べないとわかりません。

では病院に行くんかい？　行かんのかい？　いったい、どっちやねーん！

でも病院に行ったらうつりそうやから家におろ。多くの市民はそんな思いだろう。

僕は、もう感染のピークは過ぎていると思っている。この2週間のフリーズ政策は、第二相を抑える施策であるとともに、このたびの感染症対策の遅ればせながらの最大の賭けだと思う。その割には、中途半端だけど。やるなら徹底的にやるべきなのに。峠を越えたかどうかの判定は感染者数ではない。今発表されている感染者数に大した意味はない。死亡者数の推移こそが最も大切な指標である。それが頭打ちになればひとまずは休憩宣言である。
ところで、死亡者数を減らすには、陽性の高齢者をしっかり管理することが必要だ。軽症であれば自宅管理となるだろうが、そこで活用すべきは、携帯電話による遠隔診療だ。政府は、得意の鶴の一声で超法規的に「OK」を出せばいいだけ。僕は毎日患者さんと携帯で話しているが、息づかいだけでも肺炎の早期発見は可能だと思う。2週間の隔離期間中かかりつけ医が遠隔診療で管理する。高齢者といえば認知症と介護の問題があり、ここころ町医者の出番である。こうなると、ジタバタせずに腹をくるしかない。どうせ、世界の半数の人がこれからコロナにかかるのだから。

註

註1 政府はチャーター機で日本人を日本に帰している
2020年1月26日に安倍首相(当時)が初めて中国武漢に滞在する日本人で希望する人に対して民間チャーター機を用意、29日に最初の206人が帰国した。同29日に第2便、30日に第3便が派遣され、2月17日の第5便まで運航された。政治情勢の悪化による退避支援は過去にあったが、感染症によるものは今回が初めてとみられる。

註2 武漢から帰国した日本人の中に4人の無症状感染者がいる
国立保健医療科学院によると、1月31日の段階で、武漢からの帰国者の中に無症状病原体保有者が4人、翌日5例目が報告されている。

註3 アメリカ政府は非常事態宣言を出した

WHOが、感染が中国以外でも拡大するおそれがあるとして「国際的に懸念される公衆衛生上の緊急事態」だと宣言。また米国内で人から人への感染が確認されたのを受けて、米国保健福祉省は1月31日に非常事態を宣言した。

註4 せん妄

病気や環境の変化に伴い、意識レベルが低下したために起こる精神症状のこと。治療、薬物などによっても起こる。幻覚、錯覚、興奮、見当識を失うなどの症状が出る。

註5 感染症法2類

感染症法は、感染症を取り巻く状況の激しい変化に対応するため、これまでの「伝染病予防法」に代わり、1999年4月1日から施行されたもので、正式名称は「感染症の予防及び感染症の患者に対する医療に関する法律」。その後も改正を繰り返しながら今に至る。1類にはエボラ出血熱やペスト、2類にはSARS、結核などが認定されており、新型コロナウイルス感染症は、厚生科学審議会感染症分科会での議論の後、指定感染症に指定（2020年2月1日施行）され、結核やSARS、MERSなどと同等の2類感染症相当の措置がとられることとなった。

註6 最初に新型肺炎を警告した武漢の医師が亡くなった

2020年2月7日未明、新型コロナウイルスに関して感染拡大の危険を警告していた武漢中心医院の眼科医、李文亮医師（34）が感染し、肺炎で死亡。李医師はSARSに似た新型ウイルスの特徴について、同僚医師らに防護服の必要性などを共有したが、警察に呼び出され「事実でない情報を広め社会秩序を乱した」として訓戒処分を受けていた。

註7 エアロゾル感染

エアロゾルとは、気体中に液体または固体の微粒子が広がった状態のこと。エアロゾル感染は、空気中をただよう微小粒子に病原体が含まれていて、この微小粒子を介して感染すること。

註8 チャーター便組は、勝浦のホテルに軟禁中

政府チャーター機で武漢から帰国した邦人206人のうち、特段の症状がなく経過観察を希望した191人を、勝浦のホテル三日月が受け入れた。

註9 検疫官も陽性だったとの報道

2020年4月12日、横浜港に入港したクルーズ船ダイヤモンド・プリンセス号の乗船者のうち、新たに39人に新型コロナウイルスの感染が判明したと厚労省が発表。さらに検疫官1人も感染が確認された。

註10 陰圧個室

陰圧個室または陰圧室とは、室内の空気や空気感染する可能性のある細菌・ウイルスなどが外部に出ないよう、気圧を低くしてある病室のこと。空気感染隔離室ともいう。

註11 日本人の感染者が、亡くなられた

2020年2月13日、新型コロナウイルスに感染した神奈川県在住の80代の日本人女性が死亡したと厚労省が発表。国内で初の死者。死亡後に感染が確認された。感染経路は不明で、最近の渡航歴もなかったため、国内で感染した可能性があるとした。

註12 「微熱が4日以上続いていて、だるい、息苦しい」人は受診すべき

かぜの症状や37度5分以上の発熱が4日以上続く人、強いだるさや息苦しさがある人は、全国の都道府県にある「帰国者・接触者相談センター」に相談するよう厚労省が呼びかけた。高齢者や糖尿病、心不全、呼吸器疾患などの持病がある人や透析を受けている人、免疫抑制剤や抗がん剤などの投与を受けている人は、こうした症状が2日程度続く場合とした。この「受診・相談」の目安は5月8日に見直され、「37度5分以上の発熱が4日以上」としていた表記を取りやめ、息苦しさや高熱などの症状があればすぐに相談するよう呼びかけた。

註13 サイトカインストーム

免疫細胞を活性化させたり、ブレーキをかけたりする役割を果たすタンパク質がサイトカイン。このアクセルとブレーキのバランスを取ることで免疫反応が過剰にならないよう抑制している。感染症や薬剤などによりサイトカインの異常上昇が起こると、その作用が全身に広がり、血管拡張、ショック症状、播種性血管内凝固症候群(DIC)、多臓器不全などが起こる。これをサイトカインストームと呼ぶ。

註14 CDC

米国の疾病対策予防センター(Centers for Disease Control and Prevention)のこと。国内外における人々の健康と安全の保護を主導する連邦機関。

註15 桜と領収書問題

安倍晋三前首相の後援会が主催した「桜を見る会」の前夜祭において、安倍氏側が費用の一部を補填した際、会場のホテル側が安倍氏の資金管理団体「晋和会」宛てに領収書を発行していたことが判明。安倍氏側は受領後、領収書を廃棄した疑いがある。安倍前首相は不起訴処分となったが、政治団体「安倍晋三後援会」代表の配川博之公設第一秘書は政治資金規正法違反の罪で東京簡裁に略式起訴された。21年7月、安倍晋三前首相を嫌疑不十分で不起訴とした東京地検特捜部の処分について、東京第1検察審査会は、一部の不起訴の判断について「不起訴不当」と議決した。議決を受け、東京地検は再捜査する。

註16 薬剤耐性
細菌が、抗生剤に対抗して、細胞膜を変化させて抗生剤が入ってこないようにする、細胞外に抗生剤を排出する、抗生剤が作用する部分を変異させるなどして、抗生剤を無効にしようとする動きのこと。

註17 腸内フローラ
小腸から大腸にかけて多種多様な細菌がバランスを取りながら棲息し、腸内環境を正しい状態に保っていることで、顕微鏡で見るとまるで花畑(フローラ)のように見えることからこう呼ばれる。

註18 PPI
プロトンポンプ阻害薬。胃の内部の胃酸分泌を抑え、胃潰瘍などを治療して、逆流性食道炎による症状を和らげる。

註19 パイエル板
小腸の絨毛の間に存在する、リンパ小節が集合した腸管特有の免疫組織。中でも小腸下部の回腸にあるパイエル板は、腸において多くの免疫の働きを担っている。

註20 和歌山県
和歌山県では、「早期発見」「早期隔離」「徹底した行動履歴の調査」という感染症法の基本を忠実に行い、全国初の病院内でのクラスターを早期収束させたことで知られ、「和歌山モデル」として評価された。具体的には、風邪のような症状がある場合はクリニックの受診を勧め、そこで肺炎や味覚・嗅覚異常が認められる場合には、行政がPCR検査を行うことで早期発見につなげた。陽性者は速やかに専門病院に入院して隔離し、徹底した行動履歴の調査を行うことで感染拡大を防いだ。

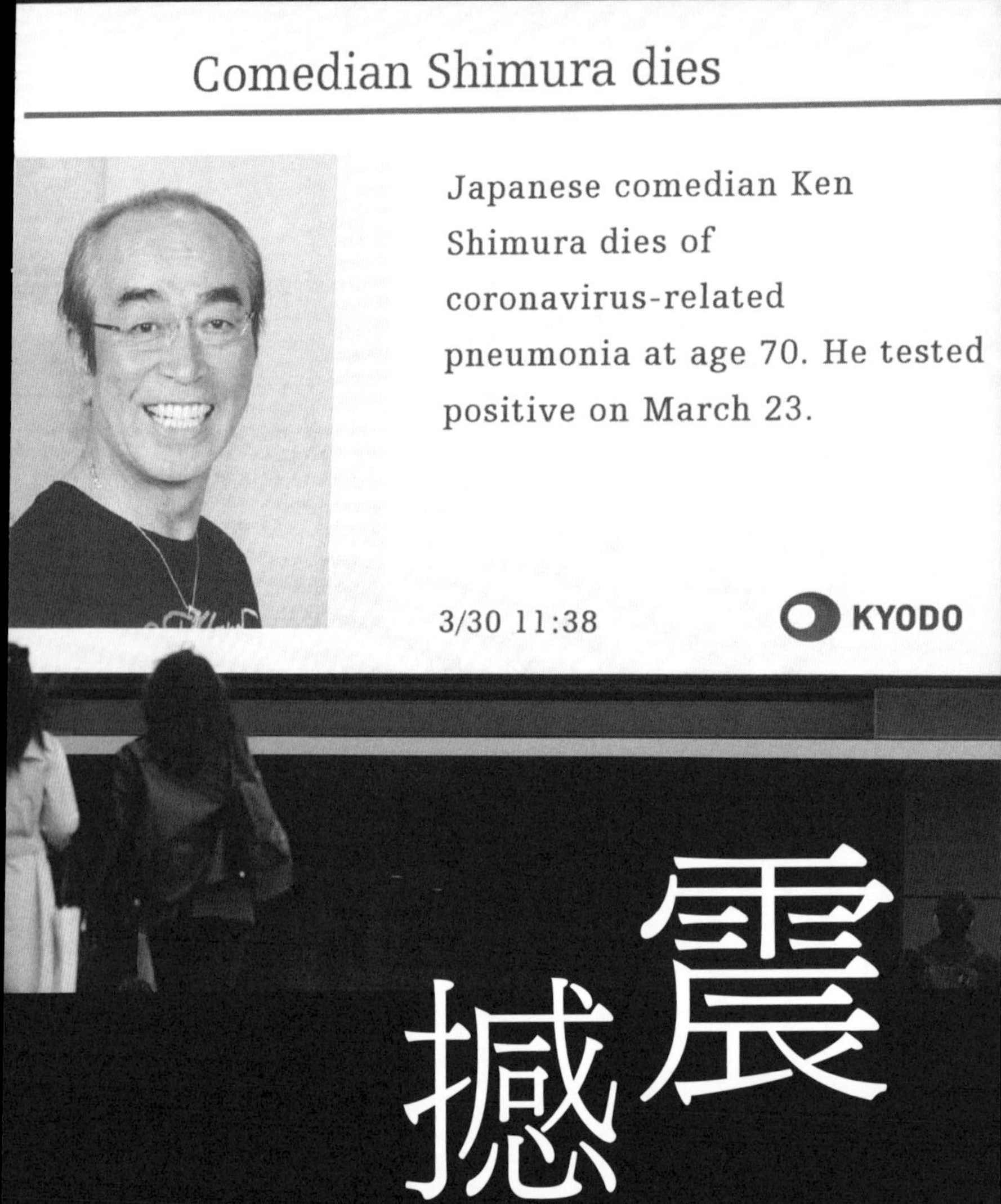
Comedian Shimura dies
Japanese comedian Ken Shimura dies of coronavirus-related pneumonia at age 70. He tested positive on March 23.
3/30 11:38
KYODO

震撼

2020年3〜4月

3月10日　政府「歴史的緊急事態」に初指定

政府は感染拡大が続く今回の事態を国や社会として記録を共有すべき「歴史的緊急事態」に指定することを閣議で決定した。

3月11日　WHO「パンデミックと言える」

WHOのテドロス事務局長は「過去2週間で中国以外での感染者数は13倍に増え、感染者が確認された国の数は3倍になった。今後、数日、数週間後には感染者数と死者数、国の数はさらに増えると予想する。新型コロナウイルスは『パンデミック』と言えると評価した」と述べた。

3月17日　フランス 全土で外出制限始まる

3月22日　米ニューヨーク州 外出制限開始

3月24日　東京五輪・パラリンピック 1年程度延期に

IOCと大会組織委、東京都など関係機関が一体となり、遅くとも2021年夏までに開催することで合意。

3月29日　志村けんさん死去　新型コロナウイルスによる肺炎で

4月1日　政府「全世界からの入国者に2週間の待機要請」決定

4月1日　首相 全国すべての世帯に布マスク2枚ずつ配布の方針表明

4月7日　7都府県に緊急事態宣言「人の接触 最低7割 極力8割削減を」

政府は新型コロナウイルス対策特措法に基づく「緊急事態宣言」を発出。対象は東京、神奈川、埼玉、千葉、大阪、兵庫、福岡の7都府県で、宣言の効力は5月6日まで。

4月8日　国内の死者 100人超える(クルーズ船除く)

国内の感染者 5000人超える(クルーズ船除く)

4月11日　世界全体の死者 10万人を超える

4月15日　IMF「経済成長率 世界恐慌以降で最悪の見込み」

IMF(国際通貨基金)は2020年の世界全体の経済成長率は、新型コロナ感染拡大の影響でマイナス3%まで大幅に落ち込むという見通しを発表。未曾有の危機と呼ばれたリーマンショックの影響を受けた2009年のマイナス0.1%を大きく下回る水準で、1929年に始まった世界恐慌以降で最悪になる見込みだとした。

4月16日　首相 すべての国民対象に一律一人あたり10万円を給付する考え表明

4月23日　俳優の岡江久美子さん 新型コロナウイルスによる肺炎で死去

4月26日　世界全体の死者 20万人を超える

2020年3月

2020年3月1日（日）　新型コロナの特徴的な臨床経過

ウイルスが怖いのではない。肺炎で死ぬのが怖いのだ。だから肺炎の起こり方を知りたい。コロナ肺炎は「両側」での急激な変化が特徴的だ。兵庫県の第一号となった西宮の40代男性の経過が非常に早いことは、見逃せない。微熱や息苦しさのある人には、早期に肺のCTを撮る必要がある。場合によっては、発熱者には積極的にCTを撮るという考え方もあり得る。

中国は、屋外で「仮設式CT検査」をやっていてすごい。でも日本は規制が厳しく、たくさんの法的問題がある。まずはレントゲン室の感染防御態勢である。機械だけでなく検査技師や看護師さんの感染を完全に防がないと。この3月から新型コロナの診療体制が大きく変わるが、開業医も、一にも二にも、肺炎に要注意である。しかし保健所に連絡してPCR陽性と判明すれば、診療所は実質、閉鎖に追い込まれる。すなわち開業医は「ロシアンルーレット」のように決死の覚悟で診察している。政府は簡単に「どこでもすぐに検査」と言うが、その意味をわかっているのかな？　日々、インフルエンザの検体を採取している全国の看護師や医師はまさに「命がけ」で闘っていることを知っておいてほしい。

末端のクリニックには今もってマスクは回ってこない。備蓄分だけでやりくりするしかないのが現状だ。買い占めている人や便乗商法は、国が厳しく取り締まってほしい。ちなみに僕はこの冬、たった1枚のマスクを洗いながら使っている。看護師や事務員のために残しておきたいからね。まさに丸腰で、見えない敵と闘うしかない。闘わなくてもいいのだが、発熱者の現場にいることは医師の責務と考える。

でももし「感染して保健所に捕まってしまったら」、万事休すである。西宮市で捕まった40代の男性は、当院の近くにある県立尼崎総合医療センターに「隔離」された。でも感染者は他にもたくさんいるはずだ。皆、気を引き締めて、2週間、「自粛」しようね。今日、ダイヤモンド・プリンセス号から3700人全員が下船した。もう大黒ふ頭にはその姿はない。

2020年3月3日（火）　第三の自爆

森田童子の名曲『ぼくたちの失敗』を思い出した。政府はそろそろ町医者の声も聞いたほうがいい。1つ目の失敗は、クルーズ船に2週間も閉じ込めたこと。無症状者は自宅隔離でよかったのに、真反対の措置をとり、多くの船内感染者を出してしまった。世界からも大非難を浴びた大失敗だ。2つ目は、[註1]唐突な全国学校の一斉休校要請だ。北海道知事の真似をしたのだろうが、あまりにも短絡的だ。相談も準備もなく思いつきでやること自体、正直怖い。大人や若者の動きを制限するほうが、効果があるはず。カラオケボックスや地下街は子どもたちで満員だ。第一弾が失敗に終わったので、第二弾で汚名挽回を図ったのだろうが、これも大きな疑問が指摘されている。まだ結果は出ていないし、評価はずっと後になるのだろうが、少なくとも成功だった、とは言われないだろう。

そして3つ目の失敗は、PCR検査の市場化と保険適応である。これは現在議論中とのこと。開業医が保険診療でPCR検査することにはあまり気が進まない。ノロウイルスはやっていないし、インフルエンザもホントはやりたくない。今日もいろいろな介護施設関係者からの発熱者の問い合わせがあった。「入所者が熱を出し具合が悪いけど、保健所に届けるべきか？」と。僕は毎日、こう説明している。

「くれぐれも保健所に捕まらないようにしてくださいね！」

「え!?　捕まる？」

「そう。もしも陽性だったらその要介護5の90代の患者さんは強制入院になり、あなたも隔離されるし、施設は閉鎖になりますよ！」

そこまで考えてから検査をすべきだという意味である。

今日も、陽性になった西宮の40代男性の足取りや家族の足取りなどが、まるで逃亡犯の後を追うようにテレビで報じられていた。検査をする＝保健所に捕まる＝陽性だったら自動的に強制入院になる。これは新型コロナがコレラと同じ第2類指定感染症のままだからだ。少なくとも、高齢者はインフルエンザと同じ5類に降ろしたほうがいい。

「いずれ世界の7割の人が感染する」という予測がある。

一方、感染者の8割は他人にうつさない、とも言われている。

この2つの推測の接点はなんだろう？　どちらかが間違っているのか？　とりあえず、無症状のスーパースプレッダーを捕まえたいのか。検査をすれば「犯人」が捕まり、それで市民は幸せになるのか？　今日は、2つの大胆な仮説を書いてみよう。

①すでに全国で何十万人もが感染している、という仮説

すると日々更新される「感染者数」に大きな意味がなくなる。意味がある統計は、「死亡者数」だけでいいのではないか。「また犯人が見つかりました」みたいな報道は無意味である。そして、ライブハウスやフィットネスクラブが問題の本質なのか？　保健所や専門家の仕事は「罪なき犯人」を追うことなのか？

あるいは、「どうせかかるんだから早めに済ませて、免疫を作っておいたほうが不安がない」という意見にどう応えるのか？　「五輪開催のために、どうせかかるなら早めにかかったほうがいい」という意見にどのように反論すべきなのだろう。

②ウイルスが持続感染する人が多いのでは、という仮説

今感染しても、大半は自然治癒して抗体ができるからそんなに心配しなくてもいい、という前提で議論されている。しかし、肝炎ウイルス（B型やC型）、パピローマウイルスやヘルペスウイルスのように、持続感染し得るウイルスだったら……つまり「自然免疫で完全排除されないウイルス」である可能性は本当に否定されているのか？

僕たちは今、自分勝手な想像で成功への絵を勝手に描こうとしている。

しかし、その前提自体を疑ったほうがいいのでは？　と常に思っている。あらゆる可能性を想定しないと、バランスのいい作戦が立てられない。もちろん「賭け」の要素はあるのだが、少なくとも2つは万馬券狙いだった。3つ目も裏目に出る可能性が高いと考えるので、警鐘を鳴らしておこう。もしも3つとも失敗したら、「三本の矢」ではなく「三本の自爆」となってしまう。今日、国会で「オンライン診療やオンライン処方箋」「高齢者施設での発熱者の取り扱い」「PCR検査の保険適応の是非」「感染症法を外すことについて」等の質疑が行われる。実は、2月29日（土）に、今日国会で質問する梅村聡参院議員[註2]が当院にヒアリングに来てくれたので、僕と訪問看護師とケアマネは現場からの要望を挙げた。

2020年3月5日（木）　マスクがないよぅ！

朝から晩まで、「自粛」のニュースばかりだ。しかし、「自粛のやめどき」は、結構難しいのではないか。何にしても開始の決断よりも、中止の決断のほうが難しいものだ。

さて明日から新型コロナ検査が「保険適応」になるという。しかしこれは、決して開業医で検査ができるようになるというわけではなく、病院の医師の判断で検査の指示ができるという意味だ。だから、こんな紛らわしい言い方はよくない。

マスクがないよぅ！　この冬、僕が使ったマスクは2枚だけである。2枚とも、介護施設に入る時に貰ったものだ。職員分のマスクを確保するために、僕は自院のマスクも使えない。国には買い占めを禁じて、医療機関や重症者に回してほしい。

今、兵庫県でまた感染者が出たというニュースが流れている。複数のコメンテーターが「感染者は正直に名乗り出てほしい」と無邪気に繰り返しているが、感染者は犯罪者ではありません！　感染経路や感染者の足取りなんて言葉は、死語にしてほしい。そんな報道はやめるべきだ。感染者は患者さんであり、罪人ではない。

クラスターの出たライブハウスの名前が何度も繰り返し報道されているが、ライブハウス経営者が悪いはずがなく、被害者なのだ。

結局、自分は当事者にならないしいつも正しい、そして誰かが悪い、という思考回路。

おかしいよね？　感染症に対してはみんな同じ立場に決まっている。感染者は被害者である。犯人探しはよくないことをテレビ番組の製作者に申し上げたい。

2020年3月7日（土）　残念ながら医療崩壊しています

大変残念だが、もうこのあたりの医療は崩壊している。町医者は、自分の判断と責任でやるしかない。

3日前からの発熱と息苦しさを訴えて受診された患者さん。レントゲンで両側の肺炎と酸素[註3]

飽和度の低下（94％）を認めた。当然、新型コロナ肺炎を疑った。しかし、接触者相談センターの電話は通じない。20回目くらいの電話でようやく通じたけれど、門前払いにあった。その30分後に再度電話が通じたので、必死でPCR検査だけでもしてほしいと懇願したが、また門前払い。その患者さんを屋外で1時間以上待たせているし、そもそも新型コロナが心配で当クリニックに初診に来られたのに、僕は無力感しかない。

僕「なんとかPCR検査をしてもらえませんか？」

相談センター「月曜日にまた連絡しますから」

僕「ええ、その3日間になんかあったら？　家族もたくさんいるし、それでいいのですか？」

相談センター「今、医者が一人もいないし、入院もできませんし」

僕「じゃあ、せめてPCR検査だけでもしてくださいよ」

相談センター「医者がいないので、無理です」

僕「誰かいないのですか？」

相談センター「手を離せる医者はいません」

僕「検体の採取だけでいいので」

相談センター「それができる医者がいないのです」

僕「じゃあ明日は？　明後日は？」

相談センター「明日も明後日も、医者はいません！」

僕「じゃあ、他の相談センターは？」

相談センター「どこも無理です！」
僕「じゃあ、家族が感染してもいいのですか？」
相談センター「……」
僕「あとで、新型コロナとわかっても本当にいいのですね？」
相談センター「……」
僕「今、検査だけでも無理ですか？」
相談センター「……」

何を訊いても、返事がない。自分がクレーマーのような気がしてきた。政府の指示にちゃんと従っているだけなのに。ホンマにえらいこっちゃ、です。政府は嘘しか言わない。「検査が保険適応になった」「医師から要請があれば検査ができる体制」「なんでも電話で相談してほしい」……。テレビで言っていることは、嘘がいっぱいです。期待しないほうがいい。

結局、相談センターに電話して、たらい回しになった人たちが僕のところに集まってくる。公的機関は電話で拒否できるけど、町医者は逃げられないし、僕は逃げない。

僕たちは法律に従い、お上からの指示に従ってやっている。しかし公的な相談センターがすでに麻痺しているのが現実だ。病院の先生もかわいそう。2類指定を早く、5類に下げるべきだ。いずれにせよ、風邪の人は町医者には来ないで、直接「相談者センター」に直談判するべきだ。まあ、電話はなかなかつながらないけどね。ああ、11年前のほうがまだマシだった。今、日本医師会会長と厚労大臣はしっかり話し合うべきだ。残念だが、医療現場は、もう崩壊している。患者さんには自分の命は自分で守るという気持ちを説くしかない。

2020年3月8日（日）　名古屋のデイサービスでの集団感染

名古屋のデイサービスで、集団感染が起きた。それを受け126事業所に休業要請が出ている。ついに学校に続いてデイサービスも休業に追い込まれている。

名古屋のデイサービス2ヵ所で集団感染……126事業所に2週間の休業要請

名古屋市は6日、デイサービス事業所で11人の集団感染が確認されたとして、同市緑区と隣接する南区の全126の事業所に対し、7日から2週間の休業を要請したと発表した。厚生労働省によると、新型コロナウイルスの対策で、自治体が地域内の事業所に休業を一斉に要請するのは全国で初めて。

デイサービス事業所の休業は、家庭内での介護が難しい利用者にどう対応するかという大変な問題につながる。記事によると、厚労省はデイサービスの代用として、「利用できなくなった人には、訪問介護サービスなどの利用を想定している」としている。

しかし、そもそもヘルパーが足りないという根本的な問題がある。さらに、通所リハビリテーション（デイケア）は休業要請の対象となっていない。

デイサービスに行けなくなった利用者がデイケア施設に集中した場合に、全員を受け入れられるのかという問題と、そこがクラスターになってしまう可能性という問題が発生する。

特に認知症の在宅患者さんはどうするのか？　親の介護と子どもの保護の両方に悩んでいる人もいる。便利な制度がフリーズしたら、根底が崩れていく。答えは、在宅介護？

まさか、２０００年以前に戻るのか。

ここで頑張るべきは、地域の知恵と社会資源しかない。市町村の首長と医師会長が、膝を突き合わせて案を練る。政府や厚労省の意見は参考程度でいいので、地域の実情に合わせた「地域包括ケア」で切り抜けるしかない。おそらく、全国各地で同じことが起きるだろう。日本はどうなるのか？　病気よりも経済が心配だ。

２０２０年３月10日（火）　もはや濃厚接触者や感染ルートを論じる段階ではない

「ライブハウスにいた人は名乗り出て！」[註4]と大阪府知事が呼びかけた。新聞やテレビは「濃厚接触者」や「感染経路」や「封じ込め」ばかり。僕には意味がわからないし、もはやそんなフェーズではないと思うのだが。

武漢はほぼ制圧された。封鎖作戦が奏効したと言えよう。一方、日本は、まだ水際とか封じ込めとか言っているが、もはやそのようなフェーズではないのでは？　感染研は抗体検査でサ[註5]

ーベイランスをかけて市中感染を証明し、無用な「個人攻撃」をやめさせるべきだ。

日本は、遅い、筋違い、中途半端の三拍子が揃っているので見ていられない。

外国からの飛行機を止めるのも遅いし、学校の一斉休校は筋違いだし、外出自粛も中途半端そのものだ。僕は一定期間、その地域を封鎖する作戦は大変意味があるし、徹底的にすべきだと思う。非常事態宣言をしてから警察官を全員動員して街角に立たせて、不要不急の外出者を厳しく取り締まってほしい。ウイルスとは、人から人に飛び移るものだ。だから人と人に距離があれば伝染しない。武漢では、人と人とが1メートル以上空けないと警官が厳しく注意していたが、日本も見習うべきだ。

感染者を犯罪者扱いするのは本気でやめよう。感染ルートを追うより、早期診断のほうが大切だ。僕は、クラスター発生で有名になった大阪の老舗ライブハウスがかわいそうで仕方がない。「危険な場所」としてマスコミの餌食になったことが、無念だ。いずれにせよ、もはや濃厚接触者や感染経路を割り出すという段階ではないのでは？　マスコミの皆さまには、市中感染という現実に向き合ってほしい。

2020年3月11日（水）　医療・介護崩壊はマスコミと政治で防げる

尼崎でも複数の医療機関で陽性者が出た。当事者からも電話で何件かの相談を受けた。

①患者さんの陽性が判明した開業医からの相談

②熱発者が多発している施設管理者からの相談

この2つが主だ。皆、「マスコミ報道」と「保健所」を恐れている。陽性者が出たら、2週間の閉鎖と風評被害で、最悪閉鎖に追い込まれる。医療機関も介護施設も、スタッフの血の通った「生き物」である。マスコミの暴力なんかに負けてたまるか！　と叫んでも負けそうだ。今日は、ある介護施設で複数の入所者の微熱相談のために往診した。診察後、スタッフに今後の対応を説明し、安心してもらう。介護スタッフたちはまさに戦々恐々としており、かわいそうだ。

2020年3月12日（木）　デイサービスが閉まるとどうなる？

尼崎市やお隣の伊丹市では、新型コロナ陽性が続々と出て、介護施設の利用者に死亡者が1人出たと報じられるや否や大混乱に陥っている。そのデイサービスはすでに閉まっているようだ。小学校が休校になると、母親が休職したり会社が休業したりする、そしてテレワーク通いや職員解雇になる、というふうに影響は他に波及する。

では、デイサービスが閉まると、どうなるのか？

おひとりさま認知症の人は、一人で家にいる。当然、ホームヘルパーが必要になる。しかしヘルパーセンターは派遣をしない。ヘルパーも「行きたくない」と拒否する。なぜなら、そこでもし陽性者が出たら、事業所が即廃業に追い込まれるかもしれないからだ。ケアマネさんも訪問看護師も、同じことである。もしかしたら訪問診療医にも波及する？　そのような連鎖倒産の危険が高まっている。そして結局、認知症の人は悪化して寝たきりに、あるいは、孤独死で発見されるかもしれない。

陽性者を診た開業医は2週間の閉鎖を余儀なくされると聞く。ＰＣＲ検査を真面目に行い規則を適応したらどうなるか。遅くとも1ヵ月以内にほぼすべての医療・介護は壊滅する！　間違いなくそうなることをマスコミはわかっているのかな？

話題は変わるが、昨日、ある政治家が厚労省の数人の役人たちにアンケートをとった。

政治家「もし介護施設で肺炎らしき患者が発生したらどうすべきか？」
役人たち「宇宙服を着た医者がＰＣＲ検査をすべきです」
政治家「陽性者が出たら？」
役人たち「もちろん強制入院させます」
政治家「もしその病院が満床だったら？」
役人たち「……」
政治家「介護スタッフも陽性だったら？」
役人たち「やはり入院させます！」
政治家「スタッフの検査は誰が行うの？」
役人たち「宇宙服を着た医者が行います」
政治家「その宇宙服はどれくらいあるのですか？」

役人たち「……」

この話を聞いて、僕はつい笑ってしまった。

僕たちはマスクもないまま闘っているのに、宇宙服は誰が調達してくれるのかな？　国は今、マスクを中国にあげたり北海道に送ったりしているらしいが、肝心の病院にはない。そんな想像力のない政治や行政を頼っても、意味がない。そもそも、「自粛要請」なんてズルくない？　まさに中途半端。自粛は要請するものではないだろう。日本語がオカシイ。国語のテストではねられるよ。

ああ、春の高校野球が中止になった。春の甲子園の気配を感じて初めて僕ら兵庫人は、春の訪れを感じるというのに。このために青春を捧げてきた高校球児がかわいそうである。青春はこわれもの、と歌ったのは桜田淳子だったかな。

しかし今回、彼らの青春を壊したのは、行政だ。誰かが責任を取ってやればいいのに。怖いなら球場に来なくていい。観客同士が距離をとればいい、と。

この調子なら、この夏の五輪も危ないのではないか。暑くなったらウイルスが減る、と思うのは間違いだ。フィリピンでも出ているので、気温とウイルスの流行は関係ないと思われる。今流行が拡大しているブラジルは、真夏である。

日ごとに騒動は大きくなっている。でも、日本の被害は世界各国と比較すれば軽微である。怖いのはウイルスではなく、「ウイルス騒動」ではないか。

2020年3月13日（金）　インフルエンザの検査も自粛に

今もテレビで、「新型コロナのPCR検査をもっとやれ！」とやっている。しかし昨日、日本医師会は「インフルエンザの検査もやらないように」と広報した。マスコミ関係者の皆さま、今やっている有害放送をどうかやめてほしい。当院では、インフルエンザ検査は「原則禁止」にした。臨床診断だけで十分やっていける。

医療や介護の現場は、今本当に大変で、もし崩壊したら困る人も続出する。なのに、テレビは「新型コロナの検査をもっとやれ！　なぜやらぬのか？」と異口同音に煽っている。まさに混乱の火に油を注ぐ放送だ。すぐにやめてほしいなあ。

マスコミがパニックの元凶だ。ウイルスよりも、メディアが作るパニックのほうがずっと怖い。この新型コロナ感染症は、これまでの風邪とはかなり違う。インフルエンザともだいぶ違う新型コロナのわがままな行状を、整理しておこう。10の行状を並べる。

①無症状陽性者が多すぎる　陽性者のうち症状のない人が半数いる＝実際の感染者は、公表数の何倍、何十倍もいる＝もし検査をするなら、国民全体にしないと真実はわからない＝大半の人には無害ないし弱毒性のウイルスであろう。

②潜伏期間が長すぎる　最大3週間の潜伏期間というのは長すぎる＝細胞内でかなりゆっく

り増殖＝一見、「のんびり」ウイルス＝しかしその後、持続感染に移行する人も＝潜伏期に感染拡大し得るウイルスだということ。

③持続感染の可能性　再陽性化率が14％もあるという事実＝一部の人には持続感染する可能性がある＝再活性化するので、観察期間の終わりがわからない＝そんな人は、抗体ができにくい人かもしれない＝不活化できる人と[註6]、できないで持続感染する人に大別される＝いずれにせよ長期観察が必要となるのでは＝C型肝炎やヘルペス、EBウイルス感染を想起させる[註7]。国立感染症研究所ウイルス第三部の田口先生の総説によると、新型コロナウイルスは培養細胞レベルでは容易に持続感染する＝感染が進むにつれて病原性が低下するコロナウイルスの一つ＝マウス肝炎ウイルスの脳内感染性ウイルスは、2週間くらいで消失するが、ウイルスRNAは数ヵ月にわたり脳内に存在する[註8]。

④PCR特異度が低い理由　PCR検査の特異度が3～5割程度[註9]、と低すぎる＝検査の精度問題よりも、ウイルスの変動が大きいのではないか＝やはり、PCR検査のハードルは上げていたほうがよさそう＝もしやるのであれば、全員にやってみては（サンプリング）＝あるいは、抗体検査のほうが意味があるかもしれない。

⑤便に出る、という意味　便にウイルスが出る＝消化管上皮で生息する＝嘔吐や下痢という臨床症状とも合致する＝糞便感染があるのでトイレの消毒、手洗いも重要だ。マウス肝炎ウイルスの経口感染例では、きわめて長期間糞便から分離されるケースがある。実験に使われたマウスは、このウイルスに対する高い中和抗体を持っているが[註10]、腸管上皮細胞では抗体の

攻撃から逃れたウイルスが細々と生き延びているメカニズムが存在するらしい。

⑥尿に出る、という意味　尿にもウイルスが出てくる＝腎臓や血液中にもウイルスがいる＝だから脳にも移行するし髄膜炎も起きる＝呼吸器感染症というより全身感染症と認識すべきではないか。

⑦必ず抗体ができるのか？　簡易な抗体測定法が開発された＝血液検体で、たった15分で可能（3月16日から）＝いったい、どれくらいの人が陽性になるのか？（特異度は9割だという）＝もしかしたら感染者全員に抗体はできないのでは？＝ウイルス性肝炎のような経過が想定できる。

⑧ワクチンはいつできるのか？　ワクチンでの予防が期待されているが、わがままなウイルスだから、そう簡単ではなく新しい手法が必要かも＝でも11年前の新型インフルエンザの時は、ワクチンができた時には騒動は収束に向かっていた＝ノロウイルスのようにワクチンができないものもある。

⑨第2波のほうが怖い　いったん収束しても第2波があり、そちらが気になる。中国の収束報道が不気味である――日本も収束したあとに中国から「逆流」しないのか……第1波のあとにくるであろう第2波に備える必要あり、これは感染症の歴史の教訓だ＝五輪開催が第2波のトリガーになる可能性はないのか？

⑩そして、みんなかかる　最終的に世界の5～7割が感染するという説がある――ドイツでは政府がそう言っている＝インフルエンザと同じではないが、インフルエンザのような身近

な存在になる＝しかしピークを小さくして医療崩壊を防ぐことが大切＝軽症者は自宅待機で電話診療、というドイツの施策が正しい＝「闘いや克服」よりも「共生」という思考に変えたほうがいい＝そのような思考の転換には、多少の「勇気」が必要だ。

２０２０年3月13日（金）　ウイルスとの共生を「恐れない勇気」を

アドラー心理学でコロナ騒動を読み解きたい。ウイルスとの共生を「恐れない勇気」になる。そろそろ潮目が変わるような予感がする。

『パラサイト・半地下の家族』のアカデミー賞で知られるポン・ジュノ監督の２００６年公開の怪獣映画『グエムル　漢江の怪物』を機会があればご覧いただきたい。謎のウイルスに感染したとみられる人物を主人公にして、社会の動揺が見事に描かれている。実はグエムルの正体とは、「存在しないウイルス」である。社会の過剰反応はウイルスではなく人間の心理が引き起こすということが見事に描かれている。

現実の世界でも、長引くコロナショックからの再生は、不安や恐怖とどう付き合うのかという命題になる。多くの人は科学の力でウイルスが克服されると思っているが、そうではない。なぜならウイルスは、20億年前に誕生している。人類の誕生はたかだか20万年前である。ウイルスを１００歳と仮定すると、人間は、生後1ヵ月の赤子だ。地球の歴史を俯瞰すると、我々の祖先は１００歳のウイルスであり、生後1ヵ月の赤子が勝てるわけがないよね。そう考えるとウイルスとどう共存するのか、心理学的な解決法のほうが現実的ではないか。

2016年だったか、フロイト、ユングと並んで三大精神科医と称されるアドラーが、遅ればせながら日本でもブームになった。アドラー心理学の特徴を僕なりに解説するなら、第一に、性格分類をしないこと。アドラーは「誰でも3日で幸せになれる」と公言した。第二に、極めて実践的な心理学である。第三に課題の分離を重視して、受け止める人次第で人生は変わる、つまり自力本願を説いた。岸見一郎氏[註11]の『嫌われる勇気』や『幸せになる勇気』もベストセラーになった。

長引くコロナ騒動を克服するために今こそ、アドラー心理学が役に立つのではないだろうか。それは「恐れない勇気」である。「騒がない勇気」でもいい。恐れるのも、騒ぐのもウイルスではない。僕たち人間の脳である。

①ウイルス恐怖は対人関係そのもの

ウイルスは生物ではなく物質である。生きた人間の細胞に入り込んで細胞の中で増殖して外に出る。新型コロナは人から人に感染する。ウイルスの住処《すみか》である人間が死ぬことはウイルスにとってきわめて不都合である。自分も死ぬ（不活化する）からである。そんな間抜けな行状を呈した代表的ウイルスが天然痘ウイルスである。だから人間の手で撲滅させられたが、これは例外中の例外である。多くのウイルスは、寄生先である人間を殺さずに利用する。実に賢いのだ。

濃厚接触、接触感染、飛沫感染、集団感染、院内感染……。これらの怖い言葉は1人の人間だけでは絶対に成立しない。人が1人しかいない島では感染症はない。必ず2人以上の人間がいないと「感染」という概念は成立しない。だからマスクをしたり手洗いをしたり2メートル以上の距離を空けるわけだが、すべて「対人関係」と言い換えることができる。アドラーは「人間の悩みはすべて対人関係に起因する」と述べたが、まさにウイルスとの関係性も対人関係という言葉に言い換えることができる。

②優越感と劣等感

アドラーは、優越感と劣等感が悩みの根源であり、両者は同等であると述べた。これをコロナ騒動に置き換えてみると、感染者への「差別」や「偏見」のことである。「感染者」はそれが判明した瞬間から「差別されるべき人間」に変わり、周囲は見下す。報道の論理はその典型だ。感染した患者や場所をまるで「犯罪者」と「犯行現場」のように映し出して見世物にする。それを観た人は「自分は犯罪者ではない」ことにどこかで安堵し、自覚せず優越感を抱いている。

だから「感染の疑いがある人」が近寄っただけで極端に忌み嫌う。電車の中でクシャミをしたたけで殴って当然と考える人がいる。警官に逮捕される国もある。感染者が出た会社や社会は大騒ぎになるが、すべて優越感と劣等感のなせる業である。多くの人は、自分が感染するのではないかという不安に慄くが、それはウイルスではなく、無意識の優越感が根底にある。しかし残念ながら無自覚である。感染者は「ご迷惑をおかけしました」と劣等感に苛まれがら謝罪をする世の中に私たちは生きている。

③課題の分離

アドラーは「悩みの解決には課題の分離が大切である」とも説いている。果たしてコロナ騒動では課題の分離はどうだろう。「希望する人すべてに検査を」と毎日、テレビで繰り返す専門家や有識者は、誰のために言っているのだろうか。全例検査は、自分の課題？　社会の課題？　自分の優越感だけから発言しているように聞こえるコメンテーターがいる。一方、自分の課題ではなく社会の課題であると考える人は、医療崩壊を懸念し「重症者に限定すべき」と主張し、両者の主張は平行線にある。課題の分離ができている人同士であればおおいに議論すべきであるが、土台が違う人同士がいくら議論しても喧嘩になるだけである。

④課題の分離ができる人を「リーダー」と呼ぼう

「学校を一斉休校する」という要請はあまりにも唐突であった。パニックになったリーダーが課題の分離を忘れてしまったのだろう。リーダーの課題とは「社会の平穏」と「自分の地位の確保」である。それ以前から続く公文書の改ざんや隠蔽なども、課題の分離がまったくできない行動の象徴である。政治家や専門家や有識者はそれぞれに背負っている組織があり、いくつもの課題がある。しかし各自が課題の分離ができていないので、各人で見解が大きく食い違う。春の高校野球や東京五輪の開催を巡る議論でも同様なことが起きた。

和歌山県知事が称賛されているのは、独自のリーダーシップが奏効したからであろう。幸い、封じ込めに成功したが、仮に失敗しても厳しい非難を浴びることはないだろうと思いながらテレビを観ていた。課題の分離ができ、ありのままを受け入れて、それを実行する「勇気」があり、まさに「アドラー的な政治家やなあ」と思った。課題の分離を行い、「嫌われる勇気」を持って発言している有識者もいるので、そこはしっかり見極めたい。

⑤ありのままを受け入れる

アドラーは、「ありのままを受け入れること」を説いた。その思想をコロナ騒動に応用するならば、「無症状者は自宅安静で、かかりつけ医が経過観察」となる。しかし課題の分離ができていない人は「世間に放置していいのか？　ウイルスをばらまかないのか？」と憤る。その人は、自分がそうなった時も同じことを言うのだろうか。どこかに優越感がないだろうか。

陽性者が出た病院、介護施設、屋形船もみんな同じである。その中で、大阪のあるライブハウスの経営者は偉かった。集団感染が起きて白い眼で見られている事実を淡々と受け止めながら、「これからもっと清掃に力を入れる」と発言した。あれほどのバッシングを受けたあとの行動にその人の本質が出る。文句を言う人、黙って耐える人、落ち込んで廃業する人などさまざまだろう。その経営者は、ヘンな劣等感もなく気負いもなく、涼しい顔で「頑張ります」と前向きな発言をしていた。アドラー的な対応だと思った。

⑥「勇気づけ」

すでに世界中の専門家や政治家が「5〜7割の人が新型コロナウイルスに感染する」と予測している。市中感染対策の基本は感染者数のピークの平坦化と後方移動であり、総感染者数の抑制ではない。ピークを下げてズラすことで医療・介護崩壊を防げるのだ。どうせ7割の人が感染するのだから。しかしテレビの議論を聞いていると「感染者数のピークの平坦化と後方移動」という課題と「総感染者数の抑制」という課題の分離ができていない人がたくさんいる。

自分は「かかりたくないけども、いつか必ずかかる」という前提で話している人もいれば、「自分だけは感染したくない。医療や政治で総感染者数は減らせる」という間違った前提で持論を繰り広げる人もいる。後者は前者を批難して見事な「勇気くじき」をしている。アドラーが言うように本来、人間は共同体意識を持っているので、有識者は是非とも「勇気づけ」を意識して、知恵を寄せ合ってほしい。

⑦「共生」を恐れない勇気　これからもコロナとの付き合いは続く。既存のウイルスとは性格がちょっと違うように感じるが、上手に「共存」する道を探ったほうが賢明ではないか。諸外国はウイルスを邪悪な敵とみなして徹底的に攻撃しているが、日本は少し落ち着いて、日本ならではの発想の転換で対応してもいいと思う。「和」や「仏教」という下地があるので、アドラー的思考ができやすい国だと思う。医療崩壊と介護崩壊を避けて、無用に死亡者を増やさず、みんなが幸せになるウイルス対策があると思う。それは上手な「共生」だと思う。認知症と同じだ。アドラーを学べば、「共生」を恐れない勇気が湧いてくる。

2020年3月17日（火）　感染症法が人生会議を拒む

いつもよりも忙しい日々。新型コロナの相談だらけ。それは、人生会議[註12]である。今や、日本のホットスポットは兵庫県!?「完全封鎖」の介護施設が増えている。毎週の訪問時にマスクを1つ貰えるので、有難く恵んでもらい、手洗いと消毒、検温を受ける。入居者の外出禁止令が出て2週間。認知症の人は明らかに衰弱の一途をたどる。多くの介護施設は、医者以外は一切出入り禁止で、たとえ危篤であっても家族さえも入れてくれない。施設を完全封鎖するという手法には、二面性がある。

①施設の利益を優先する　もし陽性者が出たら施設は大ダメージで死活問題になる。万一、そうなれば、入居者も出ていかないといけなくなる。

②しかし閉じ込めれば、認知症や高齢者は確実に衰弱する　ダイヤモンド・プリンセス号の乗客もそうだった。しかし黙って従わないとその施設を出ていくしかない。まさに究極の選択を迫られている。自宅がない人は、選択肢もない。毎日、在宅患者さんの誰かが発熱している。往診を回りながら、いろいろな話をすることになる。

万一、医者が新型肺炎を疑ったら、相談センターに電話すべきか？　もしもPCR検査をして陽性と判明すれば、大騒ぎになる。僕もスタッフも、皆濃厚接触者としてリストアップされる。しかし相談せずに、全身状態が悪化して亡くなり、その後、院内感染のような状況になり、誰かがPCR陽性になったならば。相談しなかった医師は責任を問われ糾弾される。もしかしたら厳罰を受けるかもしれないし……毎晩、そんな夢をみる。

相談するも地獄、相談しないも地獄。朝から晩まで、地雷の上を歩いている気分だ。今日の全体ミーティングで職員たちにこう言った。

「人を見たらコロナと思え。距離を取れ。もし微熱があれば家で一人で寝てろ！」

言いながら自己嫌悪になるが、管理者はそう言うしかできない。

「90代のコロナ感染者が呼吸不全で亡くなりました」

そんなニュースが1日中、流れていることに慣れつつある。それを聞くたびに人工呼吸器をつけられた高齢者の顔が目に浮かぶ。大昔、がんや老衰の高齢者全員にそんなことを平気でやっていた。その反省から「平穏死」の本を書いてきたのだが、今は言えない。でも、その90歳の人がもしリビングウイル[註13]を書いていたなら、もしかしたら「無念な最期」だったかもしれない、と思ってしまう。僕は発熱した高齢者を往診する度に、そんな雑談をしている。勝手に「緊急人生相談」と命名して、対話に時間を費やす。

政府や報道は、亡くなった人を、「ワンオブゼム」として扱う。しかし僕たち、在宅関係者は、一人ひとりの物語がどうだったのかが気になる。患者さんが不幸な転機をとっても、できれば「穏便に」済ませたい。90代であるという一点でそう思うのだが、エイジズム[註14]と非難されるだろう。非常時には、「平穏死」という言葉はタブーとなる。

たいへん不謹慎だが、人は死ぬときは死ぬ。

病気、急病、老衰、災害、事故、自殺……その急病の中に「コロナ肺炎」がある。

コロナ肺炎での死亡者が日々報道されるが、その何十倍もの人が毎日、亡くなっている。年間１３０万人亡くなるうちに、コロナ肺炎での死亡者何十人かが含まれる。僕はどうしても、残り130万人の死と何十人の死を比べてしまう。本当は、比べてはいけないし、比べるべきではない。しかし仕事柄、ついつい対比して、想像してしまう。コロナ肺炎で亡くなられた何十人かのうち、リビングウィル表明者が一人はいるはずだ。人生の最終段階の医療で人工呼吸器を希望していなかったのに、「助けよう」という思いで挿管され、でも、助からなかった人。少なくとも90代のコロナ肺炎疑いの扱いは、主治医と本人・家族の話し合い（すなわち人生会議）に任せてほしいが法律の壁がある。

人生会議と感染症法の狭間で悩む日々。感染症法は人生会議を許してくれない。

90歳以上の人には、指定感染症のしばりから外してもいいと思うが、蔓延防止の観点からは、できない。わかっちゃいるけど、言ってみたい。今夜は、買い求めたカミュの『ペスト』を読んでいる。『不条理の哲学』も読んで、自分を慰めている。

2020年3月26日（木）　感染症指定病院の現状と近未来

まさにオーバーシュート（感染爆発）寸前だ。もう始まっている、と思っていたほうがいい。医療崩壊を防ぐことを今から考えておくべきだ。もはや臨界点を超えたような感じ。五輪延期[註15]を機に、爆発し始めた。首都封鎖までは秒読み段階か。都市部に住む人は、「覚悟」をしておくべきだ。現在、病院や診療所はマスクすらない状況である。当院にもマスクがない、と書いたら中国から支援が来た。人の善意に頼って自転車操業しているのが日本の医療の現状だ。介護は医療に期待するが、現状が続くと、共倒れも覚悟しておかないといけない。

早晩、開業医にも医師会を通して、コロナ診療に関してさまざまな要請がくるだろう。それに協力するのか、それとも逃げるのか……連日、スタッフたちに30分間話をしているが、昨日はついに、「覚悟」の話をしてしまった。僕自身は達観しているので、逃げることはない。しかし「逃げたい」という人を止めたりしない。

2020年3月28日（土）　コロナの「三密」と空海の「三密」

政府は、「三密」を言っている。空海は、「三密」を説いていた。そしてアドラーは勇気を説いた。政府広報の「三密」とは、「密閉」空間に、人が「密集」して、人が「密接」に交わる状態。この3つが揃った時にコロナに感染しやすい、という警告だ。

「三密」はいいネーミングだ。三密は人間活動そのもので、人間とは人と人との間だ。この3つが揃わなければいいというが、1つでも感染する。1つでも、2つでも、減らすことでリスクヘッジができる。しかし3つとも実行すると「孤独」になるので耐えられる人が少ない。

一方、僕が最も尊敬する空海さんも、「三密」を説いている。僕は空海さんが生まれた善通寺に生まれたというご縁もある。以下、高野山の金乗院のサイトから引用する。

真言密教の修行を「三密」の行といい、修行が目指すものを「加持」といいます。この「三密」についてですが、仏教では、生命現象はすべて身（身体）、口（言葉）、意（心）という三つのはたらきで成り立っていると説いています。顕教では、人間のこれら三つのはたらきは、煩悩に覆われ汚れているということで三業（ごう）と呼んでいます。ところが、法身である大日如来を宇宙の根源的な生命力とみなし、森羅万象を大日如来の現れと説く密教では、人間の三つのはたらきも大日如来の現れであるから、本質的には人間も大日如来と同じであるとしています。ただ、大日如来のはたらきは通常の人間の思考では計り知れないということから、密なるものという意味で「三密」と呼んでいます。

また、「加持」については『即身成仏義』の中で、次のように記されています。「加持とは如来の大悲と衆生の信心とをあらわす。仏日の影、衆生の心水に現ずるを加といい、行者の心水、よく仏日を感ずるを持と名づく。」つまり、「加持」とは、人々の苦を憐れみ救おうとする大日如来の慈悲と、人々の信心とを表しており、あたかも太陽の光のような仏の力が、人々の心の水に映じ現れるのを「加」といい、修行者の心の水が、その仏の日を感じ取ることを「持」といっています。

このことから「三密加持」とは、自らの身体、言葉、心という三つのはたらきを、仏様の三密に合致させ、大日如来と一体になることであり、具体的には、手に仏の象徴である印を結び（身密）、口に仏の言葉である真言を唱え（口密）、心を仏の境地に置くこと（意密）によって、仏様と一体になる努力をしていくことをいいます。弘法大師は、この修行によって授かる功徳の力と、大日如来の加護の力（加持力）が同時にはたらいて互いに応じ合う時、即身成仏が可能になると説いています。

あるがままに自らの心を知る――如実知自心

弘法大師は、悟りとは何かという点についても説き明かしています。経典である「大日経」の中には「云何（いかん）が菩提とならば、いわく、実の如く自心を知るなり」と記されており、「悟りとは何であるかというならば、あるがままに自分の心を知ることである（語訳）」と説いています。私たちは、悟りといえば、ごく限られた者だけが到達することのできる遠い彼方を想像しがちですが、弘法大師は、自らの心をあるがままに知ることであると教えているのです。

人は、ともすると弱者を思いやることを忘れ、自らを戒めることもなく、耐え忍ぶことを知らず、怠惰に過ごし、その結果として悩み、迷っています。弘法大師は、自らの心に目を向け、汚れた心を知り、省みることが大切であるといっているのです。これが、真言密教の「如実知自心」という教えです。因みに「如」という字は大日如来の「如」と同じ意味であり、「如来」とは、「あるがままに、あるが如く、世の中を見る仏の世界から来る」仏様という意味です。

弘法大師は、「六大」すなわち「地大」「水大」「火大」「風大」「空大」「識大」という、六つの根源的なものが宇宙の万物を構成しており、仏も人間も本質的な差はないと説いています。

また私たちが眼にしている現実の世界は、法身である大日如来の現れであるから、現実はそのまま絶対であるとも説いています。つまり、仏も人間も根源的なものは同じであり分かちがたいものであるから、大日如来の慈悲を固く信じ、悟りを求める心をもって仏と一体化できるよう努力をすれば、迷いから脱して真理を知ることができると教えています。

この教えは実に含蓄が深い。「身」とは自ら健康でいる自己管理のこと。「口」とは、まさに会話エチケット。これが密教における「三密」である。

ちなみに、大日如来から見れば、ウイルスも森羅万象のひとつ。ウイルスとの共存を示唆している、と考える。そして「如来」（あるがまま）という思想は、「アドラー心理学」に見事に通じている。アドラーは、「人間の悩みはすべて対人関係」という極論を打ち出した。それは密教の「三密」そのものだが、孤独に耐える（喜ぶ？）勇気が要る。「嫌われる勇気」は「幸せになる勇気」と表裏一体だ。「ウイルスと共存する勇気」で幸せになるのだ。アドラーは、「個人の幸福と社会の幸福は両立する」と説いた。アドラーの説いた宇宙のすべてはウイルスも含み、空海と同じ。だから本来は、闘いではなく、お付き合い。撲滅ではなく、「共存」ないし「共生」でいいはずだ。

コロナとの闘いは、長いマラソン。山中伸弥教授[註16]の新型コロナウイルスのホームページにそう書いてある。「疲れたり油断して止まってしまったりすると、感染が一気に広がり、医療崩壊や社会混乱が生じます。一人一人が、それぞれの家庭や仕事の状況に応じたペースで走り続ける必要があります」と。

僕は、科学や文芸、宗教などのジャンルを気にせずに書いている。山中教授はノーベル賞受賞者だが、僕は一介の町医者なので自由に書ける。コロナ騒動から学ぶことは、すでに山ほどあると思う。人との距離感、人との関係性、メディアの罪、仕事の意味、テレワーク、人生の意味、ストレスとは……。ストレスと受け取るのか、楽しみと受け取るのかは、アドラーが言うところの、すべては自分の「意味づけ」次第。学校休校や首都閉鎖、PCR検査や強制入院などの議論は、まさに「課題の分離」ができていないと嚙み合わない。1年では収まらないだろう。数年単位、と覚悟すべきだ。だから慌てずに足元を見つめるいい機会だ。長い人生、いろいろなことがある。

2020年3月29日（日）　自宅待機のPCR陽性者は、オンライン診療で対応を

日増しに新型コロナ感染者が増加している。8割の人は無症状~軽症だが入院している。来週には感染病棟がいっぱいになるのは確実だ。元気なPCR陽性者は自宅待機でいいのではないか。数が多すぎて病床は足りないし、院内感染リスクもある。一日で急変するケースもあるし、不安や隔離のストレスもあるので遠隔診療で対応しては。

陽性患者さんが医療機関に来るととても困る。一方、無症状でも、保健所は許してくれない。以前から書いているが、軽症者は自宅で遠隔診療で管理するのが一番いいのではないか。以下

は、僕の勝手な妄想だ。

従来の在宅医療の患者さんとは別枠とする。軽症コロナ・オンライン診療医療機関を募集する。医師会が取りまとめて、保健所にそのリストを渡す。保健所は、軽症陽性者を自宅近くの医療機関に振り分ける。自宅に近い医療機関が望ましいが市内であればいいだろう。医師は毎日、以下のことをする。

①患者さんに電話で問診する
②看護師が代行してもいい
③24時間管理する（携帯番号を教える）
④万一、重症化の疑いがあれば保健所に知らせる

要は開業医が保健所や感染症指定病院の下請けをするのだ。あくまで無症状ないし軽症の陽性者だけが対象である。2週間を1クールとして診療報酬は2000点程度とした公費負担とする。入院医療費の何十分の1だから、医療費も安い。医療機関にはしっかり診る責任を負ってもらう。これなら、普段、在宅診療をしていない先生も参加できる。いずれ参加することになるだろう在宅診療の練習にもなる。フェイスタイムやスカイプ、ZOOMなどを使えば、オンライン診療で動画加算を算定できるようにする。

しかし感染爆発したら、重症者のトリアージ[註17]が必須になるだろう。保健所が主導して、医師会を通じてやれば成功するはずだ。日本には在宅医療制度があるので活用すべきだ。呼吸状態や全身状態は電話でも十分わかるはず。厚労省は、OKするだろう。もはや選択の余地はない。

日本医師会は反対するだろう。対面診療を原則にしてきたからだ。しかし今、そんな後先を気にしていられない切迫した状態になっている。診療報酬改定の時期でもあるが、もはやどうでもいい。以上の新型コロナ遠隔診療を、大至急、組み込んでもらいたい。

2020年3月30日（月）　コロナとは無関係でいたいと願う医療従事者は……

毎日、感染者数が増加している。その中に集団感染がかなりあるが、それは主に病院と施設で起きている。弱った人が集まる場所といえば……病院と介護施設。「三密」が全部揃ったうえに「換気」が悪い場所でもある。そこで集団感染が起きるのは、いわば必然だ。

一方、感染ルートがわからない孤発例も毎日増えている。そうした陽性者を「三密」に閉じ込めると、さらに感染者が増える。

「三密」にいるのは入院患者さんと入所者だけではない。それと同数のスタッフが出入りする場所でもあるのだ。もはや、「私は絶対大丈夫」という人はいない。健康なスタッフも若者も、もしかしたら陽性者？　つまり、「陽性者を病院や施設に隔離する」という発想を見直すべきではないか。病院や施設では、「隔離」＝集団感染のリスク、となる不安である。

「風邪患者お断り」という張り紙をする医療機関が増えている。20年前、「当院ではＳＡＲＳの人は診ません！」という紙を入り口に貼っている病院があった。今も思い出すと笑ってしまう。風邪か感染症かわからないから困っているのであって、そんな張り紙はナンセンスだ。そういう医療機関は、閉めたほうが世のため人のためかもしれない。少なくとも医療従事者でありながら「自分はコロナとは無関係でいたい」と願うこと自体、傲慢だ。しかし、体調が思わしくないのに無理して出勤して、院内感染の発生源にならないように心がけてほしい。

2020年3月30日（月）　志村けんさんが、亡くなった

深夜の電話対応でほとんど眠れないまま朝、クリニックに着くと、普段は無口な看護師さんが話しかけてきた。

「先生、志村けんさんが亡くなったそうです！」

僕も一瞬、言葉を失った。その後、会う患者さん、ご家族、すべて志村さんの話題から。コロナで、日本のスターが死んだ……患者さんが皆、怯えている。いや、国民が皆、悲しみ、怯えている。日本中に、暗雲が立ち込めている年度末。

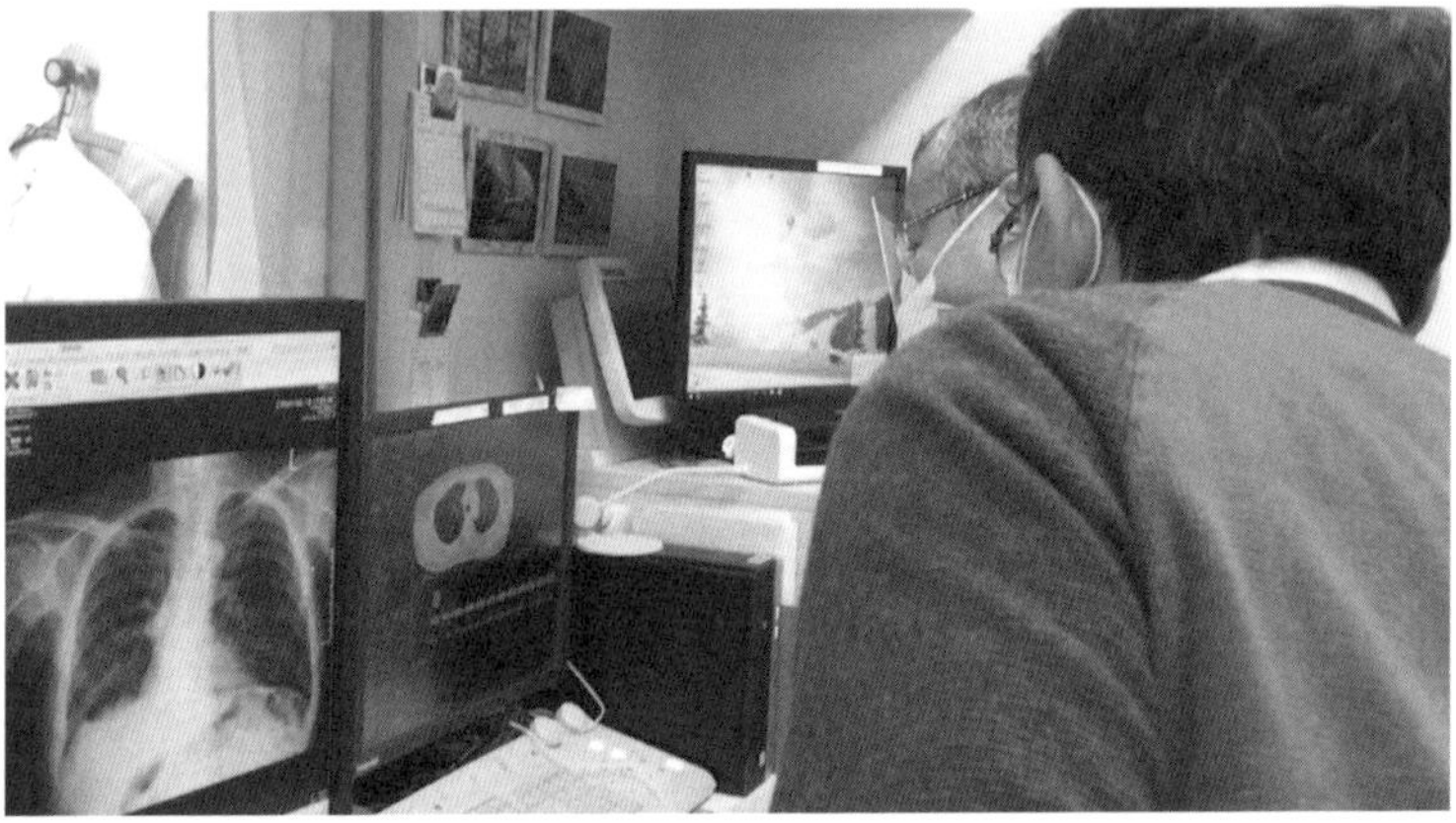

4月3日　長尾クリニックにおいて初めてコロナと診断された患者さんのCT画像

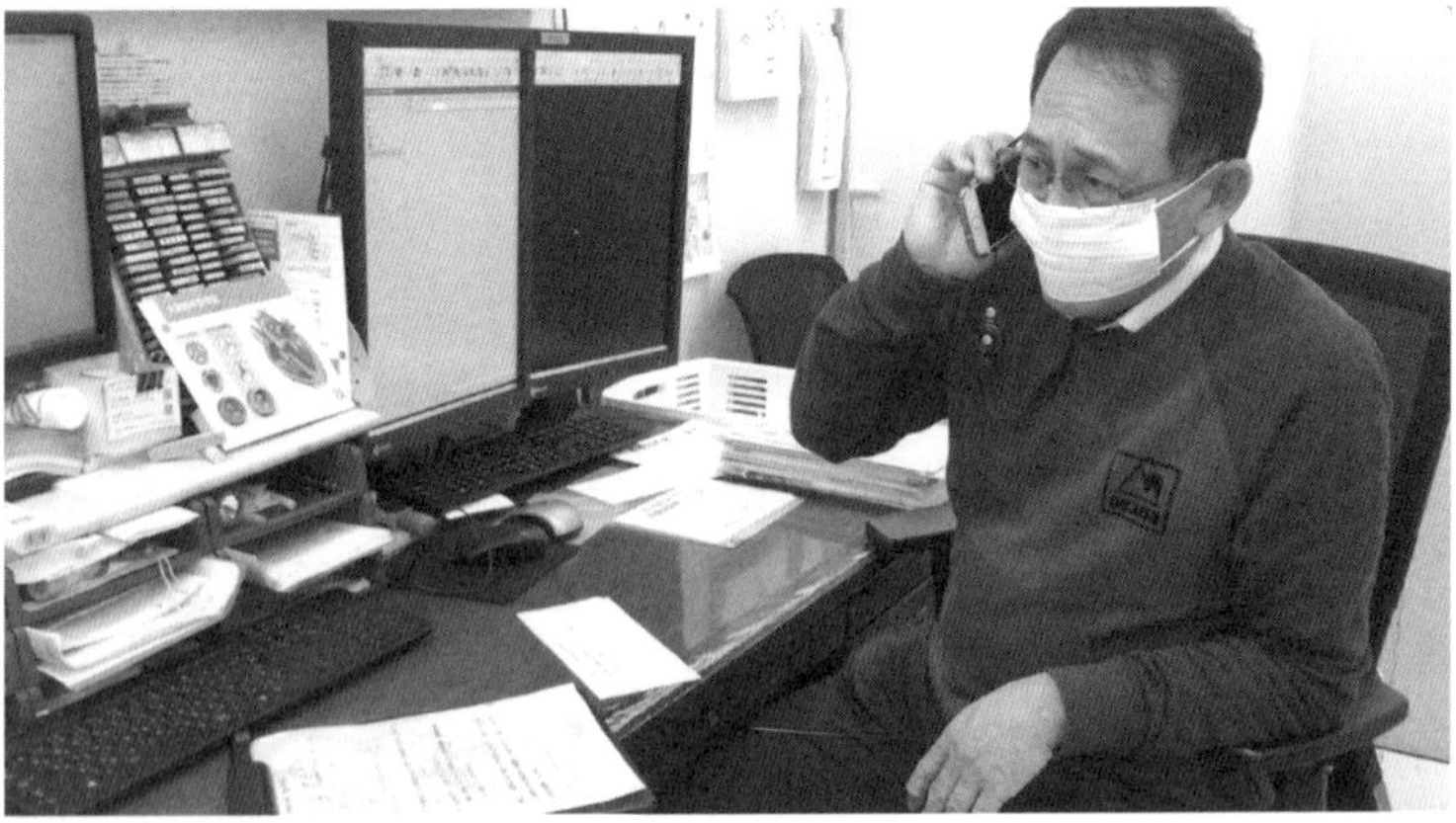

ただちに保健所に報告する

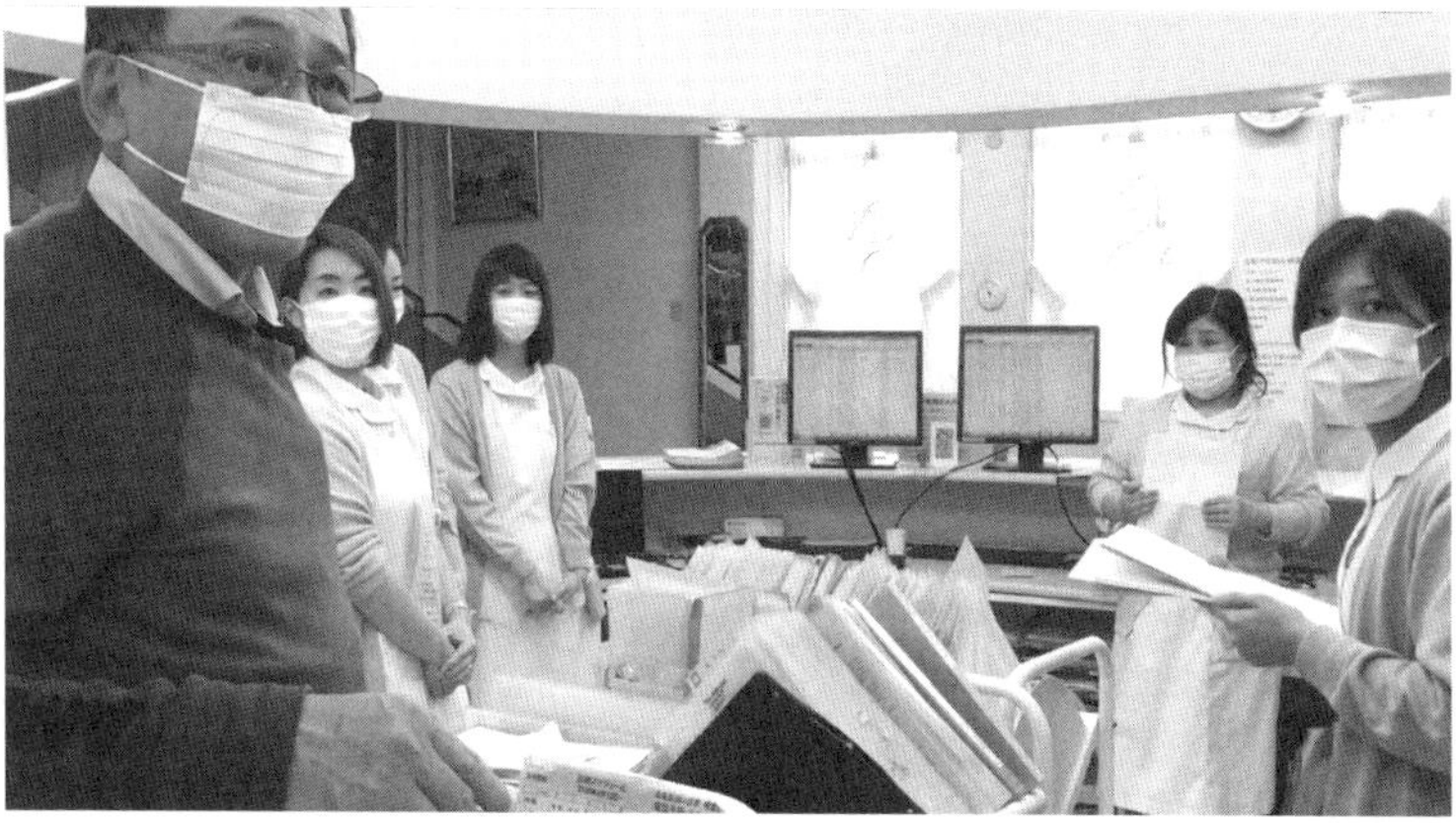

外来受付スタッフらとゾーニングの打ち合わせ

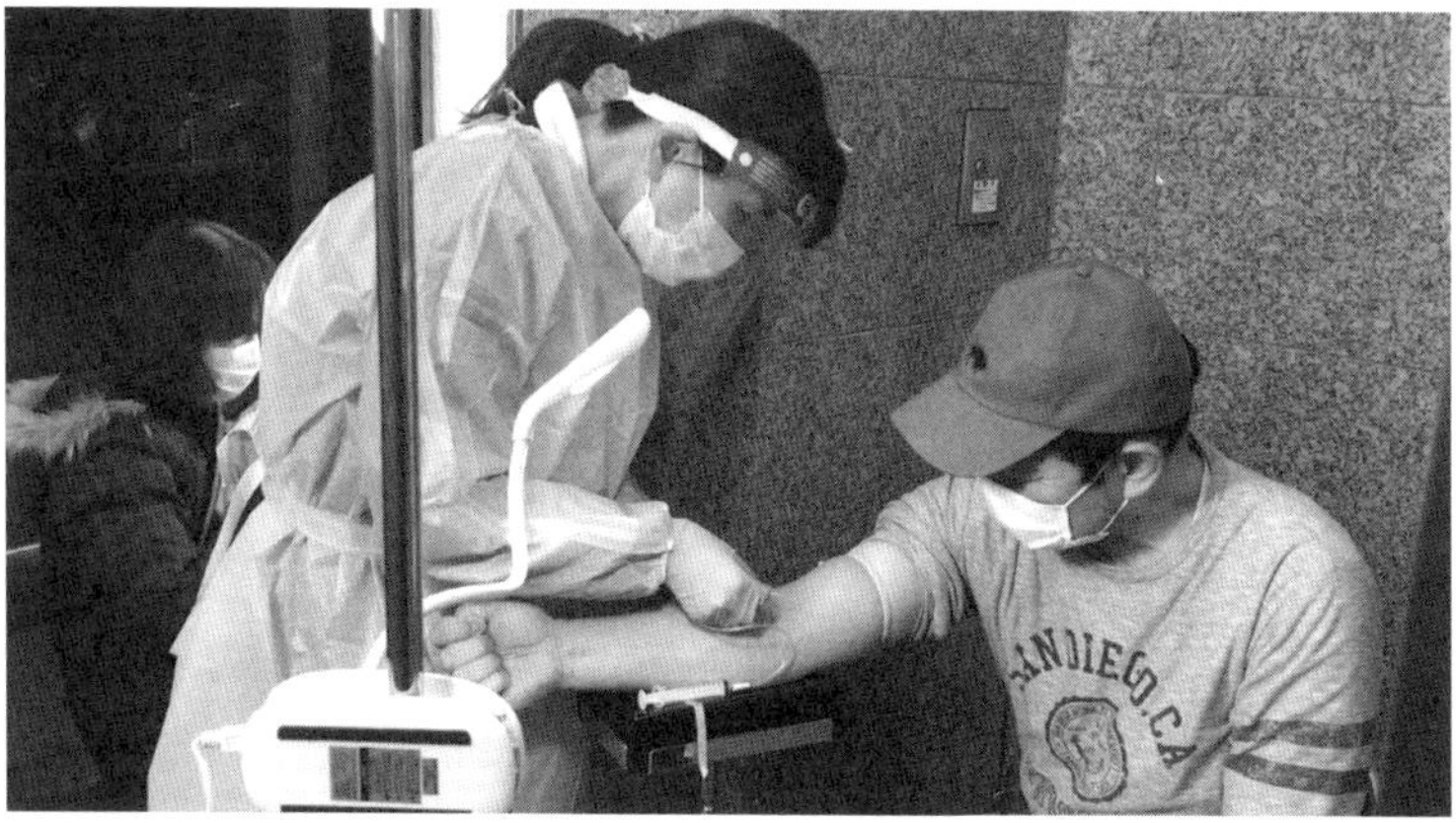

コロナの疑いのある人の採血はテント外来で行うことに

2020年4月

2020年4月1日（水）　医者の感染率は？

非常事態宣言まで、もはやカウントダウン状態。クリニック周辺の病院の医者もどんどん感染中。そもそも医者の感染率は本当のところ、どれくらいなのか？　「三密」を避けろ、と国は言う。3つが揃う場には行ってはいけない、と。しかし医療は「三密」そのものである。診療所、病院、診察は、三密だらけである。

「もしかしたら、自分はもうかかっているかも？」

頭の片隅でそんなことを考えているが、PCR検査は受けられないだろう。中国製でクラボウが輸入の「抗体キット」を買えば、血液1滴で、IgG抗体とIgM抗体を15分で測定できる。一部の医者たちはこの抗体キットを私的に共同購入している。密かに自身の抗体検査をしている医師が結構いるそうだ。もしIgG抗体陽性であれば、既感染で治癒して、抗体があるのでもう大丈夫。一方、もしIgM抗体陽性でIgG抗陰性であれば、1週間以内の感染を意味する。もしこれが保健所に知られたら、2週間の診療停止になる可能性がある。つまり、自分が感染しているかどうかを知ろうとする行為は、そのまま「自爆」かもしれない。そんな恐ろしい検査を密かにするかどうかで、多くの医者は悩んでいる。

同様に、患者さんに抗体検査をして（自費になるが）もしIgM抗体陽性になれば、どこかに隔離される。それが患者さんにとって幸せなことなのか？　世間にとっても、本当に幸せなことなのか？　つまり、陽性者の身辺調査が始まる。会社の同僚や家族も検査を受けることに……こうした検査を巡る悩みの根源は、すべて「感染症2類」である。インフルエンザ同様「陽性者は自宅安静でいい」となれば、状況は激変するのに。

今、「クラスター仮説」をベースにした感染蔓延防止策がとられている。しかしこの仮説がもしも幻想だったら、今やっていることには意味がない。公園にアリが無数にいるのに、あまりいないものと勝手に仮定してたまたま目の前にいる1匹のアリを捕まえて、アリの穴をほじくる戦略だ。そんな可能性はないのか。当初からそんな気がしている。ウイルスは、人間よりはるかに賢く、あざとい。人間の勝手な仮説など、通用しないのではないか。そんな相手とは、共存を目指したほうが現実的かも。集団免疫（国民全体がかかってしまい免疫を作る）を目指して、特に感染症対策をやらないスウェーデンのような国もあるのだ。人生いろいろ。感染症対策も国によっていろいろだ。

2020年4月2日（木）　すでに病院崩壊している

今日、日本医師会の横倉会長が[註20]「緊急事態宣言の発令を」と提言されたが、まったくその通りで、迷う余地はない。すぐにやらないと、欧米のように多数の死者が出るだろう。

発熱患者さんが接触者センターに電話しても、「どこかを受診して」とまったく相手にされない。いろいろな病院に電話しても門前払いにあう。要は、発熱患者さんはたらい回し状態だ。一方、盲腸（急性虫垂炎）の患者さんが来ても、受け入れ困難という病院が多い。心不全の患者さんも同様だ。というのも病院のスタッフが感染して、濃厚接触者として隔離されているそうだ。つまり、「病院崩壊」しているようだ。

たらい回しになった発熱患者さんは、開業医をぐるぐる巡って、大変なことになっている。当院にも、そんな患者さんが押し寄せる。会社から「コロナを否定してから出社して」と言われた患者さんには、仕方がないのでレントゲンとCTを撮る。PCRは結果が出るまでに1日かかり、検体採取が極めて危険だが、CTはたった5分でできて、コロナ肺炎の有無が一発で判明する。当院は、幸運にも屋外に3ヵ所の待合スペースが確保できるので、短時間のレントゲン撮影以外は全部屋外で対応する。コロナかどうかはわからないけども、コロナ肺炎かどうかだけは5分でわかる。もちろん全然別の思いもよらない病気が判明することもあり、極めて珍しい診療が今も続いている。

明日からは、クリニック出入り口の横に机を置いて僕が座り、発熱での来院者に問診をして、発熱者は明確に区別するつもりだ。受付からお会計、薬局まで、すべて屋外でやることにした。患者さんが多いようならば、発熱外来は昼休みに枠を作り、レントゲン検査は時間外にやる予定であるが、予行練習をしてから実行に移したい。

今、医療者ができることは、大声で警告を発すること。1日早いだけでも、たくさんの命を

救うことができる。

昨日から僕も終日マスクを着けている。「長尾がマスクを着けだしたらヤバイと思ってね」。職員たちにはここ数ヵ月、そう言い聞かせていた。だから、ほんとうにヤバイのだ。覚悟の4月か。諦めの4月か。いずれにせよ、前に進むしかない。

2020年4月3日（金）　11年ぶりに風邪外来を作った

11年ぶりに「風邪外来」を作った。決して発熱患者さんを診たいわけではない。こうする以外に手がないだけだ。動線の分離はすでに行っている。通常診療者と風邪患者さんの分離。日頃から空間的にも時間的にも分離してきた。しかし、インフルエンザがコロナになってからは、3つの動線を区分した。それでも、患者さんが混ざってしまう可能性は残る。予約なしで勝手に来てしまう患者さんがいるから。門番が検温して、熱があればすぐに風邪外来に移動させる。空間的にも時間的にも、厳しく分離するしか手がない。

外での診療は少し寒いけど、これくらいは我慢してもらおう。消毒後の手で最初に前金1万円を預かり、お釣りはトレーで渡す。事務員は一切関わらないし、誰も患者さんに触れない。

コロナ肺炎の有無だけを3分間で調べるためだけの外来だ。CT画像で、コロナ肺炎かどうかはその場で9割わかる。PCR検査は数時間もかかるし、感度が半分かもしれない。

感染しているかどうかよりも、今はコロナ肺炎があるかどうかが問題。もしもコロナ肺炎だったら、寄り道せずにそーっと、家に帰り待機してもらう。僕が保健所に事情を説明して、後は保健所の指示に従う。患者さんとの距離は常に充分に空け、まったく触れないので絶対に濃厚接触者にはならない。

僕が風邪外来の開設を決意した動機は、志村けんさんの死である。あと1日でも2日でも早く志村さんの肺炎を発見できていたなら……。コロナ肺炎を早期発見して病院に送ることができれば、一人でも多くの命を救えると思い、実質「肺炎外来」を始めたことになる。PCR検査はできないので、本当にコロナ陽性かどうかはわからない。しかし、コロナ肺炎の有無だけは確実にわかる外来だ。肺がん検診とまったく同じである。もし一人でも早期発見できれば、何人もの命を救える。医者になった甲斐がある。以下、僕が毎週金曜日に『夕刊フジ』に連載している有名人の追悼エッセイ『ニッポン臨終図巻』より。

まさか、この人のことを、この病名で書くことになるとは……。志村けんさんの訃報で、日本中が悲しみにくれました。3月29日に都内の病院で死去。享年70。死因は、コロナウイルスによる肺炎との発表でした。

私が、「新型コロナウイルスで、日本も早晩大変なことになるのでは……」と感じ始めたのは2月の下旬、ダイヤモンド・プリンセス号の乗客から死者が出た頃です。そこから、刻一刻と状況は変わっていきました。当初は、10年前の新型インフルエンザと比べてそれほど毒性は高くないように思っていましたが、感染拡大とともに毒性がどんどん強くなっているようです。

ウイルスにはL型、S型の2種類があるというニュースも広まりましたが、2種どころか、100種以上の新型コロナウイルス株が存在するという研究者もいます。2月までは高齢者しか感染しないといわれていましたが、子どもを含め、どの世代からも陽性の人が出ているのも、ウイルス変異が関係しているのでしょう。

そうした観点から、命を守るためにはとにかく外出を避けて、極力家でおとなしくしていてくださいと患者さんや、SNSを通して呼びかけ続けた3月でした。だけど多くの人が、「自分は関係ない」「自分だけはかからない」と思っており、町医者のオッサンのお願いをまともに取り合ってはくれませんでした。「大げさですよ」とか、「不安を煽りすぎ」と揶揄されたこともありました。

しかし、志村けんさんの死によってこの国の空気は一変したように思います。

何百人の医者や専門家が警告を発するよりも、一人の有名人の死が世の中を変えることがある……大変悲しい出来事ですが、まざまざと、志村けんさんがどれほど日本国民に愛された大スターだったのかを身をもって感じました。志村さんの死から毎日毎晩、志村さんの過去の出演番組が流れており、在宅患者さんたちが、「悲しいねえ」と涙を流しながらも、バカ殿や変なおじさんのコントを見て笑っているという、不思議な現象が起きているのです。

日本全国、泣き笑いの一週間。新型コロナウイルスの恐ろしさとともに、この鬱々とした世の中に、死んだあともまだまだ笑いを届けてくれる志村さんは、本当にすごい芸人さんだと思いました。人間は、悲しくて辛いときこそ、楽しいことや笑いが必要です。

外出は自粛してほしいですが、笑いを自粛する必要はまったくありません。どうかしばらくの間、志村さんの番組を流してください。オリンピックの代わりに、ずっと。

2020年4月4日（土）　逃げられるのに逃げてくれない、怖すぎる

新型コロナウイルスは、もはや、あちこちにいます。クラスター壊滅作戦は限界を超えています。いつ誰がコロナで死んでもおかしくない状況。今すぐ欧米のように都市封鎖すべきだ。自粛要請ではなく、都市封鎖でないと食い止められないと感じる。

みんな自分は関係ないと思っている。そんな人間が、何人ものアカの他人を巻き添えにしていく。誰もが皆、今、コロナである可能性がある。誰もがすでに感染して周囲にまき散らしている可能性がある。それが誰かの命を奪う可能性がある。

助けられる命を助けたい。だから、笑われてもいいから、発信している。そんな思いで医者になり頑張ってきたが、今まさに正念場。今まさに戦場に立っている。だから仕事以外は、自主隔離している。本来いい加減な僕が、ここまでしている意味をわかってほしい。

こんな状況の中、介護施設での夜間の看取りもあった。家族であっても臨終に立ち会わせてもらえないのが現実だ。看取りに立ち会えないから家に連れて帰るという、考えられないような相談にも対応した。1日が1週間に感じる。僕には、1週間後の日本の姿が見える。

2020年4月4日（土）　スペイン風邪で何人死んだか知っていますか

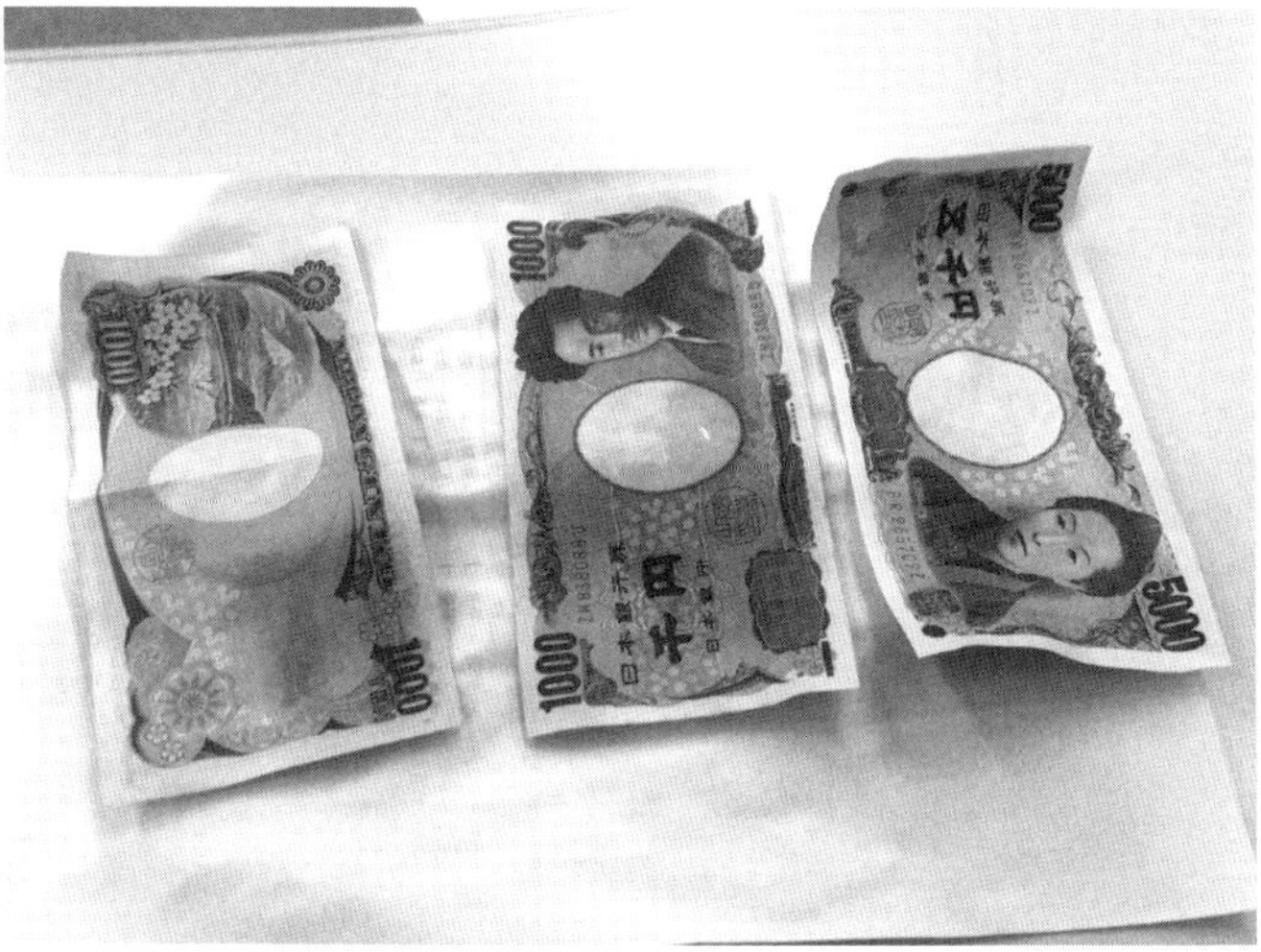

100年前のスペイン風邪の大流行で何人死んだか、知っていますか？

答えは4000万人である。手を打たないと。今度もそうなるかもしれない。今がその瀬戸際だが、わかっていない人が、他人を殺すかもね。僕の、何週間かあとの日本の未来予想図では、当たり前の日常が失われる可能性がある。それを動かしているのは機械ではない。生身の人間であることを思い出してほしい。戦後最大の世界的災害になるかも。いつ終わるかが、皆が知りたい点であろう。

写真は次亜塩素酸で消毒したあとのお札。財布から出すときにウイルスが付着する可能性があると事務員が怖がる。だから僕が最初に消毒した手で1万円札を貰うしかない。風邪外来でレントゲンとCTを撮れば、3割負担の人の医療費は、6300円になる（それで救命できる）。この人は、約6000円で自分と家族の命が助かるのだから安いものだ。保健所にも病院にも診療所にも断られて、最後の砦の当院に「漂着」された。

ちなみに、もしも僕が医療費を「要らん！」と言ったら、即アウトだ。昔、個別指導で、100円の未収金だけでも大処罰を受けた記憶が蘇る。医療はそれくらい厳しい規則に縛られている。戦争の中でも法令順守するのが日本国民だ。一方、法律をすべて犯すのが法務大臣はじめ内閣の偉い人たち。まあいい。このお札を見て、どんなことが起きているのかを想像してほしい。日本でもたくさんの人が亡くなるかもしれない。しかし僕は、100年前を生きてはいない。2020年の今を生きる人間なので、とりあえずは自分の周囲の無念の死を1000人、救いたい。それが、自分が医者になった意味だ。しんどいけど、やり甲斐はある。

2020年4月11日（土）　当院における風邪患者さんの対応マニュアル

たらい回しになっている発熱患者さんからの相談が今日も絶えない。当院の診療（風邪外来）に関する問い合わせも多い。今日は当院独自の診療マニュアルを公開する。「風邪外来」は、やりたくてやっているわけではない。かかりつけ医として当院の患者さんと地域の患者さんの命を守るために、充分な感染防御態勢で最小限にやっているだけだ。

・全員、入り口で検温をして37・5度以上あったら中に入れない
・鼻咽頭でのPCR検査もインフルエンザの簡易キット検査も行わない
・問診などで、CT検査が必要と判断された人のみ完全予約制でCT検査をする
これは、次の4つの考えに基づいている（あくまで長尾の私見）。
・コロナに感染しても仕方がない、コロナで死ななければいい
・そのために今、町医者ができることは、「コロナ肺炎の早期発見」である
・適応を限定してCTでコロナ肺炎を早期発見できれば、本人にも周囲にも利益がある
・さらに、クラスター拡大を未然に防げるので、地域社会や日本にも貢献できる
次は当院の患者さん、スタッフへの説明書です。

風邪外来を受診される方に

2020年4月10日

【趣旨】　コロナ感染の有無はPCR検査でしかわかりません。重症化してからでは遅いので早期に肺炎を発見することが大切と考えます。当院で行えることは、CT検査による「コロナ肺炎の有無」のみです。それを理解された方のみ、昼休みに裏の動線で院長と技師だけでCT検査を行います。

【CT検査の対象者】　当院にかかりつけの患者さんとご家族など、30分以内に来院される

人が対象です。まずは接触者相談センターに電話してください。「かかりつけ医に相談を」と言われた方には、当院独自の問診票をメールいたします。10個の症状のうち5個以上ある人には、長尾医師が携帯電話で直接問診します。

CT検査の対象であると判断した人のみ、指定した時刻に来院いただいています。原則14～15時に「完全予約制」で行っています。

【患者さんの用意】 初診の方の医療費は6300円なので、必ず1万円札をご用意ください（もしもコロナ肺炎が判明した場合、お釣りのお札などを消毒するため）。女性はブラジャーを外し（脱ぐのに時間がかかるため）、Tシャツ等でお越しください。裏の駐車場側にある「予防医療センター」に着いたら、お電話ください。屋外にある椅子でお待ちください。必ずマスクをしっかり着用してお越しください。可能なら車で一人（か二人）での来院をお勧めします。

【CT検査の実際】 CT検査自体は5分で終わりますので、また屋外の椅子に戻っていただきます。もしもコロナ肺炎を認めたら、保健所に連絡して、PCR検査を要請します。いったんは自宅待機をお願いしますが、家族や周囲と距離をとっておいてください。コロナ肺炎を認めなくてもコロナ感染は否定できないので、少し離れて説明します。肺炎がない場合、相談のうえ投薬や点滴を行う場合もあります。僕たちが濃厚接触者とならないために、終始、触れずに問診・視診だけになることをご容赦ください。

【肺炎がなかった人のその後】　風邪外来専用電話で院長と直接相談が可能です。肺炎がなければ、症状が治まるまで自宅で安静にしていただきます。しかし、症状が悪化した時は、まずは携帯電話にご相談ください。080－3038－××××（長尾）

【医師用】　CT画像でコロナ肺炎が疑われた患者さんへの対応

1　検査前に患者の手を消毒して、その手で1万円の前金を受け取ってください。動線は常に2メートル空けて移動。終始接触しないことを厳守してください。患者からのクレームを避けるため「ごめんね。濃厚接触しないため」と説明する。

2　患者さんにはこう説明してください。
・コロナ肺炎の疑いがあるため、保健所にPCR検査を要請します。
・帰宅後、保健所の指示があるためマスクをしたまま自宅で待機してください。
・タバコは絶対にやめる（死ぬよ！　と教えてあげてください）。
・家族や周囲から2メートル以上離れて過ごしてください。必ず別の部屋です。
・保健所に濃厚接触者を聞かれたら「長尾クリニックでは一切ない」と言ってください。

3　医師は保健所にこう電話してください。

・「熱と咳がありCTでコロナ肺炎があるのでPCR検査が必要な患者さん」と。
・「当院は完全な態勢でCT撮影をしているので、誰も濃厚接触していません」と。
・この2点を伝えた上で、患者さんの住所、氏名、電話番号を伝えてください。

4　事務にはこう話してください（心配しているので）。
・肺炎陰性なら、「大きな心配はありませんよ！」と説明してください。
・肺炎疑いなしと判断したら「解除！」とスタッフの不安を解いてください。

5　投薬について
・PCR検査まで3〜4日間の自宅待機を要請されることがあるので、咳がひどい人やヘビースモーカーには、患者さんとよく相談して[註21]クラリスや吸入薬などを処方してください。
・薬局も当院と同様に、完全防具で、完全屋外で終始応対します。
・肺炎がない人への投薬は、[註22]ツムラ127番と[註23]カロナール程度に。
しかしあとでコロナ陽性が判明するかもしれないので注意喚起を。

【肺炎と診断された方へ】　2020年4月10日

1　周囲にうつさないようにマスクを外さず2メートル以内の接触を避けて帰宅してください。

2　保健所から電話があります。その指示に従ってください。ＰＣＲ検査までに1～3日かかることが多いようです。その結果は数時間後ですが、翌日のこともあります。

3　軽症者は入院しないで、自宅待機を指示される人がいます。自宅待機の場合、電話で診療することが可能です。その際は、長尾医師と概ね1～2日毎に電話で診察します。症状が悪化したり不安が大きいようならば長尾医師の携帯番号にお電話ください。

4　自宅隔離中の注意点

・できるだけ家族との接触回数と接触時間を減らしてください。
・会話は必ずマスクをして2メートル以上離れて3分以内にしてください。
・こまめな手洗いやドアノブの消毒は当然です。
・酒やタバコは一切やめてください。喫煙者は禁煙のチャンスにしてください。
・部屋の換気をできるだけこまめにしてください。
・風呂は最後に入ってください。
・トイレは清潔にしてください。糞便を介した感染があります。
・室内でラジオ体操のような運動や歩行をしてください。昼寝はしないでください。
・読書や音楽鑑賞をお勧めします。元気が出ます。

5　隔離の期間は病状により異なります。また保健所や職場からの指示もあります。症状が軽快傾向の人でも最低、2週間程度は自宅隔離だと思っていてください。必要ならば、その旨の診断書を発行いたします。

6　とにかく、自分が重症化しないことと、家族にうつさないために、また会社や周囲に波及させないために、「自粛」してください。時には孤独も悪くありません。
7　不明な点はなんなりと、長尾まで携帯電話で聞いてください。免疫を獲得すれば、以降、安心して生活できるという見方もできます。感染を前向きに受け止めてください。あなたはなにも悪くありません。

長尾クリニック　長尾和宏

皆さまのご意見を求めます。どんどん改良していきます。

2020年4月11日（土）　阪神地区は医療崩壊しました

以前から予告していたように、阪神地区は事実上、医療崩壊したようだ。僕はもはやガダルカナル島の生き残り兵士。風評被害を考慮して、具体名は書けないけど。

・感染症指定病院で院内感染が起きて外来診療が停止した
・緩和ケア病棟の中にも外来停止が出てきた
・多くの病院が発熱患者は門前払いのまま
・多くの病院が肺炎患者は受け入れ不能のまま
・外来の中止もある
・検査も手術もできない

・他の急病でも受け入れ不能……

　こういった状態を「医療崩壊」と呼ぶのだろう。僕は最前線の兵士なので、実質、「崩壊した」と感じている。今夜のニュースで流れるだろうが、先に知っておいてください。ちょっとしたことで119番しても、救急車が到着してからが大変。あくまで阪神地区だけの話ですが。しかし早晩、都市部はみんなこうなると思う。

　今後、院内感染が加速する。培養器に人を集めると拡大するのは必然だ。

　僕たち当院のスタッフ100名も最前線で日々闘っている。自分が感染しないよう、拡げないよう、頑張っている。幸い、まだ犠牲者は一人も出ていない。風邪症状があれば、出勤せずに自宅待機してもらっている。

　膨大な患者さんの健康管理も大変だが、100名の兵士の健康管理や悩み相談にも忙殺される。マスクなどの物資を送っていただいた皆さま、本当にありがとうございます！　今日は、家にあるN95マスクをわざわざ持ってきてくれた人がいて、勇気づけられた。この場をお借りして厚くお礼を申し上げます。

　医療崩壊が加速しても、最後まで生き残ります。検査や外科手術も諦めざるを得ない医療機関が増えている。しかし心筋梗塞や脳卒中など急病との闘いを諦めていない病院もある。医療者を励ます外国の映像には力をいただいている。また介護現場で頑張っておられるスタッフにも応援をお願いします。

　公園のそばを歩くと、子どもたちが無邪気に遊んでいて、癒される。それでいいのだ。知らないほうがいい、という人もいる。河原をマスクなしで歩いたり、走ったりしている人たちも見かける。それでいいのだ。昼間の歩行習慣がウイルスを寄せつけない。

2020年4月12日（日） 男性の「コロナ孤独死」が増える？

新型コロナの国内死者の7割が男性である。男性の絶滅危惧種化が加速するのではないか。今後「男のコロナ孤独死」も増え続けるのか。

現在、発熱で感染の有無を選別しているが、平熱の感染者はフリーパスである。熱がないのにCTで「コロナ肺炎」がある人を見るたびに怖くなる。コロナは「忍者ウイルス」とも呼ばれているが、そんなニックネームがよく似合う。それにしても、本当に本当に厄介なウイルスに世界中が振り回されている。

コロナは「男性」を狙う。タバコなんか吸っている場合ではないよ。まず、男性はなかなか医療機関に行かない。だから孤独死の7割は60代の男性となる。詳細は『男の孤独死』という本に書いた。それが年々、増加しているのだ。今回のコロナも男性が弱い。孤独死防止のための拠点となり得るスナックも閉まっているしな……ということは、日本において「男性のコロナ孤独死」が増える可能性が高いのでは、と危惧している。我が事として用心しよう。僕も、もう何ヵ月も行きつけのスナックには行けていない。大好きなカラオケもできない日々……と書きながら、自分が感染して孤独死したりしてと不安になる。やっぱりね、と笑われるだけか。

2020年4月13日（月）　つながらない電話……保健所も機能不全

コロナ肺炎を見つけたら、保健所に連絡をすることになっている。今日も発見したが、保健所の電話がまったくつながらない。100回以上かけてやっとつながったけど……。

保健所の電話番号は「市民向け」と「医療機関向け」がある。僕はもちろん後者にかけるのだけど、一向につながらない。1時間以上かけ続けてようやく受付につながっても、「担当者は電話中」とのこと。医療機関向けでこの有様なのだから、市民向けの電話は推して知るべしだ。仕方がないので、受付の人に伝言を依頼するしかない。

「長尾クリニックの長尾です。コロナ肺炎の患者さんがいます。すぐにPCR検査をしてください。一人で歩けない状態なので、すぐに入院させるべきです」

そして、患者名、住所、生年月日、電話番語、簡単な経緯を伝言する。そして患者さんには、「まもなく保健所から電話がかかってくるから、その電話を待ってください。辛いけど、頑張って。僕ができることは、残念ながらここまでなんです」と伝える。

しかし深夜になり、その患者さんから電話がかかってくる。僕は、検査の事前相談の段階から自分の携帯電話番号を教えている。つまり「コロナ携帯」と「在宅携帯」の二刀流である。2台の携帯ストラップが何度も絡み合って、持ち歩くのがとても難儀である。

要は、医者が保健所に連絡しても、保健所から患者さん宅に電話が入るまで相当な時間がかかっている。さらにＰＣＲ検査まで2～3日、そしてその結果が出るまで1日。結局コロナ肺炎を発見しても、入院までに4日程度かかる。ＰＣＲをする病院や入院先が院内感染などで停滞しているので、今後、さらに悪化するのだろう。

志村けんさんがそうだったように、1～2日で急変する人がいる。だから早期発見に努めていても、重症化してしまう人がいる。保健所を非難したいのではない。保健所の皆さんも不眠不休で頑張っている。しかし圧倒的にマンパワーが足りない。**すなわちこれは、政治の命題なのである。**保健所は近年、縮小されてきた。そのツケが今回、一気に回ってきた。政府は公衆衛生や感染症対策を軽視してきたので、当然の帰結だ。今後、一時的に地区医師会がバックアップするしかないのではないか。政治は、国家レベルではＣＤＣの創設を、地域レベルでは保健所に偏重した感染症対策を練り直すべきだ。なのに今、テレビは、病院崩壊ばかりを映している。しかしその前段階の保健所も崩壊している。

今日、早朝の看取りがあった。あまり寝ていない。介護ベッドもモルヒネも酸素も要らない平穏死。でも半日間だけ少し苦しかった。死の壁[註24]はあったけれども「平穏死」だ。

2020年4月13日（月）　僕の映画も延期になりました

8月公開予定だった、僕が原作と医療監修を行った映画『痛くない死に方』が、新型コロナの感染拡大防止の観点から、来年に延期となることが決まった。プロデューサー、監督、スタッフの皆さまが、ギリギリまで今夏の公開のために頑張ってくれたが、「観たいという人が劇場に行けない状況で公開するのは望ましくない」という苦渋の決断となったそうだ。

しかし、やまない雨はない。明けない夜はない。来年のいつから公開となるかは、また、お知らせする。必ずや公開するのでどうかどうか、お待ちください。そして、今回の映画にご協賛いただいた皆さまは、なんと、100人以上に上りました（法人含む）。まずはこの場を借りてお礼を申し上げます。いただいたお金は、製作費の一部として、大切に使わせていただくとのことです。

2020年4月14日（火）　刑務所よりも厳しい介護施設

介護施設や老人ホーム等は、厳戒態勢が続いている。院内感染の報道を見せつけられると自衛は強くなる。入居者全員、元気な人も一歩も外に出してもらえない。完全封鎖された施設。これは刑務所よりも厳しい環境である。刑務所は体操のため屋外に出してもらえる。訪問診療医だけはかろうじて入れるが、2人の看守が見張っている。家族でも一切面会できず、まさに「生き別れ」状態。感染していないのに、看取りにも立ち会えない。過酷な過酷な、完全牢屋生活が続く。

高齢者を何ヵ月間も完全に閉じ込めれば、どうなるのか？　確実に衰弱していく。本当にかわいそうである。多くの経営者は入居者の人権よりも風評被害を減らすことを優先している。

しかし、いくら入居者の外出を遮断しても介護職員などは出入りするので、無症状感染者がバラまけば、そこは「孵卵器」になる。

感染死か、衰弱死か。「施設の完全封鎖」は幻想ではないのか。

そんな中、先週、施設から脱出してきた要介護5の人がいた。終末期で、ご家族がどうしても看取りに立ち会いたいという強い思いがあったからだ。帰宅直後は、認知症が進行しているご本人は、ほぼ無反応。しかし今日伺うと、満面の笑みを返してくれ、会話ができた！　連れて帰ってきてよかったです、とご家族も笑顔。その笑顔の裏に、家で看取ることの覚悟もできておられるはず。

2020年4月15日（水）　すさまじいコロナ差別！

「○○施設関係者お断り」「○○大学関係者お断り」など、すさまじいコロナ差別が各地で広がっている。でも、差別している人は、コロナに感染しないのかい？

当院の受付スタッフたちは年中無休で闘ってくれている。いろいろな患者さん、いろいろな電話、いろいろなクレーム……。平時とはまったく違う強烈なストレスに耐えて、頑張ってくれている。今は発熱者の検温をしたり、屋外に誘導したり、案内係もしている。医療秘書もすぐ横に張りついてくれている。僕は電子カルテが打てないので、彼女がいないと仕事ができない。でも親御さんたちは、「可愛い我が娘が、あの過激な長尾クリニックの窓口で働いているなんて……」と心配しているに違いない。しかし今のところ、退職希望者はゼロ。体調不良を訴えるスタッフもゼロである。彼女たちに聞いてみた。

「毎日コロナの疑いのある人が来て、怖いでしょう？」

すると、「もしも感染しても仕方がないと覚悟しています。でも、自分が感染していて患者さんにうつす方が心配です！」と異口同音に。おいおい、おじさんを泣かせてくれるじゃないか。

今日は朝イチで、ある施設に終末期の人の往診に行った。施設のスタッフが大慌てで、しかし恐る恐る、僕の後ろを、距離を保ちながらついてくる。自分がウイルス扱いされているのを肌で感じた。だから、診察が終われば逃げるように立ち去る。

僕たちは、自分がウイルス扱い、バイ菌扱いされることを覚悟している。

しかし、差別や偏見は「自分は感染しない」という優越感からくるのだ。残念ながら、医療従事者の中にも、そんなアホはいるけど。アドラーは言う、「差別は己の心の中にある」。

2020年4月18日（土）　なぜこの肺炎が、PCR「陰性」なのか……

感度5割のPCR検査に頼るのは危険だと思う。PCR陰性者が感染を広げるほうが、僕は怖い！　だからPCRよりも「空気感染」の可能性をもっと強調しないといけないのでは。

これは明らかにコロナ肺炎である。専門家が見て、そうと診断された症例のPCR検査は

「陰性」であった。38〜39度の発熱が1週間続き、咳と全身倦怠感でたらい回しになっていたが、ある医療機関でCTを撮られ、保健所に連絡した。CTでは淡い影しか出ないけれども、立派な「ウイルス性肺炎」。つまりコロナ肺炎と臨床診断されたそうだ。[註25]マクロライド系を抗炎症薬として1週間服用してもなかなか改善しない。コロナ肺炎はしつこく、治りにくい。結局、PCR検査の結果は「偽陰性」だったのではないか。臨床診断は、明らかにコロナ肺炎と診断されるからだ。しかし保健所では、PCR陰性である時点で、指定感染症の管轄外となる。入院対象にも公費対象にもならない。

では、なぜ「陰性」だったのか。僕の勝手な想像だが、肺にいるウイルスを鼻で捉えられなかった。ただそれだけではなかろうか。この方の場合、コロナウイルスのマイクロ飛沫が、鼻や口を素通りして肺に入り、肺の奥で増えて炎症を起こした。「空気感染」したとしか考えられない。経口と飛沫ばかりが強調されて手洗いとマスクばかりに関心が高いけれども、一番肝心な経路を忘れていないか？　最大の感染症対策は、「換気」ではないのか？

2020年4月21日（火）　国へのクレームを受け止める

PCR検査のハードルは高いよ。東大に入るよりも難しいよ。そう説明しているのだけど。保健所は「かかりつけ医に相談を」の一点張り。医療機関は、「あっち行け！」の一点張り。こうしてたらい回しになっている地域の発熱難民に対応しているが、コロナ肺炎があってもなぜか、保健所はなかなかPCR検査をしてくれない。

とにかく発熱が必須条件なのだ。発熱のないコロナ肺炎もあるのだが、こちらは放置される。コロナ相談専用の携帯で自宅待機者を丁寧にフォローしているが、患者さんの不満は日々つのるばかりで、たくさんのクレームが飛んでくる。いきなり怒鳴りつけられることも。でも僕に怒鳴られても……何も変えられない。丁寧に傾聴することしかできないもどかしさ。現在、「風邪症状者は収まるまで自宅待機」であるが、国の説明はあまりにも不親切だ。もっと具体的に政府広報してほしい。国はどうしてもう少し「市民を安心させるための政府広報」に力を入れないのだろうか。不思議でしょうがない。

マスク配布[註26]や一律10万円配布よりも、国民が今持つ不安に、国はまず応えてほしい。

2020年4月24日（金）　気が狂いそうだけど、正念場の2週間

これから2週間は、当面の正念場だと思う。小池知事が言うように、ステイホームGWなのか。正直、気が狂いそうだけど耐えるしかない。

日本はロックダウンはせずに人流8割減と三密を避ける戦略だ。コロナ施策には、お国柄があっていい。日本は、スウェーデン、オランダ、トルコに近い。米国、イギリス、フランス、イタリアとは対照的だ。驚くべきことは、ロックダウンしてもしなくても蔓延と収束曲線は同じ、という指摘である。ウイルスには勝てないのだ。

外来も在宅も、日常業務をしながら、コロナ専用携帯でコロナにも向き合うしかできない。僕にとって感染＝社会的死、である。そんな覚悟を持って24時間365日働いている。でも24時間生活25年目に、こんな試練が待っていたなんて。

でも、これも人生だ。我が人生を振り返ると、いろいろな転機があった。父の自死、阪神・淡路大震災、東日本大震災……。

我が人生で、コロナは4番目の試練だと思う。これが人生最後の試練かもしれない。

2020年4月25日（土）　岡江久美子さんが亡くなった

昨日、俳優の岡江久美子さんが新型コロナウイルス感染による肺炎のため亡くなったというニュースが飛び込んできた。志村けんさんに続いて、この訃報に日本中が驚いたと思う。あんなに元気な人がコロナで亡くなる？　にわかに信じがたい。

いくつかの報道記事を整理しながら、岡江さんの状況を振り返りたいと思う。

岡江さんは昨年（2019）末に乳がんの手術を受け、1月末から2月末まで通院で放射線治療を受けていたそうだ。すなわち一連のがん治療がコロナ感染に大きく関係していたかと思われる。健康な人がコロナで亡くなったのではなく、がん治療中の人がコロナで亡くなったと受け止めるべきだ。

まず、体内にがんがあることを「担がん状態」と呼ぶ。それ自体、免疫機能が低下した状態。

そして抗がん剤や放射線で治療すると、さらに免疫機能が低下する。岡江さんは放射線治療の副作用である放射線肺炎を併発していたという報道もある。どれくらいの間がん治療の影響が残るかは、抗がん剤の種類や量、そして放射線治療の線量や照射部位によって異なるので、一概に述べるのは難しいけれど、がん治療後、概ね2～3ヵ月は免疫機能が低下した状態と考えられるだろう。だから、もしも発熱して、コロナかなと思った時には、医師に真っ先に自分の既往歴や治療歴を告げることが大切。

今回の新型コロナは、高齢者と持病がある人が重症化しやすいことがよく知られている。糖尿病や高血圧が有名だが、中国での解析で、もっと怖い基礎疾患がわかってきた。それは、がんと慢[註27]性閉塞性肺疾患（COPD）。がんがあると3・5倍で、慢性閉塞性肺疾患は2・7倍のリスクになる。一方、糖尿病と高血圧はそれぞれ1・6倍。

もうひとつ、どうしても書いておきたいことがある。**志村けんさんも岡江久美子さんも、どんな「かかりつけ医」を持っていたのだろうか**。岡江さんは、乳がん専門医以外にかかりつけ医がいたのか。今朝、岡江さんの「かかりつけ医」がテレビで語るということで、思わず見入ってしまった。その人は、ある大学病院の心臓外科の偉い医師だった。岡江さんは、何ヵ月か毎に通院されて、コレステロールの薬を処方していると言われていた。

僕はこのテレビを観ながら、怒りが込み上げてきた。岡江さんは本当にこの医師を「かかりつけ医」だと思っていたのか？　もしそうであれば、この医師は、なんで岡江さんの死に責任を感じていないような素振りでペラペラと喋っているのだろう？

そして今、岡江さんがお骨になって自宅に帰ってきた映像がテレビから流れている。夫である大和田獏さんのマスク越しの表情を見て、僕は涙が止まらなくなった。もし、僕が岡江さんの「かかりつけ医」だったら……。悔しくてたまらない。

2020年4月26日（日）　陽性看護師が陽性患者を看護、何が悪いの？

以下は、『日経新聞』の4月23日の配信記事より。

新型コロナウイルスの集団感染が起きた「なみはやリハビリテーション病院」（大阪市生野区）が、検査で感染が判明した女性看護師を勤務させていたことが23日、大阪市や同市保健所への取材でわかった。病院側は保健所の聞き取りに「代わりの人が見つからなかった」と説明したという。

同病院では22日までに医療従事者や患者ら120人以上の感染が確認されている。市は「本来あってはならず、許される対応ではない」としている。市保健所は22日に同病院に医療法に基づき立ち入り検査。再発防止を求める口頭指導し、同様の違反行為がないか引き続き調べる。市や市保健所によると、女性看護師は20日に感染が確認された。女性は感染判明後に病院に報告したが、病院側は20日夕から21日朝まで勤務を続けるよう指示していた。ツイッターに内部告発とみられる投稿があり、市が病院側に確認したところ事実関係を認めたという。

この報道を見た東京人は、「さすが関西やなあ」と呆れただろうか？　笑っただろうか？　いや、関西人の僕も正直驚いたが、その看護師さんを責めないでほしい。どうしてそんな事態になったのかを、想像してほしい。

きっと院内の手が足りなくて、上司からの指示があったはず。現場は追い込まれていたのだろう。陽性になった看護師たち（何人かいたようだ）が悪いわけではない。彼女たちも一生懸命働いているうち、誰かにウイルスをもらっただけ。管理者は「どうせ陽性なら陽性患者を看てもいい」と判断したのか。

もちろん感染症法的にも、保健所的にも、これは「いけないこと」である。しかし、もう少し考えてみたい。軽症の陽性者は病院の4人部屋で寝ているだけだ。退院前日に、新たな感染者が隣に入ってくる。「おいおい、せっかく治ってきたのに、うつすなよ」と思うらしい（実際に入院していた人の話です）。その気持ちはよくわかる。医療の常識では「陽性者から陽性者にはうつらない」だが、僕は本当にそうなのかなあ、と思ってしまう。A型インフルエンザの患者さんの横に、B型インフルエンザの患者さんを寝かした場合、お互いにうつしあうのかは、よくわからない。

旧型コロナも最低4種類あるが、コロナAとコロナBが濃厚接触したら、お互いにうつるのかどうか、だ。たぶん大丈夫だから、4人部屋でもいいことになっている。

いずれにせよ、陽性者が4人部屋に入るのは現実だ。そこに元気な陽性看護師が混ざって看護をするのは合理的かもしれない。「アンタは陽性やけど若いから元気やろ。だったら同じ部屋の３人の陽性患者の看護しとき！」と。実は、これは「ケシカラン」というよりも、「近未来」かもしれないと受け止めるべきではないか。事実その病院では、陽性看護師ばかりになり、陰性看護師が少ししかいなくなったという。

一方、大阪の第二警察病院では、複数の看護師さんが「陽性病棟」と「陰性病棟」を掛け持ちで看ていたという。こっちのほうがずっと問題やろう。しかしメディアの報道は、小さい。結局、陽性者数の差である。リハビリ病院＝約１３０人の陽性者が出た。第二警察病院＝21人の陽性者が出た。この差はなんやろうね。しかし3年後には、評価が変わるかもね。

リハビリ病院＝早期に１３０人もの自然免疫を獲得させた。結果オーライ。

２０２０年４月27日（月）　なんとなくパンデミック

今日１日で、何人の日本人が亡くなったか知っていますか？　答えは約３７００人です。うちコロナでの死亡者は14人。つまり今日１日の死亡者にコロナが占める割合は０・３％。そろそろ書こうかな、本当のことを。今日言いたいことは、実は最初から言っていたことだけど。炎上覚悟だけど。

結論から言えば、今の日本は、完全にインフォデミック[註28]です。情報感染で、実態よりも大きく見えてしまう現象が起きている。20年前ならここまでならなかった。なぜならネットやSN

Sがなかったからだ。もちろん亡くなった芸能人の影響が大きい。志村さんも岡江さんも短期間に亡くなったし。しかし……である。数字を素直に眺めてみよう。

新型コロナ、致死率は0・2％未満か？　シリコンバレーで抗体検査
　スタンフォード大学の研究チームがシリコンバレーの住人3300人を対象に血液検査を実施したところ、推定2・5％から4・2％が新型コロナウイルスにすでに感染しているとの結果を得た。確認されている感染者の50倍以上となり、致死率は従来の予測よりも大幅に低い可能性がある。

　あのアメリカでの致死率が0・2％未満、ということは、日本では、その一ケタ、二ケタ低い!?　これから試算すると、日本人のコロナの致死率は感染者数1万3031人に対して、死亡者数348人。348÷1万3031＝2・6％で、分母が10～100倍多いと仮定すれば、0・2～0・02％となる。最新の情報誌では、新型コロナの死亡率は0・07％となっている。日本国民からすれば、死亡率は、0・0002％だ。

　ちなみに、死亡統計では、
・インフルエンザでの死亡率＝0・24％
・結核での死亡率＝0・16％
・熱中症での死亡率＝0・12％で、（新型コロナの2倍）

・お風呂でおぼれて死ぬ確率＝0・44％
・自殺で死ぬ確率＝1・47％

ちなみに、
・双子が生まれる確率＝1・01％
・心臓病で死ぬ確率＝15・33％
・老衰で死ぬ確率＝8・0％
・転倒で死ぬ確率＝0・71％
・交通事故で死ぬ確率＝0・26％
・がんで死ぬ確率＝28・4％
そんな中で、新型コロナは、0・07％

『週刊現代』より

旧センター試験の受験者は57万人。そのうち、東大合格者は3083人。すると東大の合格率は、0・54％で、コロナで死ぬ確率の約7倍、となる。コロナで死ぬのは、東大に入るより7倍難しい。不謹慎だと怒られるかもしれないが、マスコミが作り出したまさに「インフォデミック」の側面が強い。そう、日本においては**「なんとなくパンデミック」**である。まあ、第2波のための予行演習と受け止めたら意味があるかもね。

これを読まれている国会議員の先生方にお願いがあります。早く「感染症法2類」を外すべきです。何度も言っているんやけどね。エライ人はなぜ理解できないかな。ヘンな法律が日本経済を破壊している現実に目を向けてほしい。

2020年4月28日（火）　介護スタッフも激励したい

医療スタッフだけでなく介護スタッフも身体をはっている。デイサービスやショートステイが停止すれば大混乱に陥る。今こそ、介護スタッフを激励したい。

介護スタッフは三重の苦悩の中、仕事をしている。「自分が持ち込まないか」「入所者からもらわないか」「家族にうつさないか」逃げたくても逃げることができない人手不足の介護現場。そんなスタッフが、皆不安を口にする。ストレスから過食になり、持病が悪化する人も多い。テレビは病院スタッフばかりを称えるが、介護スタッフも称えてほしい。

そのマネジメントをしているケアマネもね。そういえば、ケアマネにスポットを当てた報道はまったく見ない。デイとショートが、在宅療養の要だ。認知症の在宅介護は、それで成り立っている。それを担っているスタッフが倒れたら、僕たちも困る。患者さんも家族も僕たちもみんな連鎖的に困窮する。今、介護現場にこそ目を向けてほしい。目立たないけど奮闘しているスタッフの姿に頭が下がる。介護スタッフにエールを！

2020年4月29日（水）　抗体獲得者を集中投下すべき

米国では、14〜24％の市民が抗体を獲得しているという。日本でも、医療・介護従事者に抗体検査を至急行うべきだ。抗体獲得者を医療・介護現場に集中投下すべきだと思う。今、僕がいちばん知りたいこと。それは、新型コロナIgG抗体を獲得しているのかそうでないのか、だ。中国製のキットを用いたら検査はできる。

・もし陽性だったら……もしかしたら誰かにうつしたのかな、と悩む。これから感染させないという保証もないし。

・もし陰性だったら……まだまだ大変やなあ。ぐっと我慢の子を続けないと。そもそも偽陰性かもしれないし。

要は、どちらに転んでも悩むことは間違いない。スタッフみんなでよーいドンでやるという手もある。すると陽性者と陰性者に二分されて、差別ではないが職場の人間関係がギクシャクする恐れが充分ある。スタッフの家族内トラブルが起きたらどうする？　いろいろ考えると恐ろしすぎて、実施できない。こんな僕でも言い出しにくい。

だったら、保健所などの行政がやることを提案したい。強制力を持っての一斉検査は、疫学的な実態も明らかにできる。そして、抗体獲得者を現場に集中投下すべきだ。

・病院なら、陽性者は感染症病棟に配属

・開業医なら、陽性者がPCR検査に従事
・介護施設なら、陽性者に頑張って介護してもらう
など、効率的な人員配置が可能になる。エラい人が、エイヤ！　と号令をかけたらできるのではないかな。一方、5月にコロナ専門病院に転向する十三市民病院[29]にさっそく「差別」が起きているとの報道は悲しいことだ。差別した人が、いつか差別される側に回ることになる。仏教的にはそうなる。ご縁、因果応報である。

2020年4月29日（水）　コロナで死ぬ理由

コロナに感染して死ぬ人と死なない人がいる。そもそもコロナウイルスで死ぬ理由って何？　意外かもしれないが、なぜ新型コロナで死ぬのかよくわかっていない。

「なに言ってんの。肺炎に決まっているやんか」という声が聞こえてきそうだ。そうかな？　僕は違うかもと思う。もしも単純な肺炎だけなら、酸素や人工呼吸器で改善するはずだ。エクモ（ECMO）でも助からない急性肺炎なんて、町医者の僕には想像できない。

酸素が悪さをするとか、人工呼吸器で押すから悪いなど主張する人もいるが、あながち無視できない。最近の報告で注目すべきは、30、40代の感染者は脳梗塞を5倍発症する。あるいは、手足がしもやけになるということ。実際Dダイマー[30]が上がっていることから、静脈血栓症で亡くなると主張する人もいる。これは医学的に「凝固系の亢進」と表現される。要は、血管のあ

ちこちに、血栓ができるのだ。炎症の結果なのか、血栓が先かは議論の余地はある。しかし、「大きなヒント」が隠されていると思う。要はDIC[註31]という病態ならば、フサン[註32]が効くのは当たり前だ。日本の死亡者は400人弱。死亡までの経過を詳しく解析することが急がれる。僕は、コロナで死ぬ理由として次の4つを考える。

①肺炎のため肺胞レベルでの酸素交換ができなくなって死ぬ
②新型コロナ感染症と同時にプレボテラ細菌[註33]のせいで死ぬ
③血管障害や血栓で死ぬ
④酸素を末梢に運ぶヘモグロビンの機能が低下して死ぬ

　誰でも①をイメージするが、①だけでは説明できない。数時間で死ぬ肺炎など、どう考えてもあり得ない。サイトカインストーム（免疫の暴走）という、なんとなくのイメージで理解されているが、もう少し丁寧に病態を解析すべきだ。CRP[註34]上昇、白血球上昇（リンパ球は減少）、Dダイマー上昇など、強い炎症が起こることだけは間違いない。死に至る本質は、意外なところにある可能性がある。先入観を捨てて、医療情報を洗い出すことが大切だ。

註

註1　唐突な全国学校の一斉休校要請

2020年2月27日の新型コロナウイルス感染症対策本部で、全国の小中学校と高校、特別支援学校に臨時休校を要請する考えを表明した。実施は3月2日から春休みまで。実際に休校するかは学校や地方自治体の判断だった。保護者は働き方の見直しを迫られ、首相は休暇取得などへの環境整備に協力するよう各企業に呼びかけた。

註2　梅村聡参院議員

日本維新の会所属の参議院議員。大阪府堺市生まれ。大阪大学医学部卒業。医師。平成19年初当選、医療・介護を中心とした社会保障制度改革に取り組む。

註3　酸素飽和度

血液中には、酸素を運ぶヘモグロビンがあり、そのうち何%が酸素を運んでいるかを示している。正常値は96%以上、それ以下になると呼吸不全、90%を切ると酸素療法が必要になる。

註4「ライブハウスにいた人は名乗り出て!」と大阪府知事が呼びかけた

新型コロナウイルス感染症患者が大阪市内のライブハウスで開催されたライブに参加し、不特定多数の人と接触したことが判明した。当該ライブハウスの協力を得てライフブハウス名を公表し、参加者またはその濃厚接触者に対して注意喚起を行うとともに、新型コロナ受診相談センターへの相談を呼びかけたもの。

註5　サーベイランス

監視すること。またはその監視制度のこと。

註6 不活化

微生物(ウイルス)などの病原体を、熱、紫外線、薬などで死滅させ、感染できなくすること。

註7 EBウイルス

ヘルペスウイルスの一種であるEBウイルス(エプスタイン・バール・ウイルス)のこと。ほとんどの人が感染するありふれたウイルスで、大抵の場合は子どもの頃に感染し、風邪の症状が出るのみ。治ってもウイルスは体内に残り続け、思春期以降に初めて感染すると、伝染性単核球症を起こす。発熱、喉の痛み、だるさ、頭痛、リンパの腫れなどの症状があるが、自然に治癒する。このウイルスは唾液に潜んでいるため、回し飲みやキスが原因で感染することが多い。

註8 RNA

ウイルスの遺伝情報を伝えるもの。ウイルスによってDNA(デオキシリボ核酸)、RNA(リボ核酸)で持つ。コロナウイルスは、一本鎖のRNAゲノムを持つウイルス。これだけでは増殖できないため、RNAを覆っている粒子を構成する部品の働きをするタンパク質の合成を、宿主の細胞に依存している。

註9 特異度

ウイルス検査には偽陰性、偽陽性などがあるため、感度や特異度のような指標で検査の特性を判断する。感度とは、疾患を持った人のうち、初見がある人の割合。特異度とは、疾患を持たない人で、その初見がない人の割合を指す。

註10 中和抗体

ワクチンの接種などによって体の中にできる、ウイルスを抑え込む仕組みが中和抗体。ワクチンの効き目には個人差があり、抗体ができにくい人もいる。

註11 岸見一郎氏

1956年生まれの心理学者、哲学者。アドラーの研究者としても知られる。ベストセラー多数。

註12 人生会議

ACP（アドバンス・ケア・プランニング）のニックネーム。元気なうちから、もしくは意思決定能力が低下する前から、本人の希望を尊重して、家族や医療介護者が一緒になり、ケアの目標や具体的な治療・診療方針について、本人を中心にして話し合う過程のこと。2018年に「人生会議」という愛称が決まった。一度きりのものではなく、また結論を出すものでもなく、「対話」を繰り返すことをいう。

註13 リビングウイル

終末医療における事前指示書のこと。回復の見込みがなく、すでに終末期に入っているのに、ひとたび生命維持装置をつけてしまうと、外すのは容易ではない。不要な生命維持装置を拒否し、「平穏死」「自然死」などの安らかな死の時を迎えたいと思っている人が、自分の意思を元気なうちに記しておくのがリビングウイル。

註14 エイジズム

年齢による偏見や差別のこと。アメリカ国立老化研究所の初代所長、ロバート・バトラーによって1969年に提唱された。年をとっているという理由で高齢者たちをひとつの型にはめ、差別することと定義されている。

註15 五輪延期

2020年3月24日、IOCと大会組織委、東京都など関係機関が一体となり、オリンピック・パラリンピックを延期し、遅くとも2021年夏までに開催することで合意した。オリンピックは2021年7月23日に開幕する17日間に、パラリンピックは8月24日開幕の13日間の日程に決まった。

註16 山中伸弥教授
京都大学iPS細胞研究所所長、医学博士。皮膚や血液などの細胞に特定の遺伝子を導入し、心臓や神経、肝臓などさまざまな細胞になれる能力を持たせたiPS細胞。一定条件で培養すれば、無限に増やすことができる。再生医療のほか、病気の仕組みの解明、創薬研究など幅広い応用が期待される。この作製に成功したことで、2012年ノーベル生理学・医学賞を共同受賞した。

註17 トリアージ
緊急時にどの傷病者から治療・処置するかという優先順位、現場での振り分けのこと。トリアージの結果が一目でわかるように、〝トリアージタッグ〟という色で識別できる標識を患者につける。色は万国共通。赤色（生命が危機的で今すぐ治療が必要）、黄色（処置に数時間の余裕がある）、緑色（生命の危険がなく外来で十分）、黒色（すでに死んでいたり救命の見込みがない）の4色。

註18 クラボウ
繊維、バイオメディカルなどの分野で事業を展開している大阪に本社を置く会社。

註19 IgG抗体とIgM抗体
抗体検査とは過去にそのウイルスに感染していたかを調べる検査で、検査対象になるのがこの2種類の抗体。IgM抗体は感染した時に一番最初に作られる抗体で、発症してから1週目の中頃から後半に生成が開始され、発症後2週目頃から検出可能になる。ウイルスに感染して間もないと陰性になってしまうことがあるため、現在感染していないという陰性

の証明に利用することは難しい。IgG抗体は、IgM抗体が生成されたあとに生成され始め、一般的に抗体検査というところを調べる。比較的長期間持続されるとされており、その期間はウイルスによって異なる。IgGがなくなると再感染する恐れがあるため、ワクチンの再接種などの必要がある。

註20　日本医師会の横倉会長
横倉義武氏。第19代日本医師会会長。現名誉会長。世界医師会名誉会長、ヨコクラ病院理事長。

註21　クラリス
マクロライド系の抗生剤。細菌などのタンパク合成を阻害し、増殖を抑えることにより抗菌作用を示す。

註22　ツムラ127
漢方薬「麻黄附子細辛湯(まおうぶしさいしんとう)」。普段から体が弱い人や高齢者、病み上がりの人の風邪に処方。

註23　カロナール
アセトアミノフェン。非ピリン系鎮痛解熱剤。脳の中枢神経や体温調節中枢に作用する。

註24　死の壁
長尾和宏医師の造語。多くの終末期の人が、死期があと1日から半日程度に迫った時、暑がって服を脱ぎ出し、身の置き場がないように悶える、手足をもぞもぞと動かすようになる状態のことを指す。うめき声をあげたり、不穏な状態になったりもする。長尾医師は「死の壁」という言葉を使い、事前に家族に看取る覚悟を促す。

註25　マクロライド系

抗菌剤。ペニシリン系薬剤に対してアレルギーがある人の感染症の治療にしばしば使用される。細菌が増殖するために必要なタンパクを作り出すのを妨げることによって作用する。「アジスロマイシン」「クラリスロマイシン」「エリスロマイシン」などがある。

註26 マスク配布

2020年4月17日、政府は布マスク2枚の全戸配布を決めたが、「アベノマスク」と揶揄され、「税金の無駄遣い」「愚策中の愚策」との批判が続出。政府は一定の効果はあったと主張。このマスクのために組まれた予算は466億円といわれる。

註27 慢性閉塞性肺疾患（COPD）

COPDはChronic Obstructive Pulmonary Diseaseの略。従来、慢性気管支炎や肺気腫と呼ばれてきた病気の総称。タバコを主とする有害物質を長期間吸入することで生じた肺の炎症性疾患のこと。

註28 インフォデミック

ネットで噂やデマ、フェイクニュースも含めて大量の情報が氾濫し、現実社会に影響を及ぼす現象のこと。疫病流行の際には出所不明の情報が広がりやすく、WHOも科学的に根拠のない情報を信じないよう注意を促している。

註29 十三市民病院

大阪市淀川区にある病院。2020年3月23日から結核病棟をコロナ対応病棟に、5月1日からコロナ中等症患者専用病院となった。

註30 Dダイマー

Dダイマーは、血栓の中のフィブリンという物質が溶け出した時に生じる物質のひとつ。体内で血栓ができているかどうかがわかる。敗血症やがん、肺塞栓症などさまざまな病気の可能性を調べるのに使う。

註31 DIC

汎発性血管内血液凝固症(種性血管内血液凝固症)のこと。ある種の病気や障害が原因で、血栓が全身の微小血管内でまるで播種性(ばらまいたかのように)の塊を作り、血小板(止血作用がある)の働きを阻害し、臓器障害を起こすなどして、重篤な病態をもたらす。

註32 フサン

汎発性血管内血液凝固症(DIC)や急性膵炎の症状を抑えるための注射薬。

註33 プレボテラ細菌

腸内に生息している細菌のひとつで、粘膜部位での増殖が、歯周炎、細菌性膣炎、関節リウマチ、代謝障害などの疾患と関連があるという。また、大麦による食後の血糖上昇抑制効果にも関わっている。一方でインスリン抵抗性を誘導することも知られている。

註34 CRP上昇

CRPは、C反応性タンパク(C-Reactive Protein)のことで、炎症の度合いを判定するためのバイオマーカー。体内で炎症が起きると12時間以内に急激に増加し、回復すると急速に正常値に戻る。

2020年5〜6月

5月2日　**国内の死者 500人超える(クルーズ船除く)**

5月3日　**国内の感染者 1万5000人超える(クルーズ船除く)**

5月8日　**厚労省 新たな受診・相談の目安公表**

厚生労働省は2020年2月、感染が疑われる人が相談や受診をする目安として「37度5分以上の発熱が4日以上続く場合」などと具体的な体温を示していたが、「37度5分以上」という表記を取りやめ、「息苦しさや強いだるさ、高熱などの強い症状がある場合、高齢者など重症化しやすい人で発熱や咳など比較的軽い風邪の症状がある場合、重症化しやすい人でなくても発熱や咳など比較的軽い風邪の症状が続く場合」にはすぐに相談するように呼びかけた。

5月15日　**世界の死者30万人超える**

この時点で感染者が多いのは、アメリカで140万500人、ロシアで25万2245人、イギリスで23万4431人、スペインで22万9540人、イタリアで22万3096人など。死亡した人が多いのは、アメリカで8万4985人、イギリスで3万3692人、イタリアで3万1368人、スペインで2万7104人、フランスで2万7077人など。

5月20日　**夏の全国高校野球 戦後初の中止決定**

5月22日　**国内の死者 800人超える(クルーズ船除く)**

5月28日　**アメリカの死者 10万人超 世界全体の約3割を占める**

トランプ大統領はツイッターに「非常に悲しい局面に到達した。亡くなった方々のすべての家族や友人に心からお悔やみを申し上げる」と投稿。そのうえで次のツイートでは「中国からのとても悪い"贈り物"であるコロナウイルスが世界各地で拡散している。よくない!」と書き込み、中国を非難した。

6月2日　**初の「東京アラート」 都民に警戒呼びかけ**

6月8日　**世界銀行 経済成長率 第2次大戦以降最悪の見通し**

6月19日　**濃厚接触の疑い通知するアプリ 利用始まる**

新型コロナウイルスに感染した人と濃厚接触した疑いがある場合に通知を受けられるスマートフォン向けのアプリ「COCOA(ココア)」の利用が始まった。

6月19日　**WHO「パンデミックが加速 危険な新局面」**

1日に報告された新たな感染者が世界全体で15万人を超えた。これまでで最も多く、WHOのテドロス事務局長は記者会見で、「パンデミックが加速している」と述べ、「世界は危険な新局面に入った」との認識を示した。アメリカの一部の州やブラジルでは経済活動を再開する中で感染者が増え続けていて、WHOは対策の徹底を呼びかけた。

6月28日　**世界の感染者1000万人超える**

6月29日　**世界の死者50万人超える**

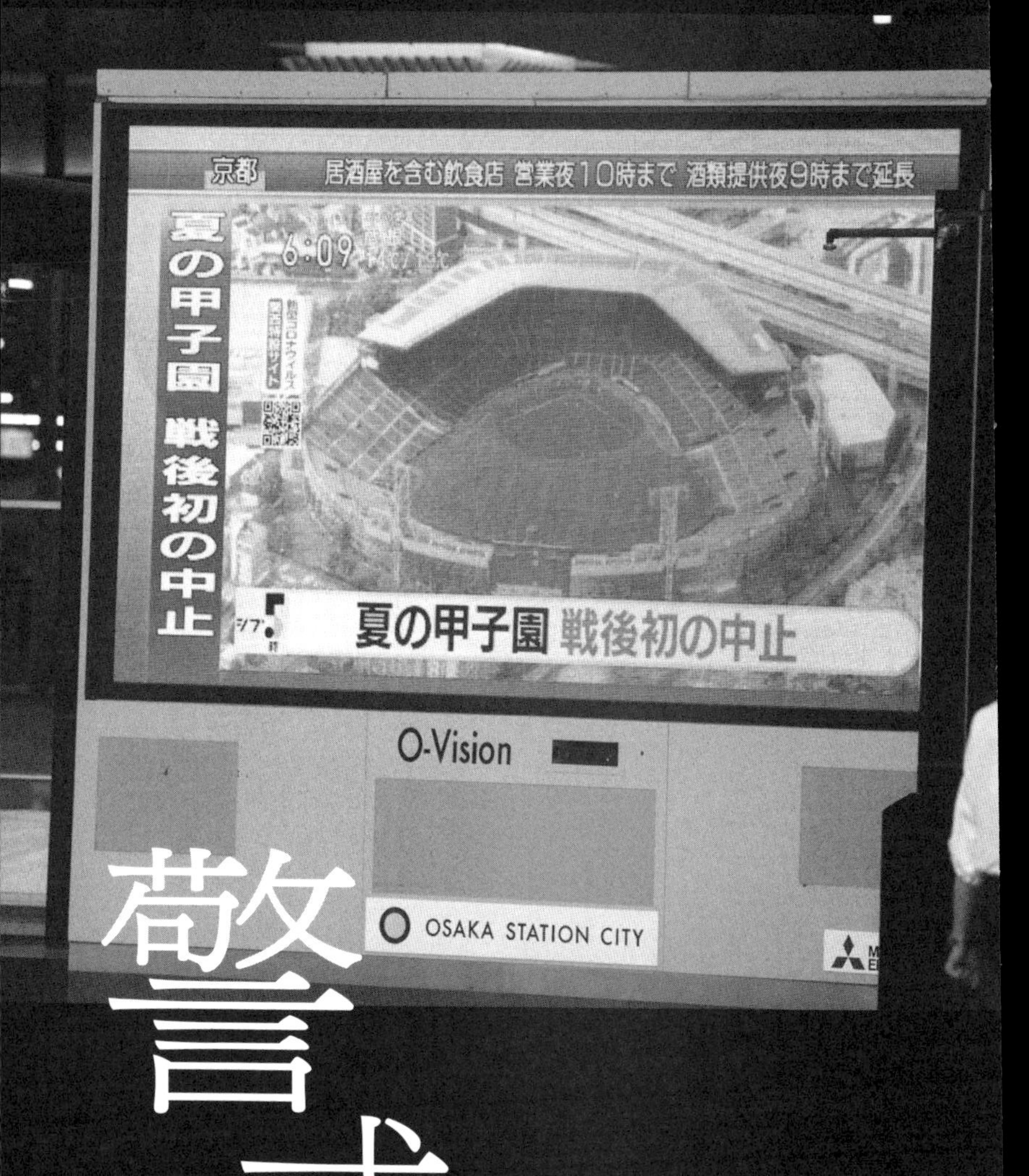
京都
居酒屋を含む飲食店 営業夜10時まで 酒類提供夜9時まで延長
夏の甲子園 戦後初の中止
6:09
夏の甲子園 戦後初の中止
O-Vision
OSAKA STATION CITY

警

2020年5月

2020年5月1日（金）　第3波、第4波をどう防ぐ

最近わかったことは、2月は第1波で、3月、4月は第2波であったということ。このゴールデンウイーク後に第2波は落ち着いても、すぐにやってくるかもしれない第3波が心配だ。第1波が武漢株だったとすれば、現在は欧州株（武漢発）による第2波らしい。5月にはいったん、収束傾向になるのだろう。

そして今、北海道が心配だ。感染者がどんどん増えている。コロナは3万塩基の長いRNAウイルス（一本鎖）なので、短時間に変異しやすい。もうどんどん変異している。国立感染症研究所は年間で25・9ヵ所の遺伝子変異が起きると予想している（平均14日に1ヵ所）。変異とワクチンや薬剤の効果の関係などはまったく不明である。しかし変異への備えを考えておかないといけない。

感染者数と変異は相関する。つまり、夏～秋以降の第3波、第4波に備える必要がある。

日本は、第1波は「武漢縛り」でなんとか乗り越えた。しかしその裏で、海外から第2波が入ってきてしまった。渡航制限が遅すぎたことが現在の第2波を起こした。同じ島国であるニュージーランドと比べて雲泥の差である。この第2波の教訓を、第3波に生かすべきである。

「鎖国的」な措置、すなわち海外渡航の全面禁止を継続すべきだ。

6月からは、国内の規制は段階的に緩和されるだろう。しかしクラスター対策での封じ込めには限界がある。その時に米国の変異株が入ってきたら、どうなるのか。

でも、第1波で練習はできている。より迅速に備えることができるよ。いいんじゃない。ハワイが遠くなった。ヨーロッパやニューヨークは、さらに遠くなった。しかし3〜5年後に行ったときには、ありがたみが増すはずだ。

2020年5月2日（土）　野放しにされている陰性者

とってもおかしなことが起きている。発熱者のたらい回しが2ヵ月以上続いている。そしてPCR陰性者の野放しも、2ヵ月以上続いている。テレビはまだ、PCR、PCRと毎日煽っている。それを真に受けた人が「私もPCRを！」とせがむ。「発熱がなければ東大に入るより難しいよ」とたしなめる日々。

2020年5月3日（日）　救急医の自殺、市民の自殺

これから自殺者が増えることは確実だ。コロナの死亡者の何倍にもなるかも。もちろん医療や介護スタッフの自殺も心配だ。

医師の過重労働は一部に偏っている。一部だけが忙しく、暇な部署も多い。もちろん一番忙しい部署の責任者が一番危ない。だから誰かが労って、癒してあげてほしい。町医者は総じて、平時よりも暇である。だからこれから経営不振で倒産が増えるだろう。介護の現場も同様にムラがある、頑張っているところほど危ない。

完全にできなくてもいい。かかってもいい。

誰も悪くない。なるようにしかならん。

鎌田實先生[註1]ではないが、「頑張らない」ことが大切だ。一番気の毒なのは、非正規、派遣、フリー、飲食業、旅行業、エンタメ関係者。空家賃に苦しむ人を救えない国家は、もはや国家ではない。国会議員の給与全額寄付、金持ちの税金を2倍にすれば、長期の自粛で自殺を考えている多くの市民の命を救えるはず。

コロナで死ぬ人より自殺者のほうが多くなるような事態は絶対に避けたい。

災害は常に弱者を襲う。弱者救済の声をみんなで上げて、国に届けよう。僕に何ができるか、本気で考えないと。

２０２０年5月4日（月）　新規感染者は減り、免疫獲得者は増えている解釈

今夜、絶望的な気持ちで「緊急事態宣言の1ヵ月延長」の発表を聞くことになった。

無用な社会的犠牲者と国家の経済的犠牲を増やすだけである。願わくは、僕の考えが国に届

いてほしいな。自粛の「やめどき」は、「開始」よりも10倍難しい。だから感染症専門家以外の多くの有識者に意見を求めるべきだ。

国が発表する陽性者数（新規感染者数）は減っている。一方、神戸市の3％をはじめ免疫獲得者は増えている。2つの数字の乖離をどのように解釈すればいいのだろう？

感染者数は明らかに減っている。現時点では、累計感染者数1万4839人。これは、国民の0・001％に過ぎない。報じられているように、もし免疫獲得率が3～5％とするならば、PCR検査では感染者の300～500分の1しか捕らえられていない計算になる。政府には、市民に広がったPCRに関する誤解を解いてほしい。都市部以外の地域も勘案すると、PCR陽性者の100倍の感染者がいることになる。こうした相反する数字をどう解釈すべきか。いくつか考えが浮かぶ。

・PCRの新規陽性者数だけでは、緊急事態宣言の目安にならない
・PCR検査の対象とする基準が最初からまったく間違っている
・PCR検査だけで、感染症法2類の指定感染症にするという専門家集団や政治家の「思い込み」は間違っている？
・PCR陽性者数を毎日、メディアが発表するフェーズは終わった。100人中、99人以上見逃しているのだから「目安程度」でいい

では、今後の感染症対策をどうすべきか。いたって簡単である。その地域の免疫獲得率（IgG抗体保有率）を基に、市中感染症として数値目標を掲げるべきではないのか。集団免疫を目

的とするなら、6割までのロードマップを作製すべき。目的としないのであれば、オーバーシュートさせない基準づくりだ。それを地域別にやる。

なぜ地域別なのか。まずは地域経済を停滞させない、そして無用な自粛による弊害を減らす戦略は地域によってまったく違うからだ。5月末までの現行の緊急事態宣言の継続は、日本を殺すので反対だ。市民に要請することはいたって単純でいい。換気の徹底、ソーシャル・ディスタンス、それだけでいい。ほとんどの業種は、営業を再開していい。学校も人口密度を減らして対面授業とすべきだ。

明日以降は、ステイホームしても意味はない。社会活動を再開させながら、行動変容を続けることは可能だ。以上をちゃんと説明すれば、国民も理解して行動するはず。ただそれには、大前提がある。それは国民がリーダーを本当に信頼しているか、その一点につきる。ドイツのメルケル首相のように、自分の言葉で誰にでもわかるように、国民に語りかけてほしい。

・クルーズ船を培養船にして700人の感染者と13人もの死者を出したリーダー
・感染症法2類の妥当性を検討していない無知と想像力が欠如したリーダー
・中国からの入国制限が遅すぎた。決断できないリーダー
・欧米からの入国制限も遅すぎる。決断できないリーダー
・緊急事態宣言も1ヵ月以上遅かった。決断できないリーダー

これまですべて、後手後手である。そして今度は、「自粛のやめどき」がわからないという。手遅れのがんに、抗がん剤をいったん始めたら死ぬまで打ち続ける医者と同じだ。やめたら、

がんが（ウイルスが）暴れ出す、という恐怖に囚われている。

2020年5月6日（水） 病気＜不安＜差別

朝一番、まったく知らない人からメールが届いた。「至急、あなたとお話したいことがある」と、電話番号まで記されている。不穏な気配を感じながら、さっそく電話した。

「昨日おたくのクリニックは、外で点滴していたでしょう？」

「はあ、外と言っても敷地内ですが」

「なんでそんなことすんの？」

「肺炎の人に抗生物質を点滴していましたが」

「なんで外でやるの？」

「発熱者は理由を問わず、一切中に入れませんから」

「アンタ、コロナ菌を外にばらまきやがって！　私はそれを見ながら道を通ったから、感染したわ。怖くて怖くて眠れなかったわ。今日はしんどいわ。どうしてコロナ菌を外に出すの？　病院の中においといてよ！」

「コロナじゃないです。普通の肺炎患者です。それにあなたとは相当な距離があったでしょう？」

「テレビではね、専門家が空気を吸い込んだだけで感染すると言っていました。アンタ医者なのに、そんなことも知らんの？　どうしてくれる！」

「だから、そんなことは100％ないですって」

「もし私が感染していたらどうしてくれんの？　死んだらどうするの？」

「100％感染しませんし、死にませんから大丈夫ですよ！」

「私はコロナさんと同じ空気を吸ったのよ」

「空気はみんなのものでしょう？　そこにコロナはいませんよ」

「だから！　空気で感染するんだって！　アンタ本当にテレビ見てんの？」

——早朝から、この人に殺されると思った。僕は、テレビのワイドショーが恨めしかった。

この人は、自分の不安を差別に転嫁しているだけ。

その後、風邪外来を申し込んできた10人ほどにこちらから電話をした。一人10分でも、1時間半はかかってしまう。今日の風邪外来の様子をお伝えするならば、みんな不安とステイホームによる「こもり熱」と言っていいだろう。

家に閉じこもっていると、ストレスが増え体温が上がる。風邪外来を1ヵ月間やっていて気がついたことである。だから微熱の人には毎日、こう言っている。

「昼間に屋外を歩いてください」

「えええええ？　小池さんがステイホームって言っているのに？　それに私は微熱があるんですよ、元気ですけど」

「歩かないのが微熱の原因じゃないかな。そうそう、お風呂も入ってくださいね」

「……」

2日後に、メールが入った。

「先生の言われたとおりにしたら治りました！」

今、病気より不安、そして不安より差別が問題である。

2020年5月7日（木）　ウイルスも身体の不可欠な一部

人の身体にはたくさんのウイルスが棲み着いている。ヘルペス、水疱瘡、B型肝炎、HPV[註2]などなど。新型コロナも、持続感染する可能性がある。

自分は清潔なので細菌もウイルスもいないと思っている人がいるが、とんでもない。

そもそも、僕たちの身体にどれくらいの数の細菌やウイルスがいるのか？　細菌は、数百兆個（ヒトの全細胞60兆個の10倍以上）で、ウイルスはその細菌の数十倍もいるそうだ。ウイルスは、粘膜や腸にいるだけではない。遺伝子の中にもチャッカリ潜り込んでいる。人間の遺伝子の半分はウイルスに由来する（トランスポゾン[註3]の断片）。タンパク質を作る機能がある遺伝子はわずか1・5％にすぎない。ゲノム的には、人間はウイルスでできていると言っても過言ではない。まさに身体の不可欠な一部になっているのだ。たとえば人間の胎盤はウイルスが作っていて、生命の本質を担っている。

ウイルスの歴史は約30億年。一方、人類の歴史は20万年。歴史から言うと、とてつもない大先輩だ。いったん収束しても勝つことはできない。

一方、ウイルスは細胞から外に飛び出したものだという人もいる。家出した遺伝子の断片が古巣に帰って、そこを占領してしまう奴だと。ずっと居座るウイルスで病気を起こすものとしては、ヘルペス、水疱瘡、B型肝炎、HPVなどが有名だ。唾液中のヘルペスウイルスは、疲労すると数倍から何十倍にも増える。免疫機能との綱引きの中で、こっそりと出番を待っているようだ。

さて、新型コロナは潜伏期間が長く、8割が無症状か軽症である。いったん治っても14％はウイルスが再燃すると言われている。そうして時間を稼ぎながら、次に寄生する人をずっと探している。三密で空気に乗って他の人に乗り移る機会を待っているのだ。結構、手ごわい相手だ。特に今回のコロナはまったくの新手である。

治癒後も腸管に棲み着いているので1ヵ月ほどは便に出る。そういえば、下痢が続く人が多い印象がある。僕は、ついついB型肝炎をイメージしてしまう。

・大きな急性肝炎で治ってしまう人（免疫獲得）

・小さな肝炎のあと、持続感染する人（免疫できず）

あるいは、水疱瘡を思い出す。ずっと潜んでいて免疫機能が低下したら、帯状疱疹として顔を出す。EBウイルスもそうだ。持続感染する人がいる。きっと、新型コロナの動向も個人個人の免疫システムによって相当な多様性、バリエーションがあるのだろう。

すでに1割の人が抗体を持っていると仮定して、その人の身体にコロナはまったくいないのか？　持続感染している可能性は？

実は驚くなかれ、ウイルス粒子同士は「会話」をしている。わずか6個のアミノ酸からなる「決定分子」が見つかっている。今、緊急事態宣言の延長を受けて、数が減ったウイルス同士が「これからどうしようか？」と「談合」している最中である。
・新型コロナは巧妙に現代社会の盲点を突く
・新型コロナとは「共生」するしかない
・ウイルスは生命の進化に不可欠な一部
森林伐採と自然破壊、温暖化、人口増加、都市化、そして高齢化などが今回の新興ウイルスを生み出した。ならば、世界が変わるしかない。新型コロナとはどう付き合うべきか。そろそろ相手の正体がわかってきた。もしかしたら、恩恵を与えてくれるのかもしれない。長い目で見るなら、僕たちの進化のために貢献しているのかもしれない。

2020年5月7日（木）　介護崩壊を防ぐのは医療者の役割

介護現場が大変なことになっている。でも介護崩壊を救うのは医療者の役割だ。国は介護の現場にもしっかり目を向けてほしい。ヘルパーや看護師さんたちは悩んでいる。もし介護施設で原因不明の発熱者が多発したら？　完璧な答えなんてないだろう。しかし誰かが何かを決断して実行しないといけない。つまり、ＰＣＲ検査を要請するのかどうかである。もしもＰＣＲ

が陽性と出れば、それが「今生の別れ」となる可能性が大きい。人工呼吸器をつけた高齢者の97％は亡くなっている。入院したら鎮静をかけられて、死ぬまでそれが続く。家族は看取りにも葬儀にも立ち会えず、お骨になってからようやく会える。

その境目は、実はＰＣＲ検査だ。全発熱者にＰＣＲ検査を希望する介護スタッフが実に多い。その施設から早く出て行ってほしいのだ。要は、集団感染と風評被害を恐れているのだ。あのような煽り報道をみれば、施設管理者の気持ちはよくわかる。マスコミは自分が介護崩壊に手を貸していることにまったく気がついていない。

超高齢者がＰＣＲを受けるときは、リビングウイルと遺書を書くべきだ。リビングウイルでは人工呼吸器をしてほしいか否かを表明し、遺書は遺産相続でもめないために書く。でもコロナ入院を人生会議に含めるかどうかには、多少の議論があるようだ。医学的に未知の病態に人生会議は倫理的に有効なのか？　本人が拒否しても家族が望んだときはどうするのか？　リビングウイルは本当に有効なのか？　何かあった時に責任があるのは施設長か主治医か？　など、答えのない課題がたくさんある。

2020年5月10日（日）　コロナ肺炎で死ぬのは苦しくない!?

コロナ肺炎で亡くなる人は「苦しそう」というイメージがある。ではコロナ肺炎で死ぬのと、誤嚥性肺炎で死ぬのとどちらが苦しいのか？

不謹慎な話題かもしれない。しかしそろそろ触れておいたほうがいいと思うので書く。

コロナ肺炎で死ぬのは苦しいか？

答えは「まったく苦しくない」である。

なぜなら人工呼吸器をつける前から麻酔がかかり（深い鎮静）、死ぬまで眠ったままで意識がないから。呼吸器をつけるには管を気管内に挿入する必要がある。それは苦しいので、まず「鎮静」をかけてから行う。

その後は、人工呼吸器を使いながら、点滴をしながら、治療薬を使いながら、回復を祈るしかない。その間、麻酔が切られることは一切ないだろう。切った瞬間から患者が暴れるからね。

ちなみに高齢者がコロナにかかり人工呼吸器をつけられたら、生きて退院できる確率（生還率）は、3％である。つまり、高齢者がＰＣＲ検査を受けること自体、「生還率3％」の賭けに乗るか乗らないかなのである。これは、あくまで高齢者（超高齢者？）の話である。実は、ある高齢医師グループでアンケートを取ったそうだ。


「自分がコロナ肺炎になった時、人工呼吸器をつけてほしいか、ほしくないか」


するとほとんどの医師は、「つけないでほしい」と回答したそうだ。

生還率が3％なのを知っているので、そのような選択をしたのだろう。いずれにせよ、コロナ肺炎のほうが誤嚥性肺炎よりずっと楽である。誤嚥性肺炎にリビングウイルを書いてもいいが、コロナ肺炎で書いたらいけないそうだ（倫理のエライ先生がそう話された）。その理由とは「コロナは未知の病気だから」だった。でも、未知だからこそ必要なのがリビングウイルであり、人生会議なのでは？　と僕は思った。

　なんでコロナ肺炎だけが特別なのか？　今日1日、コロナで亡くなった人は全国で40人、コロナ以外で亡くなった人は約3700人である。突然死や医療過誤、交通事故や自殺もある。死ぬときは、死ぬのが人間である。

2020年5月14日（木）　コロナ症候群と呼ぶべき病態

　コロナは、ただの肺炎だけではない。肺炎ののちに多臓器不全に陥る人がごく一部にいる多様性が特徴だ。28歳力士の死亡報道で[註4]、さらに過換気症候群が増えた。発熱や咳はないけども「息苦しい」、「息を吸いにくい」、「手足が痺れる」と訴える。これは不安からの過換気症候群であろう。ただ、PCR陽性者のごく一部は実に多彩な経過を辿る。血栓症、心不全、腎不全、肝不全、川崎病、髄膜炎……そしてコロナが治っても、記憶喪失、PTSD[註5]が残る。社会は不景気で個人は経済的困窮、うつ、アルコール依存（ホント、これ増えています）、自殺（一説によると、コロナ死の何倍にも）も……。

　これはもはや、コロナ肺炎というより「コロナ症候群」と呼ぶべき病態ではないのか。肺炎はひとつの入り口にすぎない。実に多彩な症状を呈する。そして、1週間後の急変。最終的に、多臓器不全で死に至る人がいる。しかし圧倒的多数は、軽症～無症状である。

　以上のコロナの特徴を一言で表すと、「多様性」にある。感染症を超えた、「症候群」と受け止めたほうがいい。

コロナは、ただの風邪ではない。ウイルス側ではなく人間側の免疫反応に鍵があるのだろう。反応の多様性の鍵を握っている物質は何なのか？　それがわかれば、治療戦略が一気に進むはずだ。個人的には、ウイルスに対する免疫反応の多様性、すなわち免疫細胞（樹状細胞？）の受容体で重症化が決定されるような印象を持つ。

たくさんの方から、マスクや消毒液を送っていただいた。中には「匿名」で手紙が添えられたものもある。本当に嬉しい。元気が出ます。ありがとうございます！

2020年5月15日（金）　なじみの喫茶店のママを看取る

誰でも近所に、なじみの店があるだろう。喫茶店、美容室、居酒屋、ラーメン屋、町医者、クリーニング屋、風呂屋……。僕はなじみの喫茶店のママを在宅で看取った。

ずっと昔、20年くらい前のこと。多忙の中、唯一の楽しみはクリニック近くの、この喫茶店でランチを食べたりコーヒーを飲んだりすることだった。オムライスにナポリタン、ママの料理はどれも美味しかったが、特に僕が好きだったのは、キムチチャーハン。チャーハンを食べながらコーヒーを飲み、スポーツ新聞や漫画を読んだ。ママやウエイトレスさんとの冗談や会話は、忙しい日常を一瞬忘れさせてくれる、かけがえのない時間だった。

あの頃、僕はまだ40歳くらい。バリバリ仕事をしていた。「先生、いつか私をこの店で看取ってよ！」と何度か真顔で言われたが「いや、僕のほうが先やろ」と逃げた。その10数年後、ママが「私、がんになった」と笑って来院した。「嘘やろ？」と言ったが、本当だった。長い闘病期間だった。いろいろなことがあった。ある時点から、自然に在宅医療に移行した。それは、ママが元気な時からの約束だった。

検査結果は、見たことがないくらいひどい数字なのに、まったく元気で、室内を歩いていた。痛みもほとんどなく、最小量の麻薬を頓服で時々飲む程度。食欲もあり、笑顔でなんでも食べていた。訪問診療というより「ママ、生きてるー？」の確認で終わり。ジメジメしたくなかった。その後、何回も死にそうになったけど、そのたびに奇跡的に生き返った。5回もそんなことがあったので、奇跡という表現は不適切かな。

僕がご家族に「もうあかんな」と告げてから、半年も生きた。亡くなる1週間前まで、タクシーを呼び、大病院に抗がん剤を打ちに行っていた。でも、ママがよければ、それでいい。亡くなる前日にもママは自宅のベッドで、コーヒーを飲んでいた。正確には、コーヒーの香りを楽しんでいた。僕にも淹れようとしてくれたけど、断った。その24時間後、ママの息が止まった。24時間前の笑顔のままで永い眠りに就いた。ママが寝ていた場所は、40代の僕が毎日座って食べて、雑談していた席だ。

その夜、なじみのマッサージ屋さんの寝台で、夢心地に陥った。現実と夢が交錯する中で、若かった頃のママの笑顔が浮かんだ。僕の大好物だったキムチチャーハンの味が、脳内で蘇った。キビキビと料理を作り、愚痴を言っているママの声が聞こえてきた。愛嬌たっぷりの可愛いウエイトレスと3人でよくダベっていた20年前の日常。しかしそのウエイトレスの彼女も、がんのため数年前にこの世からいなくなった。

あの懐かしい時間は二度と戻らない時間。この喫茶店で知り合った他のお客さんたちもみんな、鬼籍に入ってしまったなあ。

コロナでこの2ヵ月、時間が止まっているかのようだ。忙しいのに、時間は止まっている。4月7日に始まった緊急事態宣言は、延長の末、いよいよ今日で終わり。明日から「新しい日常」に戻るらしい。しかし日常は、はるか夢の中に遠ざかった。

今年に入り、在宅看取りのちょうど50人目がママだった。コロナ禍の混乱と、平穏死されたママとの穏やかな記憶が交錯する。マッサージ屋からトボトボと歩いて帰宅。

2020年5月18日（月）　大阪雨がっぱ物語

大阪も捨てたもんじゃない。松井市長が「雨がっぱが足りない」と言った2日後に、なんと30万着の寄付があったという。大阪雨がっぱ物語。「困った時はお互いさま」という互助の精神が大阪にも根づいているという報道に、少しほっこりした。昨日は大坂の感染者がゼロとなり、なんか明るいぞ。我がクリニックは兵庫県だけど、車で10分走れば大阪だ。大阪と兵庫は、「阪神間」で、歩調を合わせるらしい。尼崎の電話番号も「06」なのでまあ、大阪文化圏だ。

そして台湾からも防護具が届いた。台湾在宅医療学会会長の余先生、ありがとう！　王先生、ありがとう！　台湾、ありがとう！　いつか恩返しするからね。

昨日のコロナ対応専用携帯での相談。かかりつけの患者さんの息子さんから。「母親が36・8度の微熱があり、おでこに冷えピタを貼って布団を干していたら、近所の人に見られてしまい、それ以来近所の人たちから『コロナ、出ていけ！』と毎日言われている。長尾先生からコロナではないと近所のおばちゃんに言ってほしい」と。

こんな相談の応対で1日が過ぎていく。こんな人生でいいのだろうか。

2020年5月20日（水）　開業医はなぜPCR検査をしないのか

「開業医はなぜPCR検査をしないのか」。毎日、市民から訊かれる質問である。開業医は、PCR検査はしたくてもできない。すなわち、禁じられている（法律で）。検査は、保健所か感染症指定病院に限られている。すべての検査情報は保健所が一括管理している。PCR検査センターは保健所が医師会に委託しているだけで、開業医が自分のクリニックで検査することはできない。

今後、「開業医で検査してもいいよ」となったら、するのか？　おそらく、9割以上の開業医は「しない」と思う。なぜか。鼻の奥をクチャクチャする時は、防具の着用が必要だ。しかし防具がない。完全なPPE[註6]は難しいし高価だ。さらに、院内感染を起こしたら「事件」として新聞やテレビで報じられて、営業停止になる。さらに、保健所がすっ飛んできて、濃厚接触者を調べ出す。スタッフだけでなく、その場にいた患者さんの行動歴も詳しく調べられるなど、大騒ぎになる（たぶん）。そして、２週間の営業停止になれば、大勢の患者や家族に多大な迷惑をかけてしまう。つまり、コロナが指定感染症である限り、保健所（行政）の支配下に置かれていて、開業医の役割はないのだ。

それなのに、保健所は「まずはかかりつけ医に行け」としか言わない。こんなおかしな制度の中で手遅れになり、何人も死んでいる。

つまり、善意で一例でもＰＣＲ検査をすれば、それだけで廃業になるかもしれない。クリニックから見れば、ＰＣＲ検査で自分自身が「即死」する可能性を秘めている。そんな危険なロシアンルーレットに参加する開業医は、普通はいないだろう。だから「しない」、のではなく「やりたくてもできない」、が正しい表現となる。

２０２０年５月21日（木）　ステイホーム症候群

コロナはかなり収まってきて、一安心だ。一方ステイホームによる生活習慣病の悪化、メンタル不調、認知症が悪化する患者が多い。１ヵ月以上も真面目にステイホームしていたら高齢者はどうなるのか。驚くくらい衰弱する。当たり前だ。体重の増加、糖尿病の悪化、血圧の上昇、筋肉の萎縮、転倒、骨折、認知機能の悪化、精神症状の増悪、不眠、昼夜逆転、うつ、過換気症候群、不整脈、帯状疱疹、微熱の持続、脳梗塞……。

これらを、「ステイホーム症候群」と勝手に呼んでいる。だから毎日、患者さんに「歩け、歩け」と何十回も叫んでいる。**コロナ感染者よりも「ステイホーム症候群」のほうが100倍多い**。もし叶うならば小池都知事には、「ステイホーム」ではなく「ステイホームタウン」と言い直してほしい。ストレスによる交感神経の持続興奮は本当に怖いから。ステイホームは万病の元だ。失われた時間を取り戻そう。

関西は緊急事態宣言の解除が決定した。どんどん、堂々とウォーキングしよう。

2020年5月25日（月）　緊急事態宣言解除を喜ばない人たち

今日、東京圏も緊急事態宣言が解除される見込みだ。大阪圏は解除されて徐々に日常を取り戻しつつある。しかし、世の中には、解除を喜ばない人たちがいる。

昨日は日曜日だった。僕の日曜日を紹介しよう。

朝起きると「コロナ対応専用携帯」にメールが入っていた。「36・5度の微熱が2週間続いて、不安だ」と。典型的な「ステイホーム症候群」だと思われる。30分ほど電話したら安心された。日曜朝からのボランテイア。

昼前に親子二人から「初診オンライン診療」の依頼が舞い込む。親子二人、と聞いただけでこれも「ステイホーム症候群」濃厚。なんと36・8度程度の微熱が2ヵ月間も続いていると。よく聞くと、「2ヵ月間、完全に自宅に閉じこもっている」と。典型的なストレスによる高血圧と微熱のケースと思われた。50分ほどかけて、「コロナではない」「外に出たら改善する」ことをとくとくと説明して、納得していただいた（たぶん）。

「緊急事態は解除されたので、マスクして散歩してもいいのですよ」

「国はなんてことをするの。もっと緊急事態のままにしておいてほしかった」

「外に出たら若い人がたくさんいて、うつされるかもと思い、出られません」という人も。

思わず、「ルバング島の小野田さん」[註7]の顔が浮かんでしまった（古い?）。ステイホームを叫ぶのはいいけどこのような人も必ずいるのだ。

午後からは、数件の往診を悠々と回った。ある介護施設に行くと、まだ面会謝絶の厳戒態勢が続いていた。施設管理者の2人としばらく話したけれど、彼らも浮かばない顔だ。2ヵ月以上全員を一切外出させず、太陽を浴びることもゼロだという。ああ、それだけでも認知症とフレイルが悪化するよ。

日曜日の夕方からは、必ずSOSの電話がかかってくる。同じ道を3往復しながら、あちこちを徘徊するはめに。

意識レベルが低下したという施設の患者さんを往診した。家族は近くに住んでいるけど、2ヵ月間も面会謝絶。脳梗塞が疑われたが、まだ若いので、病院をあたることにした。どの病院も「コロナではありませんね?」と聞かれるが、「発熱がないのでたぶん、コロナではありません」としか言えない。

ウロウロしているうちに腹が減り、肉が食べたいと思いたち「いきなりステーキ」に入った。

せっかく解除されたのだから「日常」を味わいたくなったのである。席の配置は以前のままで、三密みたいだけど、スタッフの数のほうが客の数より多かった。中にはマスクをしていない店員もいて驚いた。まあ若いスタッフたちにはコロナは他人事なのだろう。すると横に若者4人組がドカドカ入ってきて、一人がタバコ咳をしながら、大声で雑談している。思わず、ジロッ！　と若者の顔を見てしまった……。

「マスクくらいしてよ。おじさんを殺す気？」

自分が瞬間的にせよ、そう思ったこと自体に驚いた。見渡してみると、僕以外は全員若者で、平均年齢は30歳くらいか。この店では唯一の老人で、僕が場違いな場所に入ったのだ。僕は今ここにいる人間の倍も生きている。思わずスティングの『イングリッシュマン・イン・ニューヨーク』が聞こえてくるような気がしたが、急いで肉200グラムを飲み込んだ。せめてワインが呑めたらいいのだが……。

その後、1時間おきにいろいろな電話が入る。痛みがある、バイタルサインが悪化した、眠れない、10日間も便秘していて不安……。常に危険な在宅患者さんが数人くらいおられる。だから日曜日の夜は毎週大忙しになる。

人間は休日になると、そして深夜になると、患者さんも家族も介護スタッフも不安になるものなのだ。しばらくコロナを忘れて日常診療に没頭したい。それにしても、介護施設対策が国の施策から完全に抜け落ちていることを、国はどう思っているのかな？

2020年5月28日（木）　収束までの道のりは遠い、でも死ななければいい

ちょっと意外な報告があった。医療従事者の抗体保有率がゼロだと。驚いた。都市部では、市民の1〜5％がすでに感染していると報じられている。ならば医療従事者はすでに1〜2割は感染していると勝手に想像していた。しかし、そんな僕の期待（？）を裏切る報告が出たことになる。

兵庫県の2つの病院での調査で、抗体保有率はゼロだったというのだ。

ええ？　本当？　っていういう感じ。3年後に70％の日本国民が感染する見込みなのに、こんな状況だと「まだまだ先は遠いなあ」と愕然。そして、「秋から冬に第2波がくるはず」と思った。今は「嵐の前の静けさ」なので、しっかり準備すべきだ。オンライン診療はもちろん、ドライブスルー診療や屋外診療もやっているけど、強化が必要だ。しっかり備えないとね。そのためには、政治はもっと現場の意見を聞き、時間をかけて論ずるべきだと本気で思う。

僕は、第2波がきたら、保健所の許可を取り、屋外でPPEしてPCR検査か抗原検査をする。陽性の在宅患者さんや施設入所者で、入院を希望されない人がいたらイベルメクチン[註8]とステロイドを飲んでいただき、フサンを点滴する。コロナに感染してもいい。いや、いずれ半数は必ず感染する。感染しても絶対に死なせないことが重要なのだ。僕の思いを本当に行動に移していいのか、ダメなのか、国に、答えを求めたい。

2020年5月28日（木）　〈茨戸アカシアハイツ〉を考える

老健施設で集団感染が起きて保健所が「看取り」を指示。その結果、87人が集団感染して、15人が命を失った。札幌の〈茨戸アカシアハイツ〉の事例は、現在進行形である。

北海道でもほとんどテレビで報道されていないようだ。理由は知らない。4月26日の時点で、保健所はこの施設を見捨てたのか。札幌市は重症者を入院させず、「施設内で看取りを求め」たという。国の指針では「介護老人保健施設の入所者が感染した場合「原則入院」。同ハイツでは、1階を「陰性」の入所者、2階を「陽性」の入所者と分けた。しかし人手不足のため夜間は看護師が1人で勤務して、1、2階を行き来していた。

以下、僕のメルマガ『長尾和宏の痛くない死に方』から引用する。

読者からの質問）

介護施設で命の選別――――恐ろしいです。

札幌で一番のクラスターとなった施設、〈茨戸アカシアハイツ〉に80代の伯母がいます。この施設で、「命の選別」が行われたことをご存じですか？　入所者１００人ほどの介護老健施設です。ニュースでご存じかもしれませんが、〈茨戸アカシアハイツ〉のクラスターの経緯は以下の通りです。

〈茨戸アカシアハイツ〉を巡る新型コロナウイルスの感染拡大

4月21日　隣接するデイケアセンターで1人の感染確認
26日　〈茨戸アカシアハイツ〉で入所者1人の感染確認
28日　札幌市が施設をクラスター（感染者集団）と認定
30日　施設内で入所者2人が死亡
5月1日　札幌市が施設の感染者の隔離を開始
3日　感染者が50人超に
12日　施設にいた陽性者1人が初めて入院
16日　札幌市が現地対策本部を設置
18日　感染者が87人、死者15人に

ＵＨＢのニュースより

現地対策本部が設置された介護老人保健施設〈茨戸アカシアハイツ〉で、当初札幌市が重症者を病院に入院させず、施設内で「看取り」を求めていたことがわかりました。

国は介護老人保険施設の入所者が感染した場合「原則入院」させる方針ですが、札幌市は書面で「施設の無症状者や軽症者は可能な限り当該施設で生活させ、入所者の状態が悪化した時に入院が必要な場合は、札幌市が入院先を調整する」と独自の指示を出していました。ただ5月11日まで本格的に病院へ入院させる対応はとらず、施設関係者によりますと、医師が「施設内での看取り」を求めていたということです。札幌市保健所の三觜所長はＵＨＢの取材に「保健所の医師が、入院が間に合わない場合があれば、看取りをお願いするかもしれないというようなことを施設に言って、そのような経験が過去にあるのか施設とのやりとりがあった」と語ったそうです。

私の伯母は今のところ「陰性」ですが、中で多くの入所者が、治療らしい治療をさせてもらえず、見殺しになったことに驚き、恐怖を覚えます。いったい、どういう状況で15人のおじいちゃん、おばあちゃんは亡くなっていったのでしょう？　緊急事態なので仕方がないで片づけてしまっていいのでしょうか？　不信感が拭えません。

僕の回答）

驚きました。知りませんでした。僕は傍からは過激なように見えるかもしれませんが、今回の事例に関してはことさら保守的で慎重になります。未知の感染症に対しては謙虚でいないといけない、独断はよくない、と思うからです。

先日、老夫婦２人暮らしの在宅患者さんが同時に発熱しました。誤嚥性肺炎だと思いましたが、時節柄１％はコロナの感染を疑うことは当然で、どのように行動すべきか非常に迷いました。保健所にＰＣＲ検査を要請すべきか、しない方がいいのか。奥さんとケアマネさんからは「しないでほしい」と言われました。強制入院や風評を恐れてです。僕は一晩迷いましたが、「ＰＣＲをしてから考えよう」と思いました。つまり「高度認知症といえども、指定感染症だからいったんは保健所を通しておこう」と。というのは、その方が数日前に通っていたデイサービスや毎日入っているホームヘルパーさんたちの顔が浮かんだからです。その夫婦は最悪の結果でも悔いがないかもしれませんが、介護スタッフや当院のスタッフ、その家族のことを考えると、万一にも備えないといけないのです。

さて、北海道のケースは、最初は「保健所を通さなかった」ことが問題なのかなと思いました。しかしそうではなく、保健所長さんが「看取り」を指示したとのこと。施設に入っているからという理由だけで、医者が勝手に看取りの判断をすることは許されません。必ず本人と家族の意見を尊重し、オンラインででも人生会議をし、保健所の意見も仰ぎながら決めるべきでしょう。その結果として、管理医師が看護師と介護スタッフにしっかり手当を指示して、施設内で様子を見て亡くなられたのなら仕方がないでしょう。しかし、どうもそうではなかったようです。そして集団感染で巻き添えを作ってしまった。

急病人は、どんな状況であれ、全力で助けることが医療の基本です。そのためには、「診断」と「隔離」に尽きます。隔離の徹底で救えた命もあったはず。状況が落ち着けばぜひ、この北海道の事例を市民と在宅関係者で十分議論すべきです。それが亡くなられた15人の高齢者への最大のご供養だと思います。

追記……日本尊厳死協会の役員として一言申し上げますが、これは尊厳死ではありません。また「尊厳死させた」とか「させられた」という言葉も存在しません。尊厳死はあくまで本人の意思の尊重であり、〈茨戸アカシアハイツ〉での看取りは保健所長の指示でした。そこはくれぐれも誤解なきよう、お願いします。

２０２０年５月29日（金）　国会で２類↓５類が議論されました。

28日の参議院厚生労働委員会で「２類↓５類」の提案がなされた。もし下がれば、かなりの恩恵があるはずだ。高校と医局の後輩である梅村聡議員（医師）が質問した。

１点目は、２類↓５類に下げる提案である。医政局長は「１年を待たずに下げるかも」と回答した。２点目は、〈茨戸アカシアハイツ〉の事例検討に、暗に「間違いです」と言っているようだ。今夜、梅村議員からの電話で知ったのだが、政府は「２類をやめることを考えたこともなかった」そうだ。またまた、驚いた。またと言うのは、前回の梅村議員の質問では「ＰＣＲ陰性の感染者はいないことになっている」つまり「陰性患者は感染者ではない」との答弁だった。

そんなわけ、ないやろ！　呆れるばかりだ。国会にも「法令のやめどき」という概念がないのか。あまりにも現場と遊離した政策に現場は苦しめられている。

２０２０年５月31日（日）　人間が変異している

「ウイルスは変異しているのですか？」

毎日、誰かからそう訊かれる。僕は「もっと変異しているのは人間です」と答えている。ウイルスが歴史を変えてきた。ウイルスが人間を進化させた。これは事実である。ウイルスは変異するのだろうが、それ以上に変異したのが人間だ。ウイルスの変異と人間の変異は次元が違う。みんなウイルスで死にたくないから必死で対策を考える。マスク、消毒、換気、ソーシャル・ディスタンス、三密の回避……。

でも、一番効果があるのは、田舎に疎開することかな。人が集まる、人が交錯する、居酒屋がある、そう「都市」が感染拡大の最大の原因だ。感染症の歴史は都市の歴史そのもの。「文明はウイルスのゆりかご」なのだ。今回ウイルスは都市の利便性を利用した。だから、田舎の見直しが始まっている。

まさに里山資本主義だ。[註9] コロナ禍を契機に、地方再生が目覚めてほしいな。「地方消滅」という言葉をウイルスは死語にした。でも、都会の魅力もあるけどね。ウイルスは、変異する人間と変異しない人間を見ている。変異しない人間には、ウイルスのほうが変異するのだろう。

吉村知事が言うように「共生」でいいのだ。かかっても、死ななければいい。高齢者や既往症のある人にうつさなければいい。ニューヨークやイタリアのようにならなければいい。感染爆発させずに集団免疫の獲得を目指す。コロナの重症化因子が見えてきた。加齢に伴う自然免疫能低下と肥満症の内臓脂肪から出る悪玉[註10]アディポサイトカインが要注意だ。

2020年6月

2020年6月2日（火）　トイレの神様

偉い経営者は、自ら会社のトイレ掃除をするという。そういえば、トイレには神様がいると歌った人もいた。ダイヤモンド・プリンセス号で全員が下船したあとに、船室を全部PCR検査した報告が興味深い。無症状陽性者の部屋のトイレから、大量のコロナウイルスが検出されたそうな。そう、コロナは糞便に結構出てくる。完治しても3～4週間ほどは出ている。だから「陰性証明書」なんて書けるわけない。そんな要求をする会社のおエライさんは誰なのか？いずれにせよ、トイレがホットスポットになり得る。だから、こまめに掃除しておくべき場所だ。しかしどんな防具で掃除をすればいいのか。結構な危険作業である。

トイレの神様がいるから当然か。ウイルスにとって腸管内は、故郷のような場所だ。もともと何百兆個の細菌やウイルスが棲んでいる。だから、家出したウイルスが便に出るのだろう。下水中のPCRによるモニタリングは重要な検査。抗体検査と合わせれば、地域における感染の実態が正確にわかる。トイレから見つかったコロナウイルスに感染性があるのか、否か。死骸なのか、生きているのか。トイレの神様に聞いてみたい。

2020年6月7日（日）　報ステ・富川アナの経過を振り返る

『報道ステーション』の富川悠太アナがコロナに感染。そしてめでたく現場復帰した今、彼の経過を振り返ろう。有名人の臨床経過はメディアに公開されているので非常に役立つ。

富川アナは4月3日と4日に38度の発熱があったが、翌日平熱になったので、6日から普通に出勤。しかし、10日に息苦しさを感じて入院。11日にPCR検査陽性が判明。つまり、症状が出ても4日間仕事を続けたわけだ。これが後に非難を浴びて、謝罪することに。コロナは発熱の前2日と後2日の、合計5日間が最も感染力が強い。だから、無理したらダメ！　かかりつけ医に相談すること。

結局、発熱から肺炎の診断まで8日もかかっている。PCR陽性が判明するまで9日もかかっている。なんという診断の遅れか。

かかりつけ医がPCRセンターでその日に検査ができたら、重症化が防げる。開業医が早期診断・早期治療（ステロイドやイベルメクチン）をすればいいだけのこと。

ここで誤解を恐れずに言おう。この国は、わざと重症化させて、わざと人工呼吸器をつけているようにしか、僕には見えない。急性感染症なのにそれくらいスピード感がない。なぜ発熱したその日に診断し、即、治療ができるようにしないのか。不思議で仕方がない。僕がイラチ[註11]なのかもしれないが、実にイライラする診療態勢だ。

自分の患者をコロナで死なせないことが町医者の使命。

コロナ対応専用携帯が、さっき鳴ったばかりだ。ただの微熱でコロナの可能性はないが。それでも毎日コロナ携帯でフォローはする。そもそも尼崎では、ここ1ヵ月半感染者はゼロだけど。ここは日本。世界で唯一、皆[註12]保険制度がある国だ。優秀な町医者が各地にいっぱいいる。やる気になれば、必ず死者ゼロにできる。コロナにかかっても全然いい。死なければいいだけ。即診断、即治療。これは当院のウリであるし僕の座右の銘だ。

2020年6月17日（水）　スティグマというウイルス

スティグマ（負の烙印）とは、社会的偏見のこと。

コロナ禍の本質はスティグマである。ウイルスよりもずっと怖いスティグマ。僕たちは新型コロナウイルスに感染する前に「恐怖」というウイルスに、感染している。その結果、差別や偏見が蔓延する。スティグマが、恐怖を起こす。

スティグマは、アメリカの社会学者アーヴィング・ゴフマンが提唱した概念だ。身体的・精神的・社会的な価値を剝奪、特定の属性に刻まれる負の烙印でマイノリティに刻まれやすい、という。コロナ感染＝悪、というスティグマに日本中が支配されているような気がする。

スティグマから逃れるためには、客観的事実を知り納得してもらうしかないのだが、これがなかなか難しい。やはり、リーダーが発する言葉の力は大きい。ウィズコロナの終着点を見据えて発言しているリーダーと、そんな考えを知らずスティグマに満ちたリーダーもいる。歌舞伎町の報道など、その典型的なものだ。[註13]

今日は3ヵ月ぶり、なんてことがいくつかあった。2社での産業医業務、久々に会った患者さん、久々に会う知人たち……。顔を見るとお互いがホッとする。平時に戻った今こそ、スティグマを振り切りたい。

2020年6月19日（金）　コロナへのステロイド投与

第1波が落ち着いた今、持論を検証している。特にステロイド投与の是非に関して朗報が出た。今まで発信は控えていたが、4月から軽症のコロナ患者さん全員にステロイドを投与してきた。[註14]これが有効であると聞きホッとしている。

レムデシベル[註15]やアビガン[註16]は、町医者は使えない。一方、イベルメクチンやステロイドは簡単に使えて安価だ。しかも安全なので開業医の武器になる。

2020年6月20日（土）　待っていました、唾液での抗原検査

唾液でのPCR検査ではなく、唾液での抗原検査が、来週にでも保険適応になると報道されている。これで開業医でもコロナの診療が可能になるのか。できれば唾液でのPCR検査がで

きたらいい。

2020年6月28日（日）　中川先生が日本医師会会長に

昨日は、日本医師会の会長選挙だった。一般人には何の関係もない話題だろうが。

僕のような町医者にも関係がないけど。現職の横倉先生が副会長の中川先生に負けた。[註17]といっても、もう3期会長をやっていて、いったん「譲る」と言ったあと、総理から言われて立候補されたようだ。3百数十人の日本医師会の会長選、副会長選や理事選は、すべて代議員による投票で決められている。日本医師会の代議員が投票して決めるそうだが、総理の選出と同じで雲の上の話。日本医師会の代議員は、県の医師会の会長や常任理事クラス。総理大臣選挙でいえば、国会議員による選挙と同じことだ。すなわち、99％の医師には、選挙権がない。正確には、99・8％の医師は投票できない。午後から、いろいろなメールが実況中継で流れてきた。

選挙速報は一部の医師には大きな関心事のようだ。幸か不幸か、僕にはまったく縁がない世界だ。このレベルになると半分は政治の世界。とはいえ、新会長の中川先生には頑張っていただきたい。コロナ対策、医師全員加入、医療制度改革、総合医養成、在宅医療推進、とまさに課題山積である。誰がやっても大変な難行。中川先生とは面識がないが、どんどん挑戦してほしい。なんのご縁か、副会長の3人の先生とは面識がある。松原先生は34年前の上司で、今村先生は数年に一度くらい数秒程度お話をする。猪口先生はなんやかんやで、お話をさせていただく。よほど言いたいことがあれば、直接、副会長に言おうと思う。本当は市の医師会や県の医師会を通さないといけないのだけどね。

医師会の仕事は本当に多岐にわたっていて、大切な任務が多い。こんな重要な仕事をする先輩たちを「すごいなあ」とただただ尊敬する。

ところで、今日は、4ヵ月ぶりに飛行機に乗った。ガラガラで貸し切り状態、快適だった。都知事選挙[註18]は、日本医師会と違い直接選挙なので、都民もそれなりに一生懸命に聞いている気がした。大江戸線の終点、東京都庁駅で降りて空を見上げてみた。摩天楼のようなビル群を見上げた瞬間、あの大ヒット曲『大都会』が聞えてくるような気がした。

あ〜あ〜。果てしない〜コロナを追い続け〜

昨日から、第2回在宅医療連合学会が完全リモートで開催された。1時間ほどパソコンをいじったが、どうやってもログインできない。せっかく1万4000円の参加費を払って事前申し込みしたのに無駄金だった。決心した。もう、学会や専門医なんてやめよう。リモート参加することすらできないポンコツ医だもの。コロナ禍が決心の背中を押した。無理なものは捨てるしかない。還暦からの「動的平衡」は、緩やかに終息に向かっている。

註

註1　鎌田實先生

1948年生まれの医師、作家。30代で諏訪中央病院の院長となり、長野県を長寿で医療費の安い地域へと導いた「地域包括ケア」の立役者。現在、諏訪中央病院名誉院長。チェルノブイリ、イラクへの国際医療支援、全国被災地支援にも力を注ぐ。ベストセラー多数。

註2　HPV

ヒトパピローマウイルスのこと。性経験のある女性であれば50％以上が生涯で一度は感染するとされている一般的なウイルス。子宮頸がんをはじめ、肛門がん、膣がんや尖圭コンジローマなど多くの病気の発生に関わっている。

註3　トランスポゾンの断片

人類の設計図である遺伝子の半分がウイルス感染の痕跡である。その証拠が、遺伝子のゲノム上を自由に動き回ることができる遺伝子のかけらで、トランスポゾンと呼ばれる。中でも、「レトロトランスポゾン」と呼ばれる断片は、レトロウイルスに分類されるウイルスが、自らの遺伝子を侵入した細胞に組み込んだ断片であり、これが進化の原動力になったとされる。

註4　28歳力士の死亡報道

2020年5月13日、日本相撲協会は、新型コロナウイルス感染症で入院していた28歳の力士が、多臓器不全で死亡したと発表。当初受け入れ先が見つからず、発症から5日目に入院、2週間後には集中治療室で治療を受けていた。糖尿病の基礎疾患があったという。

註5 PTSD
心的外傷後ストレス障害（Post Traumatic Stress Disorder）のこと。過去のトラウマ体験の記憶を原因とする精神疾患。

註6 PPE
個人用防護具（Personal Protective Equipment）のこと。必要な場面で正しく着脱しないとその役割を十分に発揮できない。

註7 ルバング島の小野田さん
元陸軍少将の小野田寛郎（ひろお）さんは、1944年にフィリピンのルバング島に派遣されて以来、任務解除の命令を受けられず74年まで戦闘を続行し、51年に帰国した。

註8 イベルメクチン
抗寄生虫薬。北里大学で特別栄誉教授を務める大村智博士が開発に貢献、抗寄生虫薬のイベルメクチンとして商品化。畜産など動物の線虫駆除に絶大な効果を示すほか、ヒトの寄生虫駆除にも用いられている。新型コロナウイルス感染症への効果があるとして話題になっているが、WHOは冷静な立場を取っている。

註9 里山資本主義
ベストセラー『デフレの正体』著者、藻谷浩介氏とNHK取材班が提唱する、日本経済の新しい原理。「社会が高齢化するから日本は衰える」のではない。原価0円からの経済再生、コミュニティ復活を果たし、安全保障と地域経済の自立をもたらす究極のバックアップシステムこそ目指す道だと説く。

註10 悪玉アディポサイトカイン

脂肪細胞から分泌される生理活性物質のこと。善玉と悪玉に分類され、悪玉アディポサイトカインは、血圧を上昇させる、インスリン抵抗性を増大させる、動脈硬化のリスクを高めるなどの悪さをする。

註11 イラチ

関西で使われる言葉で、「せっかち」の意味。

註12 皆保険制度がある国

日本では高齢者などを除くすべての国民が、いずれかの公的医療保険に加入する「国民皆保険制度」を1961年から導入している。サラリーマンなどを対象とした健康保険、公務員などを対象とした共済保険、自営業などを対象とした国民健康保険の3つに大別される。保険証を持っていれば、自分の意思で全国の医療機関を選べる。

註13 歌舞伎町の報道

2020年6月に入ってから、第2波を警戒する都は「東京アラート」を出し、感染者が増えている夜の歓楽街、新宿歌舞伎町で見回りを開始。この頃、夜の歓楽街とその関連する人で、感染者全体の3割を占めていた。

註14 これが有効である

抗炎症作用のあるステロイド剤「デキサメタゾン」が新型コロナウイルスの重症患者に有効だとする英国の大学の研究結果を受けて、WHOのテドロス事務局長は2020年4月の半ばに、治療の指針にデキサメタゾンの使用を盛り込む考えを明らかにした。研究は詳細な検討を経ていないため、慎重に進めるとしている。

註15 レムデシベル
もともとはエボラ出血熱の治療のために開発された点滴薬。2020年5月に薬事認証が下りたばかり。ウイルスの複製に関するRNAポリメラーゼ（酵素）を阻害する効果があり、これによりウイルスの増殖を抑え、症状を改善する効果が期待されている。

註16 アビガン
2014年に承認されたインフルエンザの治療薬。コロナウイルスのようなRNAウイルスの増殖を抑えて、症状を改善させていくことが期待されている。

註17 中川先生
2020年に第20代日本医師会会長に就任した中川俊男氏のこと。1951年生まれの脳神経外科医。

註18 都知事選挙
現職の任期満了に伴い、2020年7月5日に行われた。歴代最多22人が立候補する中、現職小池都知事が再選。

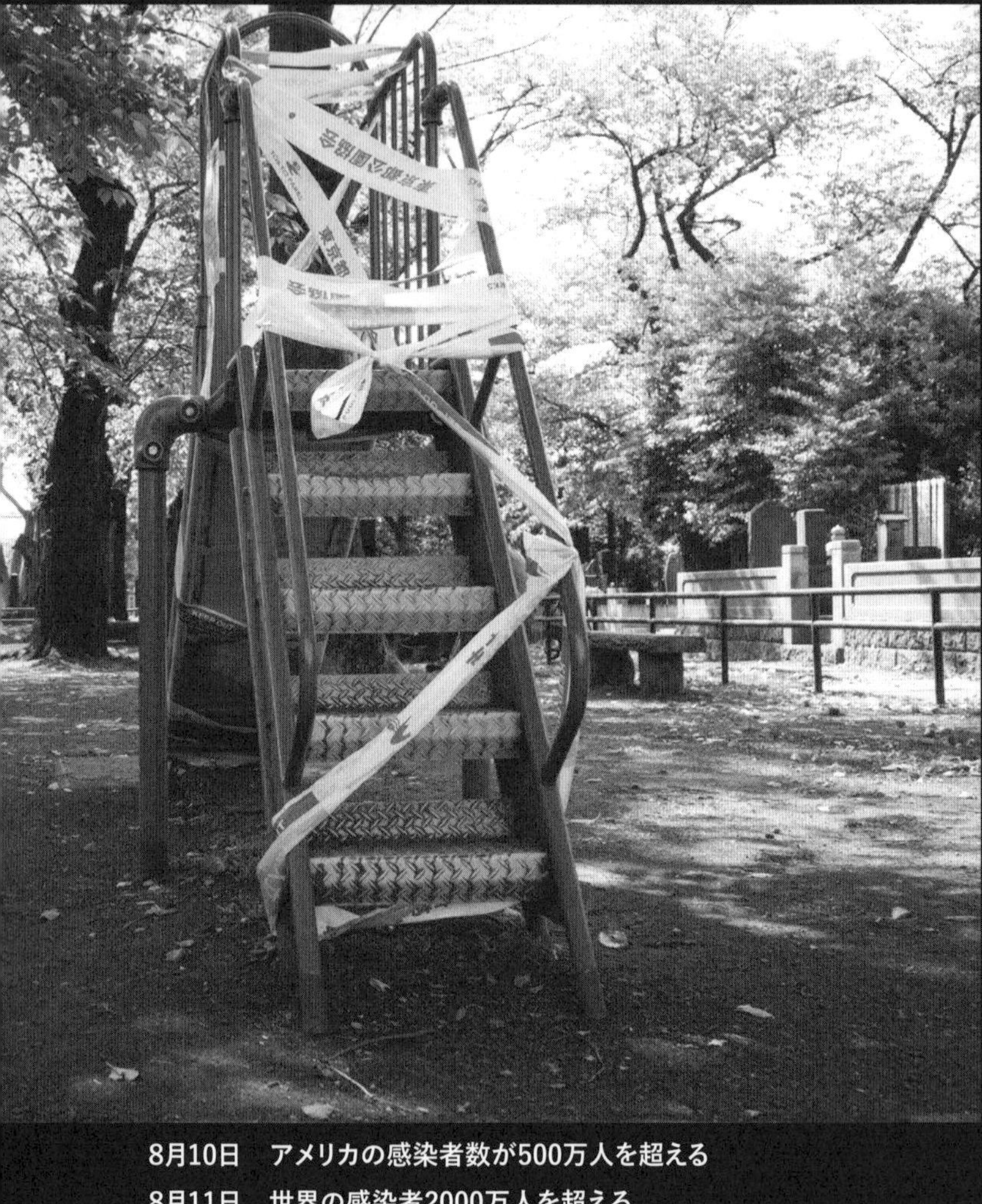

8月10日　アメリカの感染者数が500万人を超える

8月11日　世界の感染者2000万人を超える

8月17日　4-6月期GDP 年率27.8%

内閣府が今年4月から6月までのGDP（国内総生産）を発表。実質伸び率は年率に換算してマイナス27.8%と、リーマンショックを超える落ち込みに。

8月20日　対策分科会 尾身会長「流行はピークに達したとみられる」

8月24日　WHOが新型コロナワクチンの世界的な争奪戦に懸念

WHOのテドロス事務局長は、「『ワクチン・ナショナリズム』はウイルスを手助けするだけだ」と述べて、各国が自国のためのワクチン確保に走り、世界的な争奪戦が起きることに懸念を示した。

忍耐

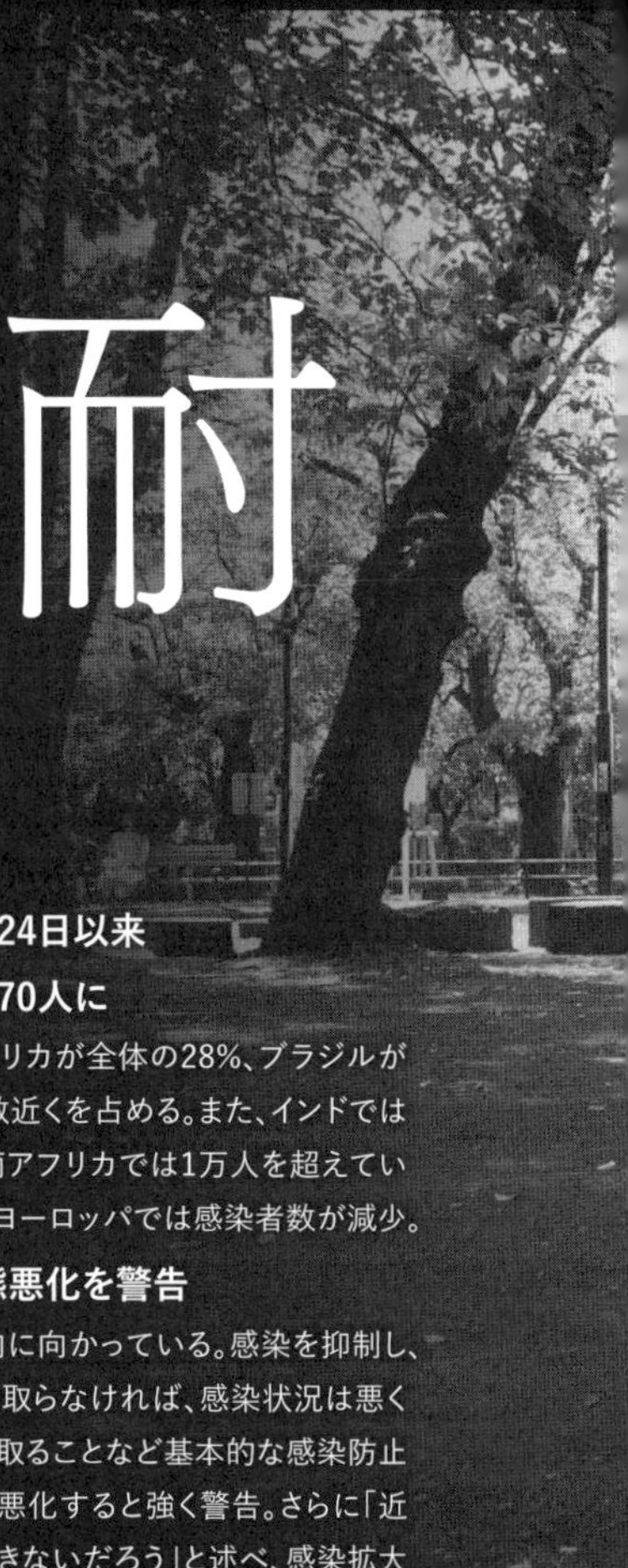

2020年7～8月

7月1日　アメリカ 1日の感染者 5万人超える

7月10日　国内の1日の感染者 400人超える 4月24日以来

7月12日　世界の感染者 24時間で最多の23万370人に

とりわけ、南北アメリカで感染者が急増。アメリカが全体の28%、ブラジルが19%を占め、この2ヵ国だけで世界全体の半数近くを占める。また、インドでは1日の感染者数が2万人を超えているほか、南アフリカでは1万人を超えている。一方、4月上旬にかけて感染が急拡大したヨーロッパでは感染者数が減少。

7月13日　WHO「多くの国が誤った方向に」事態悪化を警告

テドロス事務局長は、「多くの国が誤った方向に向かっている。感染を抑制し、命を救うことに焦点を当てた包括的な戦略を取らなければ、感染状況は悪くなるばかりだ」と述べ、人と人との間に距離を取ることなど基本的な感染防止対策を各国で徹底しなければ、事態はさらに悪化すると強く警告。さらに「近い将来、『オールド・ノーマル』に戻ることはできないだろう」と述べ、感染拡大前の社会生活に戻ることは当面は困難だという認識を示した。

7月18日　世界の死者 60万人超える

7月22日　「Go To トラベル」キャンペーン始まる

旅行代金を割り引く形や、観光施設や土産物店などで使えるクーポンが発行される観光需要の喚起策。この日から旅行代金の割引が先行して始まった。ただ、感染者の増加を受けて、東京都を目的地とする旅行と都内に住む人の旅行は割引の対象から外された。

7月22日　「我慢の4連休」外出自粛を 日本医師会会長が呼びかけ

7月23日　世界の感染者1500万人超 増加ペース加速

7月27日　WHO「パンデミックは加速し続けている」と発表

2020年7月

2020年7月8日（水）　やっぱり空気感染、でしょう！

コロナの感染経路には接触感染と飛沫感染があり、空気感染はないものとされてきた。しかしメインはやっぱり空気感染でしょう！　ニュースには、「コロナは空気感染の可能性も　科学者239人がWHOに対策求める」[註1]とある。

今更……ではあるが。僕は当初から一貫して「空気感染に注意」と説いてきた。ダイヤモンド・プリンセス号、ライブハウス、ホストクラブ、カラオケなどでの感状況染から、空気感染がメインだと思ったからだ。もちろん、接触感染や飛沫感染もあるだろうけど、もっと細かな粒子による感染がメインじゃないかと。確か、結核や麻疹もそうか。

だから、手洗いよりも換気、となるのではないか。ある介護施設では、窓を全部締め切って開けないでいる。いくら開けるようにアドバイスしてもまったく聞いてくれない。「専門家は、空気感染はないと言っている。窓からコロナが入ってくるから」と。換気の重要性を訴えても聞き入れてくれないのは残念。専門家が間違っている、といつも思う。接触感染↓下痢で発症、空気感染↓肺炎で発症、だと勝手に思っている。特に暑い夏はクーラーをかけるので、窓を開けないことが多い。これは極めて危険なことだといつも思っている。夏こそ、換気、換気、換

気、換気、換気だよ！　密閉空間がとても怖い。窓が２ヵ所開いていればいい。換気には、空気の入り口と出口の２ヵ所の穴が必要。

穴がないのに、扇風機で空気を動かしても無駄だ。換気ができない部屋は、一人部屋として使うべき。店に入る時は、必ず換気状況を確認してから入るべし。見せかけではなく、本当に空気が洗い流されていることが大切。この「洗い流す」が重要で、手を水で洗い流すように空気を洗い流すのだ。タバコの煙を消すのと同じことだ。

国はすべての屋内の「換気状況」を調べる簡易検査を作り、その結果を部屋の入口に表示することを義務づけてほしい。夏はまだいい。冬は寒いので換気がさらに難しくなる。この冬に備えて、換気のアイデアを募るべきだ。

２０２０年７月23日（木）　ＰＣＲをしないと出勤できない会社

微熱があってＰＣＲ検査を求める患者さんが毎日数人は来る。ただの風邪だと言っても、納得しない人が多い。ＰＣＲをしないと出勤させない会社が増えてきた。

ＰＣＲ検査は、かかりつけ医が「それが必要」と認めた時に保健所に依頼状を書くと、保健所から患者さんにコールバックがあって成立する。しかし「不必要！」と思っても、患者さんに押し切られることもある。会社から「ＰＣＲしないと会社に入れてあげない」と言われたらかわいそうだ。つまり、不本意ながら書かざるを得ない場面が、この１週間、どんどん増えている。それはマスコミが「〇〇会社でクラスター発生」と騒ぎ立てるから。幼稚園や学校、介護会社なども同様にPCRを求めてくる。プロスポーツ選手や芸能人が気軽そうに検査を受けているのもある。しかし日本におけるPCR検査の壁は、相変わらず高いままである。

であれば、最初からPCR希望者はPCRセンターに行けばいいのではないか。わざわざかかりつけ医を通さないと受けられない意味がまったくわからない。一方、テレビで、ニューヨークの街角映像を観て驚いた。あちこちにテント式のPCR検査所が開設されている。誰でも思いたったらすぐに、PCR検査を無料で受けられる。しかもなんと、わずが10分で結果が出て、その場で言い渡される。

なんなんや、この差は。やればできるのにね。こんな日本でも死亡率は、欧米の100分の1。なんと、おめでたい、ラッキーな国なんだろう。この差は何に起因するのか。

①感染症法2類の壁（早く5類に落としてほしい）
②保健所（厚労省）の縄張り意識や利権
③合理性の追求をするか、しないか
④国が国民のほうを向いているか、向いていないか

もはやPCR検査でも抗原検査でもどちらでもいい、街角や開業医、一般病院で簡単にできるようにすべきだ。世間の「検査ニーズ」に向き合うことで、差別や偏見は徐々に解消すると思う。検査で安心が得られるならば、やればいいじゃないか。莫大な税金がかかるけど、ここまできたら仕方がない。

2020年7月29日（水）　暴露と感染は違う

先日、高橋泰教授[註2]の「7段階モデル」をYouTubeで紹介した。そしたら、今日の夕方、診察中に電話があった。怒られるのかと思いきや、お礼を言っていただいた。

また機会があれば情報交換したい。高橋先生によると、現在の死亡者数は約1000人だけれど、最大でも3800人程度になるだろうとのことである。これだけでも安心する。ニューヨークやブラジルのようにはならないと僕も思う。弱毒化している。そう思いながら、感染者数急増のテレビニュースを眺めてほしい。また、尊敬する宮坂昌之教授[註3]も明るい見通しを示している。

でも……。同じく尊敬していた糖尿病の大家である横野浩一先生[註4]が実は、4月にコロナで亡くなられたことも事実である。

拙書[註5]『糖尿病と膵臓がん』の中にも、横野先生のことを書かせていただいていた。コロナにかかる少し間の3月に、横野先生にお目にかかったのが最後となった。だから、決して油断はできない。

今日の日常業務も、本当に忙しかった。夜も尼崎市医師会の地域包括ケア委員会だった。委員の先生方にコロナ対策の持論を述べた。その後、「餃子の王将」でギョーザを食べたら深夜になった。うーん、臭い。ああ毎日、僕に密着している女医さんに嫌われるやろうな。

2020年8月

2020年8月1日（土）　コロナvsコロナ怖い怖い病（シャムズ）

感染拡大が大都市圏から地方に移ってきている。ウイルスの性質上、当然のことだ。皆さまは、シャムズ（CIAMS）という病気を知ってる？

シャムズ（CIAMS）とは……COVID－19／Coronavirus－Induced Altered Mental Statusの略で、新型コロナウイルス感染拡大の影響で、環境の変化に適応できず、精神状態が知らず知らずのうちに変わってしまっている現象のこと。この春あたりから、突然ハイになったり、不安を口にするようになったり、暴言を吐くようになってしまった人。たとえば、微熱が出るようになった、動悸が続く、最近突然新しいことを始めた、感情的になった、相手の行動を逐一批判するようになったなどの症状があり、[註6]南多摩病院の國松淳和医師が提唱されている。

私ってコロナ？　と疑い、普段とは明らかに行動に変化があり、周囲がそれに気づく。多くの場合、煽られるような報道、SNSなどに過度に感化されることにより発症する。不安が原因となる。必要以上に情報に触れない、無理に普段の生活を変えないことが大事だ。

僕が命名した「ステイホーム症候群」の一部でもある。感染後の後遺症ではなく、感染していないのに異常に怖がる人は、このシャムズに当たるだろう。4月から4ヵ月間もこのような症状を持続している人もいるのだ。僕の勝手な推測だが、ＰＣＲ陽性者が2万人として、シャムズはその10倍はいると思う。死亡者数でみると、コロナの死亡者１０００人に対してシャムズやステイホーム症候群の死亡者は、それ以上になるだろう。シャムズのほうが、コロナよりも格段に怖い。そんな状況を作り出している犯人はメディアだ。

だからシャムズの一番の治療は、テレビを見ないこと。そう言うと怒り出す人は、すでにシャムズである。外来にも在宅診療にも、そんな人がたくさんいる。

２０２０年8月2日（日）　7時間の夢

10年間に及ぶ在宅医療がある。たった1週間で終わる在宅医療もある。コロナ禍の中、たった7時間で終わった夢のような在宅医療もあった。

その日の夜診が終わったのは20時前だった。長い長い梅雨がやっと明けたのはいいが、待ってましたと言わんばかりにたくさんの患者さんが押し寄せたためだ。特に受付終了前の10分間に4人もの初診患者が重なり、手がかかってしまった。肺炎、腸閉塞、脱水、ギックリ腰と、コロナ禍で比較的暇な外来では珍しく「大物」ばかりに囲まれた。

「なんでもっと早く来ないんだよ。こんな時間まで我慢してギリギリで来るなんて……」

町医者を25年もやっている僕は「終了間際の駆け込み患者の法則」をよく知っているはずなのに、看護師に思わず愚痴ってしまった。そこに事務員が駆け込んできた。

「今、A病院から連絡があり、末期の膵臓がんの患者さんを診てほしいそうです」

「ええ、今から？　在宅で？」

「そうです。状態が悪いかもしれない、とのことですが」

「わかった。じゃあ今からすぐ往診するわ」

僕はフットワークが軽いことにかけては自信がある。幼少時代から新聞配達や郵便配達、医学生になってからは無医地区での訪問診療活動など、人の家に行くことには慣れているので、町医者になってからも緊急往診には抵抗がなかった。外来診療の合間に細々と始めた在宅医療だが、四半世紀過ぎた今、気がつけば在宅のほうがメインになった。ましてやコロナ禍以降、施設や病院から自宅に逃げ帰る人が増えて、在宅医療は忙しくなるばかりだ。

珍しくハードな夜診を終えると、間髪を入れずに車に乗り込んだ。目指すは某病院から車で15分ほどの、隣町のとある団地である。その病院からFAXされたばかりの診療情報提供書に書かれた住所をナビに入力したら、大きな川沿いの建物のようだった。

かなり古い巨大な団地群の中に、目指すお宅があるはずである。しかし東京ドームが何個も入りそうな広大な団地群には、似たような建物がたくさんありすぎて、どれが何号棟なのか夜の帳の中ではわかりにくい。人はたくさんいるはずなのに、夜になるとまったく人気がない。

「いつもそうなんや。夜はどの建物が何号棟かくらい、ちゃんとわかるようにしてくれよ。真っ暗なのでどれが何号棟かサッパリわからん。おまけに巨大な団地群なのに外から車が入ることはできないので、どこに駐車するんやろ。まったく、市は何を考えてるん」

昭和40年代の高度成長期に、一大プロジェクトとして建てられたのであろう巨大な団地群は、車社会を想定していなかったようだ。さらに超高齢社会も想定されていない。その結果、今や異様な空間は、少し言い過ぎだろうが老人の街と化している。公園など合間のスペースは余裕があるものの、高齢者、障碍者、生活保護受給者など支援が必要な人が多く住んでいるのに、医療や福祉車両が駐車するスペースは考慮されていない。

はるか遠くに見つけた駐車場に車を置いたあと、まるで富士の樹海に迷い込んだ旅人のように15分ほど徘徊して、ようやく目指すべき33号棟を発見。しかし、次は入り口がわからず、また右往左往。実はこの団地群、「在宅医泣かせ」として有名なのである。

僕は迷いに迷いながらも、やっとの思いで目指す部屋番号に辿り着いた。クリニックを出てから1時間近くかかった。チャイムを鳴らすと出迎えてくれたのは、70歳過ぎの男性。

「こんばんは。長尾クリニックの長尾です。お待たせいたしました」

「お待ちしてました。電話があってから2時間も経ってるんで、もう来ないかと……」

これは皮肉か。でも、遅くなったことをお詫びする。必死で徘徊しながら辿り着いたことなど言っても仕方がないよな……一気に疲労感が増したが、そんなことはどうでもいい。肝心の患者さんはどこ？　生活臭が満載の二人暮らしの団地の部屋の奥へと進んだ。

その部屋に入った瞬間、ある臭いがした。「ああ、末期がんの人がおられるな」とわかる。

介護用ベッドの上には女性が横たわっていた。痩せていた。髪の毛が抜け落ちている。

「こんばんは」

「……」

食事台の上に置かれたｉＰａｄには可愛い少女が映っていて、大きな皿に盛られたサラダをムシャムシャ食べて、時折、こちらに向かって笑顔で何か話しかけている。

「これ、お孫さん？　可愛いですね。今、流行りのオンライン面会かな？」

「……」

「YouTubeですよ」と横から夫が説明してくれた。

「なんで？」

「食欲を出すために、常に誰かが食べる動画を流しているのです」

彼女の顔を覗き込んだが、眼を開かない。微睡《まどろ》んでいる。食事台に立てかけたｉＰａｄに並んで一口齧ったままのコンビニのおにぎりが2つ。ひとつは昼の、もうひとつは夜のおにぎりだという。2つとも、齧り口は乾燥し米粒が少しこぼれ落ちていた。

傾眠状態にある彼女に、丁重に断りをしてから診察をした。蠟人形のようにまったくの無表情である。まだ60歳代だというが、何歳かまったく想像がつかない。全身の皮膚は、抗がん剤治療のため真っ黒になり、極度に乾燥している。お腹には大きな傷跡と小さな処置の跡があり、中等量の腹水が貯まっている。オムツをしている。介護に慣れない夫があてたらしく、かなりズレている。お腹を打診すると腸閉塞を起こしかけていた。心臓に聴診器を当てると、さらに驚いた。見た目はこんなに静かなのに、心臓だけがバンバンバンとすごい勢いで「悲鳴」を上げていたからだ。

ヤバイ……心の中で呟いた。両手の皮膚は乾燥し、皮下脂肪は乏しく、これ以上は見たことがないというくらい細いが、両足はパンパンに張れていた。末期がんに伴う低栄養、低[註7]アルブミン血症であることは、消化器専門医であれば誰でも一瞬でわかる。それに、余命がいくばくもないことも。

「しんどい状態ですね」

できるだけ穏やかな口調で彼女に話しかけた。しかし彼女は沈黙のままで、夫が代わって口を出した。

「え？　妻はそんなに悪いのですか？」

どこから話せばいいのかわからなかった。大病院の若い医師からＦＡＸで届いたばかりの紹介状によると、2年前に膵臓がんで膵頭十二指腸切除手術をしたが、直後に肺転移が判明し、2年間の抗がん剤治療を続けている。最近あまり調子がよくないという情報しかない。ステージ2だったものが手術後にステージ4になるのは、膵臓がんではよくあることだ。

「抗がん剤？　この状態で？」

「そうです。この2年間、毎週、タクシーで病院に連れて行っています」

「それで、膵臓がんはよくなっているの？」

「いや、わかりません。何も説明はありません」

「そうか、マニュアル通りに機械的にやっているだけか。それで最近の体調は？」

「10日前から急激に体調が悪化して、イタイイタイと叫び、少し食べては吐いています。もう出かけることができないので、昨日は私だけが薬を取りに行きました」

「薬って？」

「モルヒネの頓服をたくさんもらってきました。でも先生が間違えて、胃腸薬と痛み止めと睡眠薬も大量に入っていました」

「頓服？　それを1日に何回飲むの？」

「しょっちゅうイタイイタイと泣くので、1日に10回くらいは飲ませています」

「薬はそれだけ？」

「はい、痛み止めはその頓服とカロナールだけです」

夫は、2週前にもらったという薬の大袋を取り出した。10種類以上あり、まだ大半が残っている。説明書一覧を読むと、痛み止めはモルヒネの頓服薬の最少量しかないようだ。

「昨日は私だけが病院に行って、痛み止めだけでいい、と言ったんです。でも先生に伝わらなかったのか、また2週間前と同じ10種類が大量に処方されました」

スーパーで買い物した時にもらうような大きな袋に、大きな薬袋が数個入ったものが2つあった。片方は口にセロテープで封がしてあり、まだ開封されていない。まさにベッドの周りも2年間にもらった薬だらけだ。あとはケアマネが先週、設置してくれたというポータブルトイレも。ただ、まだ一度も使っていないという。

「こんなにたくさんのお薬、この状態でホントに飲めるの？」
「いや、飲めません。この1週間、ほとんど食べられずに吐いていますからね。でも先生からは抗がん剤の点滴だけは必ず通うように言われています」

これまで数えきれないくらい聞いてきた言葉だ。大病院やがんセンターから紹介されてくる患者さんは、ほぼ例外なく3点セットである。3点とは、①死ぬまで抗がん剤、②死ぬまで10種類以上のあれやこれやのお薬、③そしてこれが一番困るのだが、その中に痛みを和らげる薬（医療用麻薬）がほとんどないことだ。

還暦をとっくに過ぎた僕にはもう、怒る気力は残ってない。若い頃に頑張りすぎたためか、もはや諦めしかない。この患者のような緩和ケアをされていない末期がん患者さんを、これまで何百人も病院から紹介されてきた。医療界は、大学病院やがんセンターを頂点とするヒエラルキーそのもの。その最底辺にいる一介の町医者にそれを止める力などあるわけがない。

ふと、末期がんに苦しむ患者さんのスピリチュアルペイン[註8]に寄り添うためには、「いのちの対話が大切だ」というNHKスペシャルの一場面を思い出した。しかし今の相手はもはや会話ができない最悪の状態にある。だから医者らしい対話さえも無理だ。情けないが黙って手足をさすり、手を握ることしかできない。30分ほどの診察後、夫を外の廊下に連れ出した。町医者の初回の診察診立てを低い声でゆっくり話し始めた。

「たいへん残念ですが、状態が悪すぎます」

夫は絶句した。

「余命がいくらもありません。1週間、いや早ければそれ以内でしょう」

本当は、余命は「2、3日以内」、いや「1日かも」と告げたかった。しかし1週間という数字に対する夫の狼狽ぶりを見た瞬間、そんな残酷な宣告ができなくなった。

夫は小刻みに震えながら呟いた。

「でも主治医は昨日、あと1ヵ月は大丈夫と」

「1ヵ月？　なんで？　昨日は本人を診ていないんでしょう？」

「実は、1ヵ月前から本人を診てもらっていません」

「なんで？」

「もう連れて行けないからです」

「じゃあ、患者を診ないで医療用麻薬を出してるの？」

「そうですね」

「そりゃあかん。僕のような町医者の世界では考えられん。微調整もできないし」

「微調整？」

「そうですよ。患者の痛みに応じてさまざまな種類の麻薬を使います。持続性の麻薬や頓服の麻薬などですが、痛みにあわせて量を日々調節します」

「初めて知りました。妻はモルヒネ液かカロナールで充分だと」

「本人を診てもいないのに？　こんなに苦しがっているのに？」

「私が行くだけで、主治医はたくさんの薬を出してくれます」

「不思議やね。本人が生きているか死んでいるかもわからないのに。それでええんかいな」

「抗がん剤が優先です。死ぬまで続けるようにいつも言われています」

がんセンターに緩和ケアなし。これまで何度も経験した。またかと思うだけである。しかし、もはや緩和ケアというよりもお看取りの話をしておかないといけない段階だ。

「今晩は大丈夫だと思いますが、明日の晩はわかりません。子どもさんは？」

「埼玉に長男、名古屋に長女がいます。孫はそれぞれに2人ずつ」

「では、もう長くないと伝えて、今週末に必ず会いに来るように連絡してもらえませんか」

夫はまた男泣きをし始めた。

僕は、今はわざと泣かしていることを自覚していた。あえてバッドニュースを伝えて心構えを促す。近く必ず起きるリアルな場面を想像してもらい、涙を流すことで看取る覚悟が生まれてくる。専門用語では「予期的悲嘆」と呼ばれる。

「縁起が悪い話で恐縮ですが、お父さんが夜中にふと目覚めたら、奥さんの息が止まっていたとしましょうか」

「……」

「絶対に救急車を呼ばないでくださいね。もしも本当に亡くなっていたら、救急隊から自動的に警察に電話がいきます。するとお父さんが殺したのではないかと、警察の事情聴取と現場検証が始まります。要は警察沙汰になります」

「……」

「今後は、僕の携帯電話に電話してください。何時でも構いません。夜中の3時でも必ず出ますから」

この話をするたびに、自分の命が1ヵ月は短縮していることを僕は自覚している。

若い頃はなんとかこなしていたが、還暦を超えた頃から一層辛くなった。そこで、長く在宅で診ていて信頼関係ができているケースや、身寄りがいない施設入所者では、深夜にいったん電話を受けて死亡時間を確定してから、実際の往診は朝一番にするケースが増えている。しかし目の前にいる患者さんはたった今、初めて出会ったばかり。電話が来たら、たぶん、すぐに駆けつけないといけないだろう。今夜の酒は、控えよう。

その帰り道。気がつけば車を回転寿司の駐車場に入れていた自分に、僕自身が驚いた。腹が無性に空いていたのだ。回転寿司は1年ぶりか。コロナ禍でどの店も時短営業しているため、僕はこの1年以上ほとんどコンビニ飯である。いい加減、飽きた。

閉店間際の回転寿司店は、活気がなく意外なくらい空いていた。本能のままにタッチパネルを叩き注文して、サバ、マグロ、イクラ、ウニと皿の枚数も数えずに食べまくった。メタボ解消のためにしばらく米を減らしていたが、今夜だけは解禁だ。会計ボタンを押すと、26皿で支払いは3000円を超えた。予想通りの自己嫌悪に浸りながら、自宅で溜りにたまった書類やメールの整理や明日の準備を終えたら、午前2時を回っていた。

「俺は意思が弱い人間やなあ。こんな自堕落な生活、いつまで続けるのかなあ」

朦朧状態で布団にもぐり込み、泥のように眠り込んだはず、だった。遠くで何かが鳴っている。携帯電話の音だと気がつくまで数秒はかかる。就寝中は驚いて飛び起きるタチなので小さな音に設定している。しかし小さすぎて呼び出し音に反応できず、大失態を演じた恥ずかしい過去もある。それ以来、最小から一段上の音量に設定してから眠りに就くことに決めている。今、そいつが鳴っているのだ。すぐに頭を切り替え、電話に出る。先程の男性が静かに泣いている。

「どうしました？」

「今、気がついたら妻が死んでいます」

今夜だったか。

「先生が帰られた後、私は2時間、妻をマッサージしました。その時はいろいろな話ができました。でも0時半くらいに私も寝てしまい、今、気がついたら妻は息をしていません。もう冷たくなっています」

夫の嗚咽が激しくなった。

「今、何時ですかね？」

「午前4時20分です。たぶん、私が寝たすぐあと、1時か2時くらいに死んだんじゃないかな」

「穏やかに逝かれたのでしょう。寝ている間に死ぬのが最高なんです」

「いや、ダメです」

「なんで?」

「別れの言葉を交わせなかった……最期にありがとう、と言って見送ろうと決めていたのです」

そんな会話を交わしているうちに、僕は迷っていた。朝イチの出勤途上で寄るか、今すぐに行くのか。話すうちに、これは今すぐ行かないといけないという気持ちに傾いた。

「もう一度確認するけど、今、息をしていますか?」

「してないです」

僕は家族の言葉をそのまま鵜呑みにせず、必ず少し時間をおいて再度確認するのが習慣だ。「息をしていない」「亡くなっている」と言う家族の口調でその真偽を判定している。「亡くなっているかも?」と言って電話をしてくる時は、行って確認するまで断定をしない。しかし夫の言葉には諦念の響きがあった。「冷たくなっている」という言葉もあった。

「では、今の午前4時30分を、奥さんが亡くなった時間にしましょう。今から30分後に着きます。それまで奥さんの身体に触ったり着替えさせたりしてもいいですよ。とにかく慌てずに僕を待っていてください」

夏の夜明けは早い。家を出ると、東の空に朝焼けが広がっていた。こんなに美しい8月の夜明けを音のない空間で独り占めしている。

到着すると巨大な団地群もまだ目覚めていなかった。団地の廊下から朝の海が見えた。知られていないが、尼崎から見る大阪湾はほんとうにきれいだ。数時間前に来た時は真夜中だったから、ここから海が見えるとは知らなかった。あの夫も、妻と一緒に何度もここから海を眺めたに違いない。早朝だからか、玄関のドアを開けておいてくれた。神妙な顔をして、夫は僕を出迎える。

寝室のベッドの上には、吐瀉物にまみれた女性が横たわっていた。30分前、僕は電話で「触ってあげてください。お顔をきれいにしてもいいですよ」と言ったが、手つかずであった。

「私がマッサージしたあとに食べさせたので、それを吐いて窒息したのです。……私が、妻を殺しました」

まるで警察に自首する殺人犯のように、夫は震える瞳で僕を見る。

「そうじゃない。亡くなる時に嘔吐するのは、よくあることです。それよりも、奥さんは、最後までマッサージをしてもらい、食べることもできた。素晴らしいですよ」

僕がそう言っても、夫はうなだれたままだ。

「ところで、どうして昨夜急に、僕に在宅医療を頼んできたのです?」

「私たち夫婦は、最期は長尾先生にお願いしたいと話していたのです。妻のがんが、ステージ4とわかった2年前からです。だから入院は拒否してきました。コロナもあるし」

「ええ?」

「病院の主治医に、長尾先生に在宅医療をお願いしたいと何度もお願いしました。しかし、何度も断られました」

「なんで?」

「がんの終末期は、町医者には無理です、の一点張りでした。ホスピスに行かなダメだ、と。だけど諦めきれずに、昨日、私だけが受診した時に主治医に強く抗議したのです。なんで紹介状を書いてくれないのかと。そうしたら、渋々書いてくれたのです。その時に、1ヵ月は大丈夫と太鼓判を押していたのに、こんなに早くに……」

「たった半日やったね……短すぎるお付き合いになってしもうたな」

「いや、半日もない。たった7時間ですよ、先生」

そんな会話をしながら、僕はトイレットペーパーを丸めながら、肌と寝巻にこびりついた吐瀉物を剝がしていった。普段なら訪問看護師にお願いするのだが、今回はお願いする暇もなかった。昨夜の往診のあと、緊急指示を出して朝イチの訪問看護をお願いしたのだが、そこまでもたなかった。一度も訪問したこともない看護師に、エンジェルケア[註9]だけをお願いすることはあり得ない。それは葬儀屋さんの仕事である。

「でも先生、短い時間でしたが、よかったです」

「何が?」

「警察沙汰にならなくて。長尾先生が昨夜、救急車を呼ぶと警察沙汰になるよと教えてくれたので、助かりました」

「そやね。危ないところだったよ。その1点だけでも僕がここに来た意味があった」

僕は死亡診断書を書きながら、部屋に飾られている写真を見渡した。夫婦の写真、子どもや孫の写真などが10点以上飾ってあった。旅行先で撮ったらしい、セピア色のツーショットに目を奪われた。艶やかな髪にふくよかな体形でお洒落をし、夫とポーズを取っている女性。まだ7時間しか関わっていない僕には、ベッドに横たわる女性と、その写真の女性が同一人物だとは、にわかに信じられなかった。

「ラブラブやね」

「いや、そうでもないよ」

「だって、最期のマッサージも。そこまでできる夫はなかなかいないよ」

「マッサージは、膵臓がんがわかってから今日まで、1日も欠かさず続けました」

「葬儀屋はどうするの？」

「近くの会館なら60万円からやってくれるらしい。どうせ3人しか来ないので」

「え？」

「わからんけど、家族の折り合いが悪いのかな。たぶん息子と娘と私の3人だけの家族葬になると思う。コロナ禍やし」

「たった3人？ それやったら、家族葬を10万円以下でできるところを探そうか？」

僕はタウンページをめくりながら、手ごろな家族葬を探し始めた。夫が、コーヒーを淹れてくれた。「先生は親切やね」と、泣き疲れた顔が少し微笑んだ。

「時間がなくて、何もできなかったからね。僕のせいじゃないと思うけど。せめて身体をきれいにして、安い葬儀屋を探すくらいしないとね」

「いえいえ、先生にはもうひとつ感謝することがあります」

「なに？」

「平穏死です。最期まで自宅にいて、入院をしなかった。点滴もしなかった。腹水を抜くことも心不全で苦しむこともなかった。そして何よりも、膵臓がんでがん性腹膜炎になっても最期まで口から食べることができました」

「平穏死という言葉をご存じでしたか」

「先生の本、妻と一緒にたくさん読みましたからね」

「そうだったのか、まあ、不思議なご縁というか……」

「もう少し早く会いたかったです」

「僕も」

「……」

「では、これで失礼します。息子さんが着いたらまず葬儀屋さんに電話してください」

扉を開けると外は、光に溢れていた。真夏の朝日は強烈だ。海がきらめいている。エレベーターに乗り込むと、早起き鳥たちが何事もなかったように出勤しようとしている。コロナ騒ぎがウソのような、平和な朝。

2020年8月12日（水）　PCR教とコロナ差別　今まさに民度が

まだやっている、PCR議論。たったひとつのネタで4ヵ月も食えるテレビは、ただただだすごい。それを見て怖がって「ＰＣＲ！　ＰＣＲ！」と叫ぶ患者や会社、スポーツ界などの社会も、なんだかね。ＰＣＲ検査をすれば真理がわかり、幸福になれるという宗教。まさに「ＰＣＲ教」のように感じてしまうのは僕だけか。

陰性が判明したら「おめでとうございます！」、陽性だったら「申し訳ございません」と謝る。島根[註10]の高校の管理者たちも深々と謝罪していた。そうしないと世間が許さない、コロナ差別社会である。アメリカでは人種差別で暴動が起きたけれど、日本ではコロナ差別で怒る人はいないの？　飽きもせずＰＣＲ教とコロナ差別に見事なくらい「同調」している日本が滑稽に映る。このままではコロナ差別で日本は滅びる。心で滅びるのだから「国の自殺」である。

今日のニュース「東京都内、○○○疑いで１５０人搬送　うち７人が重症化」

ここでクイズです。○○○って、なんでしょう？　コロナ、じゃないよ。答えは熱中症だよ！　この季節、コロナよりも熱中症のほうがずっと怖い。

昨日は深夜の対応、朝から警察への対応があった。慌てたヘルパーさんが、看取りなのに１１９番したからだ。でも、腹を立てない。そのヘルパー事業所に急遽、出前講演することにした。

吉野家でカレーを食べたら、なぜかさらに虚しくなった。スナックのママから「お盆、どうしているの？」とメールが入る。「仕事です」と返信。

２０２０年８月18日（火）　陰性化しても肺炎持続

　コロナは本当に性格が悪い。一見、風邪に似ているけどかなり「しつこい」。重症者ほど、「抗体」という名の軍隊が出動する。しかし軽症者は、自然免疫だけでウイルスをやっつけてしまう。しかし「消えた！」と思っても、肺や血液に残っていたりする。だから完全治癒までにかなりの時間がかかったり後遺症が残ったりする。

　つまり、強いのか弱いのか、まったくわかりにくい奴だ。こんな忍者のような「ステルス性」のウイルスは他にないはず。しかも感染成立後の免疫応答が、人によってまったく違う。免疫応答の多様性こそが、このウイルスの特性である。

　コロナは人によっては、大切な免疫系を酷くいじる。だから後遺症としての自己免疫疾患が知られている。それを疑う人が数人来られた。神経系の合併症が気になる。[註11]ＨＰＶワクチン後のＨＡＮＳを想起させる。ＰＣＲ陰性化したあとも肺炎が継続するのはそんな理由だろうか。抗体が生じても、炎症は続く。人によっては、持続感染する。まったくの新手、悪質な詐欺師みたいなウイルスだ。テニスの錦織圭さんも感染した。ほとんど無症状のようだが。彼に取りついたウイルスは日本型ではないはず。今後どんな経過を辿るのか。自然免疫が高いであろうスポーツマンの錦織圭さんであっても感染する。アメリカ型にちゃんと対応できるのか。海外在住の日本人の感染後の経過を詳しく知りたい。

日本の第2波はお盆でピークを越えたような気がする。とりあえずは、またいったん下降線になるのではないか。以降はインフルエンザのような「季節性」へと移行するのだろう。しかし、気持ちが悪いウイルスである。その多様性が市民の恐怖を持続させている。

2020年8月19日（水）　マスクはパンツ

「マスク」ってなんだろうね。口や鼻といった「急所」を隠す「衣装」？　大切な役割を担う2つの穴、すなわち酸素を吸い込む「鼻」という穴と、エネルギーを取り込む「口」という穴を塞いで、見えないようにするベールがマスク。

大切な2つの穴の上には、最重要なチャクラがある。「目」である。目は口ほどにものを言うと諺にあるように、人は、目で会話することができる。

僕は子どもの頃、死んだ親父に毎日こう言われて殴られた。

「なんじゃお前、魚の腐ったような目をしやがって！」

それ以来、今も、スーパーなどに行って魚売り場で死んだ魚の目をじっと見る癖がついてしまった。俺はこんな目をして生きているのかと。いずれにせよ、マスク社会では「目」の地位が相対的に上がる。視線恐怖症の人は辛いと思う。

かつて、臨床実習や研修の時、毎日のように手術室にいた。マスクをしている看護師さんがみんな超美人に見えたことを思い出す。そして夜の宴会でお会いしたら……「ええ？　こんな顔だったの！」今も昔も、いろいろな誤解が生じている。

でもその誤解は必要な誤解かもしれない。というのも、生まれつき目が見えない夫妻に聞くと、当たり前だが、お互いの顔を一度も見たことがない。じゃあ、どうやって相手を選ぶのか？　それは声の調子や会話の内容だと言う。「匂い」という人もいた。確かに目だけの世界のほうが神秘的だ。人間は「隠される」とさまざまな想像力が働く。

だから……マスクはパンツ、いや超上着なのだ。だから「ちょっとマスク外してみて！」は、パワハラとか猥褻罪などの罪に問われる時代がくるかもしれない。エロ小説は、マスクを脱がすシーンからかもね。コロナ禍がもたらした想像もできなかった世界が毎日、いたるところで広がっているこの8月。こんな冗談でも言わないと気が狂いそうだ。

2020年8月21日（金）　深夜の電話

深夜の電話はほとんどが介護施設からだ。介護士は、微細なことでも連絡してくる。これが毎晩続くと、こちらが死にそうになる。午前2時。寝入った頃に、電話が鳴る。

「はい、長尾です」

「○○施設のヘルパーの○○です。Aさんの体温が36度8分です」

「それで？」

「バイタルは異常ありません。解熱剤は要りませんか？」

「要らないです。様子見てください」

「はい」

午前3時、別の施設からまた電話が鳴り、負傷兵のようになって出る。

「○○さんの意識がありません！」

「ええ？　本当？　大きな声で呼んでみてください」
○○さーん。○○さーんという声が聞こえてくる。
「あ、今、目を覚ましました！」

「よかったです。意識がないのではなくただ寝ていたんですね」

「そのようです……」

「では引き続き寝てもらってください。まだ午前3時だからね」

「はい、わかりました」

午前4時、別の施設からまた電話が鳴る。もう限界だ。

「今、見回りをしたら、○○さんがベッドから床に落ちてました。ベッドに戻しましたが、怪我もなく、バイタルも異常ありません」

「よかったですね。で、なんのために僕に電話してきたの？」

「会社から、何かあれば必ずすぐに医師に報告するように言われているので」

「じゃあ、報告だけ？」

「そう、報告だけです」

「それは何のため？」

「当直日誌に、医師に報告したと書くためです」

「それは誰のため？　患者さん？　それともあなたのため？」

「会社の決まりですから、そうしないと上司に怒られます」

午前6時に、別の施設からまた電話が鳴った。もうこちらが死にかけだ。

「○○さんが息をしていません！」

「えええ？　死んでいるの？」

「そのようです」

「本当？　昨夜はどんな様子だった」

「徐々に弱ってきたけたけども、夕食は少し召し上がりました」

「じゃあ、自然死だね。朝イチで行くので、慌てないで待っていてください」

その20分後に、また電話が鳴った。

「こちら、○○署の刑事ですが」

どうやら慌てたヘルパーさんが、僕の電話のあとで119番をしたようだ。そして、到着した救急隊が自動的に警察に連絡した。救急隊と警察に、徐々に衰弱していたので老衰による自然死であろうことを必死で説明して、退散を促した。

24時間365日、携帯電話を持っているとこんな夜もある。そんな生活を、25年間以上続けている僕は「アホ」である。おまけに4月から、コロナの自宅療養者にも携帯番号を教えているから大変な労力だ。朦朧とした状態で電話に出られないことや、メールにすぐに返信できないことがある。コロナ専用携帯番号はボランテイアで教えているので、出られなくても違反にはならない。いろいろな人からよく訊かれる。

「先生は何時間くらい寝ているのですか？」

面倒くさいので「よく寝ていますよ。8時間タップリね！」と明るく答えることにしている。こんな不規則な生活をしたことない人に、詳しく説明しても何の意味もない。メディアにも適当に答えるのだが、食い下がってくる記者がいる。

「本当は、あまり寝ていないでしょう？」

「まあ、そうかな。日によるね。でも寝る日は8時間タップリ」

これで納得してもらう。真実は本人もよくわからない。特にコロナが始まってから時間の感覚が消えた。暑さにかまけて、ついつい愚痴ってしまった……。

2020年8月26日（水）　肥満とコロナ

肥満はコロナ死の大きなリスクである。しかし、あまり知られていないようだ。

たとえば、ニューヨークで医師たちが心臓マッサージをする映像の患者は、みんな超肥満だ。内臓脂肪から悪玉サイトカインが放出され、それが血栓症を引き起こし、急激な経過で亡くなっているのだろう。

国際動脈硬化学会がそのようなメッセージを表明しているのに、メディアではほとんど報じられていないので紹介したい。太っている人は痩せよう。コロナ太りは是正しよう。実はこれは自分自身に投げかけている言葉でもある。でも言うは易し、行うは難し。自分の健康を見直すには絶好の季節。8月も、あと1週間。なんとか頑張ろう。

2020年8月27日（木） 介護崩壊を防ぐために今すぐ2類→5類に！

新型コロナウイルス感染症は、2月1日に指定感染症に指定された。期限は1年間なので、来年2月までこのままである。しかしこの法律ではとても介護の現場はもたない。冬を乗り越えられない。だから介護崩壊を防ぐために、今すぐ5類にしてほしい！　そう何度も何度も書いてきたし、あちこちで言ってきた。しかし依然として、コロナは2類相当のままである。政府高官や有識者たちの中に、介護現場の実情を知る者はいないのか。もしそうならこの国の「危機管理の脆さ」を象徴しているのだが。

介護施設で1人患者が出たら、2週間の営業停止になる。それは仕方がないとしても、偏見や風評被害が酷すぎる。すべての根源は「感染症2類相当」に設定したことにある。間違った法律適応が多くの人を苦しめているのだ。

第1波で何を学んだの？　緊急事態宣言で何を学んだの？　人間は誰でも間違える、しかし普通は軌道修正する。でも現状、軌道はそのままだ。

怒られてもいいから書いておこう。ここから先は、100%人災ですよ！

註

註1 コロナは空気感染の可能性も 科学者239人がWHOに対策求める

世界の科学者239人が2020年7月6日、新型コロナウイルスに関する共同意見書を発表し、WHOなどの当局に対し、同ウイルスがマイクロ飛沫と呼ばれる微粒子となって2メートルをはるかに超える距離で空気感染する可能性があることを認識し、それに応じて感染防止策を見直すよう訴えた。意見書はオーストラリア・クイーンズランド工科大学のリディア・モラウスカ教授が筆頭執筆者となり、英オックスフォード大学の学術誌『臨床感染症』に掲載された。

註2 高橋泰教授の「7段階モデル」

高橋泰（たい）教授は1959年生まれの医学博士。国際医療福祉大学赤坂心理・医療福祉マネジメント学部学部長・教授。新型コロナに暴露した人の98％が、自然免疫の対処でほぼ無症状で終わるという7段階モデルを展開した。コロナ感染の状況をステージ0（暴露していない）、ステージ1（暴露したが感染していない）、ステージ2（感染したが自然免疫で対応）、ステージ3（獲得免疫が動き始める）、ステージ4（ウイルスが全身に広がり、獲得免疫との戦闘を展開）、ステージ5（サイトカインストーム発生、ウイルスが凶暴化）、ステージ6（死亡）までの7段階に分けた。

註3 宮坂昌之教授

大阪大学免疫学フロンティア研究センター招へい教授。ワクチンはゼロリスクではなく、リスクとベネフィットを理解することが大切だと説く。

註4　横野浩一先生

北播磨総合医療センター病院長だった。3月20日まで外来を診察していたが、6日に発熱、10日に陽性と判明し、4月25日に亡くなった。地方公務員災害補償基金兵庫県支部が公務災害と認定した。新型コロナウイルス感染症での認定は全国初。

註5　拙著『糖尿病と膵臓がん』

糖尿病になると、膵臓がんのリスクは約2倍になる、血糖コントロールの悪化が「がん」のサイン、「血糖値スパイク」は膵臓にとっても迷惑なもの、肥満の糖尿病の人のインスリンは本末転倒、など、糖尿病も膵臓がんも両方診てきた医者だから言えることをまとめた一冊。ブックマン社刊。

註6　南多摩病院の國松淳和医師

南多摩病院（東京都八王子市）総合内科の医師。新型コロナウイルスの蔓延に際して、「なんだか急にその人らしくなくなった」のを目にしていないか警鐘を鳴らしている。それをＣＩＡＭＳ（COVID-19／Coronavirus-Induced Altered Mental Status）と命名。

註7　低アルブミン血症

血液中に存在するアルブミンというタンパク質が、正常よりも低くなってしまう状態。肝臓の異常が原因のアルブミン産生の低下や、腎臓の異常によるアルブミン喪失などにより起こり、全身のむくみや腹水、胸水、尿量の減少、血圧の低下などが生じる。

註8　スピリチュアルペイン

終末期の患者の苦痛の中で最も根源的な苦痛と言われる。身体的苦痛、精神的苦痛、社会的苦痛と重なっている場合が多く、その3つをできる限り緩和しても残される苦痛がスピリチュアルペイン。

註9　エンジェルケア

死後に行う処置、保清、メイクなどのすべての死後ケアのこと。遺体が安らかに見えるよう、亡くなる前の苦しみの跡が残らないように身辺を整えること。故人への配慮でもあり、遺族の気持ちをくむものでもある。

註10　島根の高校の管理者たちも深々と謝罪

2020年8月9日、島根県内で新たに92人の新型コロナウイルス感染者が確認されたと発表した。このうち86人が、市内の私立立正大淞南高校の生徒で、2人は教員だった。市は大規模なクラスターと認定した。

註11　HPVワクチン後のHANS

子宮頸癌の予防接種であるヒトパピローマウイルスワクチンを接種したあとの、関連神経免疫異常症候群（HANS）のこと。関節痛や局部の腫れなどの局所反応、頭痛、発熱、倦怠感などの全身反応だけでなく、意識消失やアナフィラキシーショック、複合性局所性疼痛症候群、ギラン・バレー症候群などの重い副反応が報告されている。

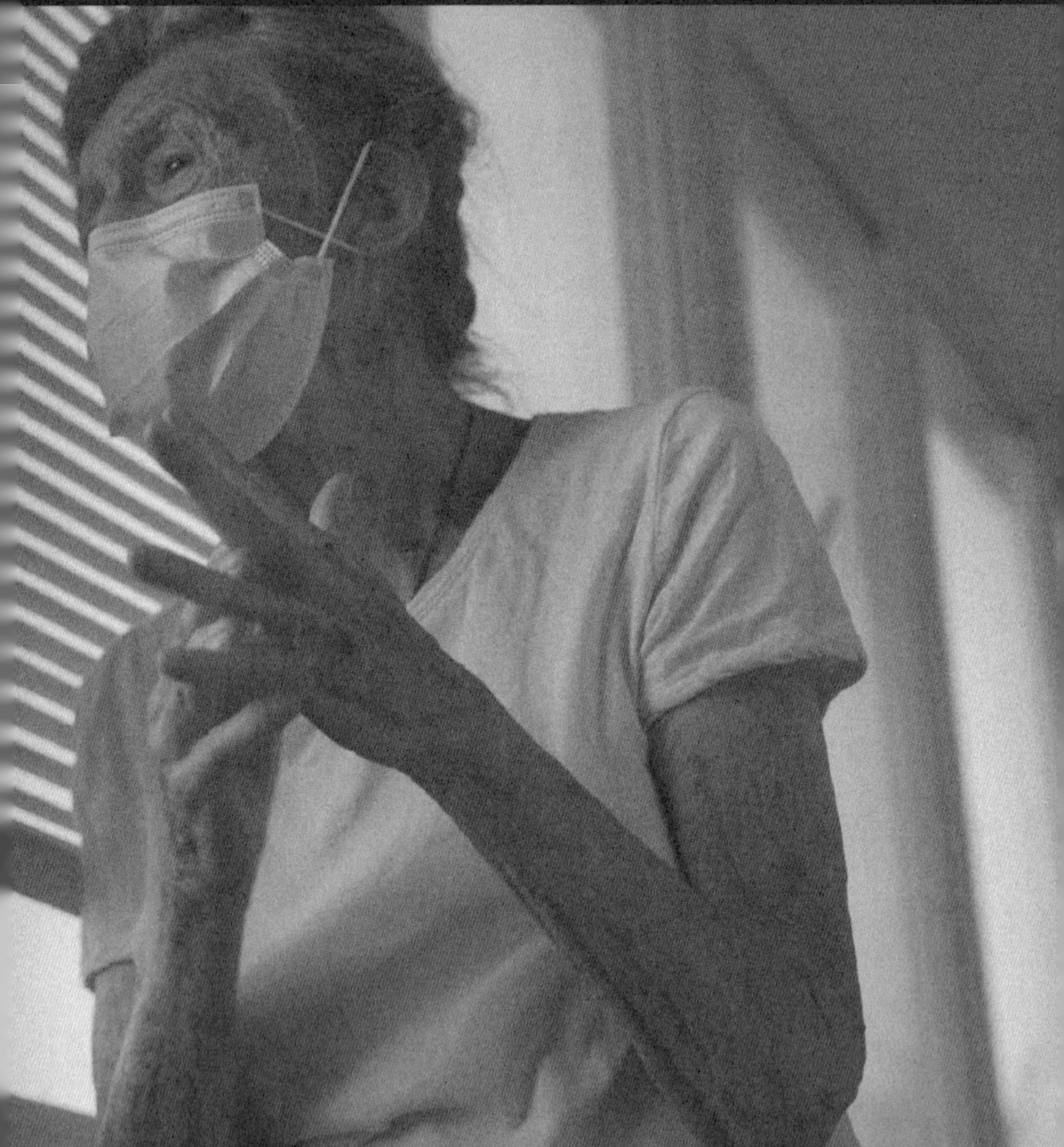

焦燥

2020年9～10月

9月2日　コロナ抗体調査始まる

新型コロナウイルスの感染症から回復した人の血液を採取して、抗体が体内でどこまで持続するのかを調べる大規模な調査が始まった。4月から5月にかけて感染した20歳以上の人が対象。感染の半年後と1年後に血液を採取して、どれくらいの量の抗体が残っているのかを調べる。

9月5日　WHO「新型コロナのワクチン 分配開始は来年中頃の見通し」“慎重に安全性を確認すべき”という考え示す

WHOのスワミナサン氏は、ワクチンを公平に分配する国際的な枠組みでの供給を、来年中頃には始められるという見通しを明らかにした。

9月9日　世界の製薬会社など9社が新型コロナワクチン開発で“安全最優先”を宣言

新型コロナウイルスのワクチンを開発しているイギリスの製薬大手アストラゼネカや、アメリカのファイザーなど9社が共同で宣言を発表。

9月9日　アストラゼネカ 新型コロナのワクチン 臨床試験を一時的に中断

アストラゼネカは8日、声明を出し、ヒトでの安全性や有効性を確かめるためにイギリスやアメリカで行っているワクチンの最終段階の臨床試験を一時的に中断したことを明らかにした。厚生労働省によると、イギリスで実施している臨床試験で、ワクチンを接種した1人に重い症状が確認されたと会社側から報告を受けたという。接種との因果関係は不明。

9月17日　米政府 コロナワクチン 来年1月までに供給の指針 慎重な声も

9月18日　新型コロナ 世界の感染者 累計で3000万人超える

9月19日　米大統領「コロナワクチン 来年4月までに全国民分を確保」

9月24日　今年、休業·廃業した企業 23%増 コロナ影響で最多の可能性

2020年9月

2020年9月1日（火）　今日から当院でPCR検査が可能に

今日から当院でもPCR検査が可能になった。行政検査なのでいろいろと条件がついているが。まずは検査の裾野が広がったのはいいことだ。当院は「帰国者接触者外来相当」になった。尼崎医師会を通じて尼崎市と契約を結んだ。PCR検査の検体は「唾液」である。2㎖ほど唾を吐くだけだ。検体を3重に梱包して提出、翌日には結果が判明する。

検査対象になるのは、発症後9日以内で、医師がPCR検査が必要と判断した人であり、陰性証明目的や不安解消目的の人は対象にならない。診察代は保険診療の自己負担額があるが、PCR検査の費用は全額が公費負担となる。検査が可能になりワクチンができるような時期は、経験上、新興感染症はピークを越えた頃になる。と思っていたら、今日、よくわからない発熱患者が来た。解熱しなければ、明日さっそく第一例目の検査をやるかもね。

毎日、発熱患者だらけだ。多いのは、圧倒的に誤嚥性肺炎で、その次に胆嚢炎や感染性胃腸炎である。コロナを疑う人は多くはない。しかしまだまだ気は抜けないし、緊張は続く。

2日続けて、午前4時の看取りがあった。2日続けて、美しい夜明けを見ることになった。昨日は、15年勤務していただいた谷口副院長の最終勤務日であった。真剣に挨拶したら、泣きそうになった。吉村知事が8月末まで「5人以上の宴会禁止」と言ったので、谷口先生の送別会も、新人の濱中先生の歓迎会もできないまま9月に突入。僕は片腕を失い、未知の領域に入った。正直、かなり落ち込んでいる。

2020年9月8日（火）　PCR偽陰性感染者に怯える

ＰＣＲ陽性者は指定病院かホテルに隔離される。一方、陰性者は無罪放免、調子が悪いと地域の中小病院に入院することになるのだが、ＰＣＲ陰性と言われて喜ぶのは早い。偽陰性が３割もあるからだ。10人の感染者がいたら、３人は偽陰性である。彼らは中小病院で、ウイルスをまき散らすかもしれない。今、クラスター発生に最も怯えているのは大病院ではなく、中小病院と介護施設である。

中小病院には「ＰＣＲ陰性の感染者」が紛れ込む可能性が高く、それを阻止することはできない。ある日、気がついたらクラスター発生となる可能性があるので、院長は夜も眠れないのだ。空気感染の勢いはまるで「爆弾」が炸裂したかのようだ。だから、院長からすれば偽陰性感染者は「不発弾」に感じるそうだ。爆弾がいるのか、爆発するのか、誰にもわからない。それでも、不特定多数を受け入れなければならない。もはや誰が感染者かわからないのが市中感染だ。まるでロシアンルーレット、誰が当たっても仕方がないので謝る必要はない。

ああ、早く収まってほしいな。その後はチョロチョロで推移してくれたら助かる。米国では、コロナ病棟よりも一般病棟のほうが感染率が高いということがわかっている。なんだかなあ。チャーリー浜さんのギャグ、「あなたがいるから僕がいる」と同様に、患者がいるからコロナがうつる、医療者がいるからコロナが広がるんじゃ、あ〜りませんか？

2020年9月11日（金） 今、認知症の人が大腿骨頸部骨折をしたら……

コロナ禍とは無関係に看取りが続いている。老衰、肺炎、がん……。今年当院で、コロナで死んだ人はゼロ。コロナ以外で死んだ人は100人以上。

なのに、コロナに脅え続ける高齢者。怖いのはコロナではなく、転倒・骨折だ。大腿骨頸部骨折なら、入院・手術になる。しかし、その前にいくつものハードルがある。これはコロナ禍によるものだが、厳しい道だ。まず入院前にPCR検査が必須だ。骨折により数時間後には必ず発熱する。PCRの結果が判明するまでは面会謝絶で隔離となる。それだけでも、認知症の人は大騒ぎになる。しかし家族は付き添えないし看護師もずっと傍にいない。必然的に抑制か鎮静になる。家族は変わり果てた姿を見ることすらできない。

手術までに最大2週間程度待つこともある。手術が混んでいるのと、医者の遅い夏休みとが重なるからだ。待っている間も、付き添いも面会も禁止されている。手術までに死なないことが最大の難関だ。だからお願い。今、認知症の人は転ばないでね。

２０２０年９月28日（月）　自殺の連鎖

俳優の竹内結子さんの自殺にショックを受けている。いったい何があったのだろうか。残された2人の子どもが気になる。三浦春馬さん、芦名星さん、竹内結子さん……3人とも美男美女で仕事は順調。しかしクローゼットの中での首吊り。なんで？　なんで？

この自殺は連鎖なのか？　コロナ禍の影響なのか？　たぶん真実は永遠にわからない。本人もわかっていないだろうから。僕もこれまで知り合いが、10人以上自殺した。自分の親父も、僕が高校生の時に自殺したので、他人事ではない。

自殺を考えるキーワードのひとつは、「孤独」だろう。どんなに華やかに見えても、「想像を絶する孤独」が彼らにはあったはず。いや、そのギャップが孤独を増すのだ。

生きることは大変なことだ。コロナ禍の今日ほど思ったことはない。人生に必要なものは金でも地位でも名誉でもない。なんでも打ち明けられて、話ができる人がこの世に一人いればいい。竹内さんのご冥福をお祈り申し上げる。連鎖しないことを祈る。

２０２０年９月30日（水）　ピュシスとロゴス

ピュシスとはギリシャ語で「自然」のこと。ロゴスとは言語や論理など「人間だけの営み」

を指す。コロナ禍とは、ピュシスのロゴスへの反撃だという。

　これは[註1]福岡伸一先生の受け売りだ。でも、その通りだと心から思う。生命とはピュシスで、1回限りで、気まぐれなのが特徴だ。ウイルスは高等生物の遺伝子の一部が外に飛び出した欠片である。そして人間は生物の中で唯一、ロゴスを手にした。論理で自然を制圧できるという幻想を抱いた。しかし、ロゴスがピュシスに勝てるわけなんてない。そもそもこの世は、ウイルスなどのピュシスが主役。しかし、人間は傲慢になり、この真理を忘れる。だから、定期的にピュシスの反撃に遭ってきたのだ。

　今回のコロナ禍もピュシスの定期的反撃にすぎない。しかし人間はロゴスで制圧できると勘違いしている。今、世界中の人類がコロナ禍と闘っている様子を見ると、「ちょっとは福岡伸一を勉強しろよ」と、言いたくなる。地球上においてロゴスは幻想に近く、バーチャルであり、幻覚に似た幻想であることに気がついている人が何人いるのかなあ?

　僕は、ずっとそんな目で、目に見えない「コロナちゃん」を眺めてきたけども、もしかしたら、とても少数派なのかもしれない。コロナはピュシス。人間はロゴスであるとともに、ピュシスの一部でもある。それに気がついて謙虚になった時、ピュシスの警告は終わる。

2020年10月

2020年10月13日（火）　「ヘルパーからの感染訴訟」が和解

広島県三次《みよし》市のホームヘルパーが、コロナを感染させたと事業所に4400万円の損害賠償を求められた裁判。昨日、和解が成立し、遺族は訴えを取り下げたという。

新型コロナウイルスに感染して死亡した広島県三次市の女性（当時82）の遺族が9月、ホームヘルパーが女性への訪問を控えていれば感染を防げたとして、同市の訪問介護事業所の運営会社に4400万円の損害賠償を求めた訴訟は12日、会社側が哀悼の意を示すことなどを内容とする和解が成立した。取材に応じた代理人弁護士によれば、和解書では、会社側が哀悼の意を示す他、感染予防への最大限の努力を約束。原告側は「訴訟は介護現場の安全管理についての問題提起だった」として訴えを取り下げた。遺族は「介護現場に萎縮や混乱が生じるのは本意ではない。感染防止のための安全管理に努めていただきたい願いは変わりない」などとする談話を出した。

なんじゃこりゃ、である。確かに、亡くなられた方は気の毒だ。

でももしこの裁判が勝ったら、日本中の医療・介護は全滅しただろう。ヘルパーが在宅患者さんに感染させたという「証拠」を得る可能性はゼロなのに、高額訴訟になっていることにも、大きな違和感がある。そういえば日本の医療は、弁護士の医療訴訟によって破壊されてきた。医療訴訟の増加に呼応する形で「防御医療」が栄えてきた。

今、日本の医療者は患者さんの幸せや尊厳よりも「訴訟防止」を最優先する形で提供されている。だから過剰検査、過剰医療、多剤投与になる。延命治療（本当は縮命なのだけど）にも同じような側面がある。**医療訴訟を専門とする弁護士が医療を破壊してきたが、近年は敗訴が増えた。それで弁護士のターゲットが医療から介護に移行しつつある。**

だから介護施設での「抑制」や「外鍵」が常識になっている。介護訴訟の恐怖から、コロナが始まって以来、9ヵ月たっても面会謝絶・外出禁止になっている。

しかし、オランダでは事情がまったく違う。医師と弁護士は社会正義の同志である。数年前、安楽死を合法化したオランダの医師と弁護士と会食した際に、それをなし遂げた医師と弁護士がそのように力説されたので驚いた。日本の医療訴訟や介護訴訟はかなりガラパゴス化していることを知ってほしい。司法も市民感覚からかなりズレている。裁判官は一般市民と話をしてはいけない決まりがあるが、これが元凶ではないか。本来は市民感覚を知るためにどんどん庶民と交らわないといけないのにね。コロナは万全を期しても感染する。つまり、運という側面が大きい。

2020年10月14日（水）　がん、がん、がん

コロナ禍でも毎日のように、がんを発見し、がんを診て、がん患者さんを看取っている。がんは最もありふれた病気だから。毎週、必ず一人のがん患者が亡くなり、新患さんと出会う。当院では、内視鏡やエコー、CTがあるのでそうなる。世の中は春からずっとコロナ一色だけど、現実には、がん、がん、がん。死者ベースで見ると、がん死はコロナ死の何十倍も多い。このへんの話をテレビで誰も言わないのが不思議だ。

普段、プライベートで訊かれる質問もがんについてが多い。「○○さんががんになった。なんでやろね」と訊かれたら、「当たり前やんか。2人に1人ががんになるんやから」と言う。皆、がんは自分だけは例外だと思っている。でも僕は、いつも自分が「末期がんかも」と思いながら生きている。そして、「コロナになるのも、いきなり末期がんになるのも同じ天命」と諦めているところがあるような気がする。

コロナ禍が一段落したら、がん検診は受けてほしい。特に50〜70歳の人こそ、受けてくださいね。しかし、がんにかかるかどうかは運、検診は無駄だ、という人もいる。でも好運は自分で引き寄せることができるんだよ。

連日、コロナ対応が忙しすぎて、限界を越えそうだ。これは千日回峰行[註3]という修行なんだ、と思うようにしている。

２０２０年10月15日（木）　9割が無症状だけど、9割が擬陽性だとすると……

・アメリカのアウトブレイクでは、95％無症候性だった
・イギリスの高齢者施設での検査でも陽性者の80％は無症状
・一方、95％は擬陽性（フォールスポジティブ）という指摘
・風邪の遺伝子など何を検知しているのかわからない
①ＰＣＲ陽性の9割は無症状である
②ＰＣＲ陽性の9割は擬陽性である

では、①と②の命題を両立させる仮説とは？

「新型コロナとは幻想である！」とはならない。でも「ＰＣＲ検査は意味がない」、にもならない。ＰＣＲは使いよう。少なくとも無症状者への検査は意義が小さい。でも毎日、劇団員や介護施設の無症状者何十人もにＰＣＲ検査を行い、結果陽性者がいたら大々的に報じられている。こんな無駄なことをしてなんの意味がある？　サッパリわからない。

もちろん、日本国内に限った見解であり、第2波、第3波に脅える欧州とはまったく関係ない話。日本が鎖国政策を数年続けたら、ほぼ幻想で終わるかもしれない。しかし国際便がバンバン行き交うようになれば、状況は一変するだろう。それよりも僕らが今議論すべきは、「21世紀の社会保障のイノベーション」ではないのだろうか。今の無駄を今後、どうやって取り戻

すか。「これまで」が、「これから」を決める。でも仏教的には「これまで」は「これから」が決める。

2020年10月17日（土）　開業医に丸投げする前にやるべきこと

9月までは「発熱したら保健所に相談を」であった。しかし10月からは「発熱したらかかりつけ医に」に変わった。その前に行政がやるべきことがたくさんある。

この冬、診療所は発熱患者さんを診るところと診ないところに大別されるようだ。現在、「手挙げ」方式で募集中である。しかし患者動線を時間的かつ空間的に分けて診療できる診療所は多くはないだろう。東京都医師会は、かかりつけ医の手挙げを促しているが反対意見も根強い。特に出入り口が1ヵ所だけというビル診療所では、物理的に参加したくても参加できないところが多い。逆に、参加できるところであっても数々の重いリスクを負うことを考えると、躊躇せざるを得ない場合もあるだろう。

では、どのようなリスクがあるのか。第一に風評被害である。「あそこにはコロナがいる」という噂を聞いた患者さんが受診を控えることは明らかである。地域の発熱患者さんに応えようという思いが、皮肉にもクリニックの崩壊につながるというリスクを負う。

第二に休業リスクである。実際に診療所内でクラスターが発生したら、2週間程度の休診を余儀なくされてきた。せっかくの思いが、結果的に自分の首を絞めてしまう可能性がある。

第三に、自分が感染したら最悪の場合、命を落とす可能性がある。特に高齢医師（僕もそう）には殉職覚悟の手挙げを迫っていることになる。本来、2類指定の感染症は保健所の管轄である。しかしいきなり民間に丸投げする政策には大きな疑問を感じる。

せめて以下の3点を至急に検討すべきと考える。

①現時点で2類指定を外すべきではないか。それにより強制入院や強制休診などという悪いイメージが多少なりとも払拭される。

②「参加する」に手を挙げた診療所には、インフルエンザとコロナの同時検査キットとPPEを国が責任をもって支給すべきではないか。大きなリスクを背負っているわけだから物理的な支援をすることは当然だ。

③万一、医師や医療従事者がコロナに感染した場合の補償制度を明確にしておくべきだ。医業経営への補償を前提としていない「丸投げ」は、あまりにも乱暴な政策に見える。リスクを背負う兵士には負傷した場合にそれなりの安心を与えたい。大阪では全国に先駆けてコロナ専門病院ができたが、これは軽症〜中等度のコロナ患者さんを受け入れる病院である。東京や他の大都市でも検討されていると聞く。結核病院と同じ発想である。

コロナの場合、入院に至るまでの「診断」に特化した場を設けるべきである。医師会が主導する「発熱外来」は手挙げ方式よりもずっと合理的である。なぜなら診療の場と検査の場が離れているからである。大きな駐車場内にテントを張って、換気しながら暖もとれるような場を設けることを行政が率先して行うべきであろう。

医療資源の偏在は驚くほどの地域差がある。地域によっては人的資源に恵まれた地域密着型の病院が発熱外来を主導すべきだ。感染症診療には目に見えない人的資源が必要で、一人医師の診療所には負担が大きすぎる。今回のような開業医の手挙げ方式は本来、最終手段であり、その前に行政が行うことがたくさんある。第2波での教訓――たとえば、重症化率が低くなったことや、重症化因子が明確になってきたこと――を、早急に国民に周知すべき。それを行わずに診療所に丸投げするというやり方では、全国各地でさまざまな混乱が予想される。官民一体となり次なる策を練っておくべきだ。

寒くなりましたね。でもここで風邪をひくとコロナと間違える可能性がある。いや、コロナと風邪の区別はPCRをしないとわからない。そんなコロナをいつまで指名手配にするのかな。クリニックのクリスマス音楽会も各種忘年会も「中止」が決定した。今年はまさに「コロナの年」、「コロナひとり勝ち」やなあ。

2020年10月19日(月)　日本は1年鎖国してでも……

昨夜は、三週連続で、尊厳死協会と外部有識者のリモート会議があり、ない頭をフル回転させていた。毎夜のお看取りでフラフラになり、最終の往診のあと、少しお酒を飲んだ。

欧米と日本で感染者、重症者、死者が1～2ケタ違う理由とは何なのか? 毎夜、これはばかり考えている。

①ウイルスが違う？

②人種で体質が違う？

いったいどちらがメインやろか？　肥満やタバコや血液型は、人種を問わない。

BCG説[註3]は、どちらかというと人種説を支持するがあくまで後天的な仮説であり、副次的なもの？　そこに、「ネアンデルタール人仮説[註4]」が出て、人種仮説が僕の中では決定的になりつつある。とはいえ、現在の欧州のロックダウン状況を見るとなんとも言えない気持ちに陥ってしまう。

石橋を叩きながら渡る、という安全策をとるならば、Ｇｏ Ｔｏはやり続けながらも飛行機は制限すべきでは。鎖国は大げさだけど、ビジネスや家族間での往来に限定して、海外への観光旅行は、1年程度控えてもええんじゃないかな。というのも、従来は何年もかかっていたパンデミックが、今回のコロナ禍ではわずか3ヵ月で達成したことが驚きだから。

その理由は単純。飛行機である。だから今、無理して海外旅行するよりも国内、特に近隣を旅行すべき時だと思うが。

ところで、今夜のＮＨＫスペシャルで「香港の今」を観て戦慄が走った。これは過去の歴史ではなく、現在そのものである。そんな中、日本は今、国内状況を冷静に見るべきでは。

インバウンドではなく内需だけでどれだけ国が成立するのか。日本という国の素晴らしさを国民が再認識するには、このコロナ禍は絶好の機会ではないか、と思う日々だ。ディスカバージャパンを再び国是にしてほしい。コロナ流入防止のため1年くらい国を半分閉じてでも、自分の国の在り方をじっくり見直すのは、悪くない。ハワイもいいけど、四国も九州も北海道もいい。沖縄も五島も佐渡も淡路島も、もっといいよ。

2020年10月26日（月）　勘弁してよ、年末年始の14連休

1月1日～11日までが祝日になるとの報道があった。お願いだから、やめてほしい！　なんでこんなヘンな政策ばかりなのかなあ？　12月29、30、31日と合わせると、14連休になる。12月28日も休みになると、17連休になるという提案。国民の65％が賛成していて、反対が35％しかないと。国民へのサービスのつもりだろうが、僕は違うと思う。Ｇｏ Ｔｏトラベルやｏ Ｔｏ ＥＡＴと相まって、日本中がＧＷ以上に大混雑。すると、せっかく収まりかけていたコロナが、息を吹き返すよ！　17連休なんかにしなくても、みんな、上手に遊べるのでは。時差出勤やテレワークなどで新しい休暇様式も定着するし。緊急事態宣言で散々休んだだろうし。今は、しっかり働く時じゃないのか。

肝心の医療機関はどうなるの？　どこも休日体制なの？　在宅医療も休日体制になる？　でも、働く職員は休日出勤？　月曜日が祝日と重なるだけでも調整が大変なのに、よりによって17連休にする意味が不明である。ああ、そうか、医療崩壊を加速させたいわけか？　コロナ禍で医療費が1兆円以上減って財務省は大喜び。

今後、たくさんの医療機関が倒産して、さらに医療費削減。でも、困るのは市民じゃないのかな。真冬に医療機関が2週間も休日になるなんて。

なんでわざわざ、こんな逆行するようなことをするのか、理解不能。まだ決定ではないのなら、このブログの力で止めたい。僕は、17連休なら死ぬかもね。

2020年10月29日（木）　もしもPCRの結果が判明する3日間に亡くなったら？

月曜日の17時に39度発熱の患者が来て、唾液PCRを依頼した。その結果はいつ判明するのか知っていますか？　答えは木曜日です。その3日間に全身状態がどんどん悪化したら、誰がどう診るのかな？　かかりつけ医？　保健所？　国？　その答えがないままここまできた。

3日間といえば、岡江久美子さんもその間に亡くなった。検査結果が判明するまでの間、誰がどう診るのだろうか。日本のPCRは結果判明まで、3日間。一方、ニューヨークの街角PCRは結果判明まで15分とか、30分とか言われている。日本がその機械を作っているのに、大半は海外に売られて、肝心の国内に最新式PCR機器がないことが理解不能である。しかも偽陰性が3割もあるという。

PCR原理主義者は、まずここに注目してほしい。**この国には「PCR陰性の感染者は存在しない」ことになっている。**実際は山ほどいるのにマスコミは報じないし、皆沈黙している。PCR検査の結果で世の中が回っているのに、肝心の検査精度と検査時間に誰も言及しないことが不思議でしょうがない。30分でできるPCR機器と3日間もかかるPCR機器。両者は同等ではない。天と地ほどの差がある。パンデミックから半年たってもこれじゃ、情けない。この国の感染症対策は正直、よくわからないことだらけ。自分の感性を信じて行動したほうがいい。

註

註1　福岡伸一先生

1959年生まれの生物学者。青山学院大学教授。サントリー学芸賞を受賞した『生物と無生物のあいだ』、『動的平衡』、『生命海流GALAPAGOS』など、「生命とは何か」をわかりやすく解説した著作多数。

註2　千日回峰行

奈良県吉野山にある金峯山寺蔵王堂から、24キロ先にある山上ヶ岳頂上にある大峯山寺本堂まで、標高差1355メートルある山道を往復48キロ、1000日間歩き続ける荒行中の荒行。毎年5月3日から9月3日まで年間4ヵ月を行の期間と定めるので、9年かかる。かつてはどんな状況になっても一度この行に入ると途中でやめることは決して許されず、途中で行をやめざるを得ないと判断した場合は、所持の短刀で自死することで行を終える、文字通り命がけの行だった。

註3　BCG説

BCGワクチンは結核予防のためのワクチンの通称。日本にはBCGの予防接種制度があるが、制度のない国で新型コロナウイルス感染症の死亡者が急増したことで、相関関係が取りざたされている。しかしまだ仮説の域を出ていない。現時点での知見が十分ではないという理由で、WHOは新型コロナ感染予防目的でのBCG接種は推奨していない。

註4　ネアンデルタール人仮説

新型コロナウイルスに感染しても、症状が軽くてすむ遺伝子が、約4万年前に絶滅したネアンデルタール人から受け継がれているらしいという研究結果を、沖縄科学技術大学院大のスバンテ・ペーボ教授らが発表した。現在の日本人の約30%、ユーラシア大陸に住む半数ほどがこのタイプにあたるという。

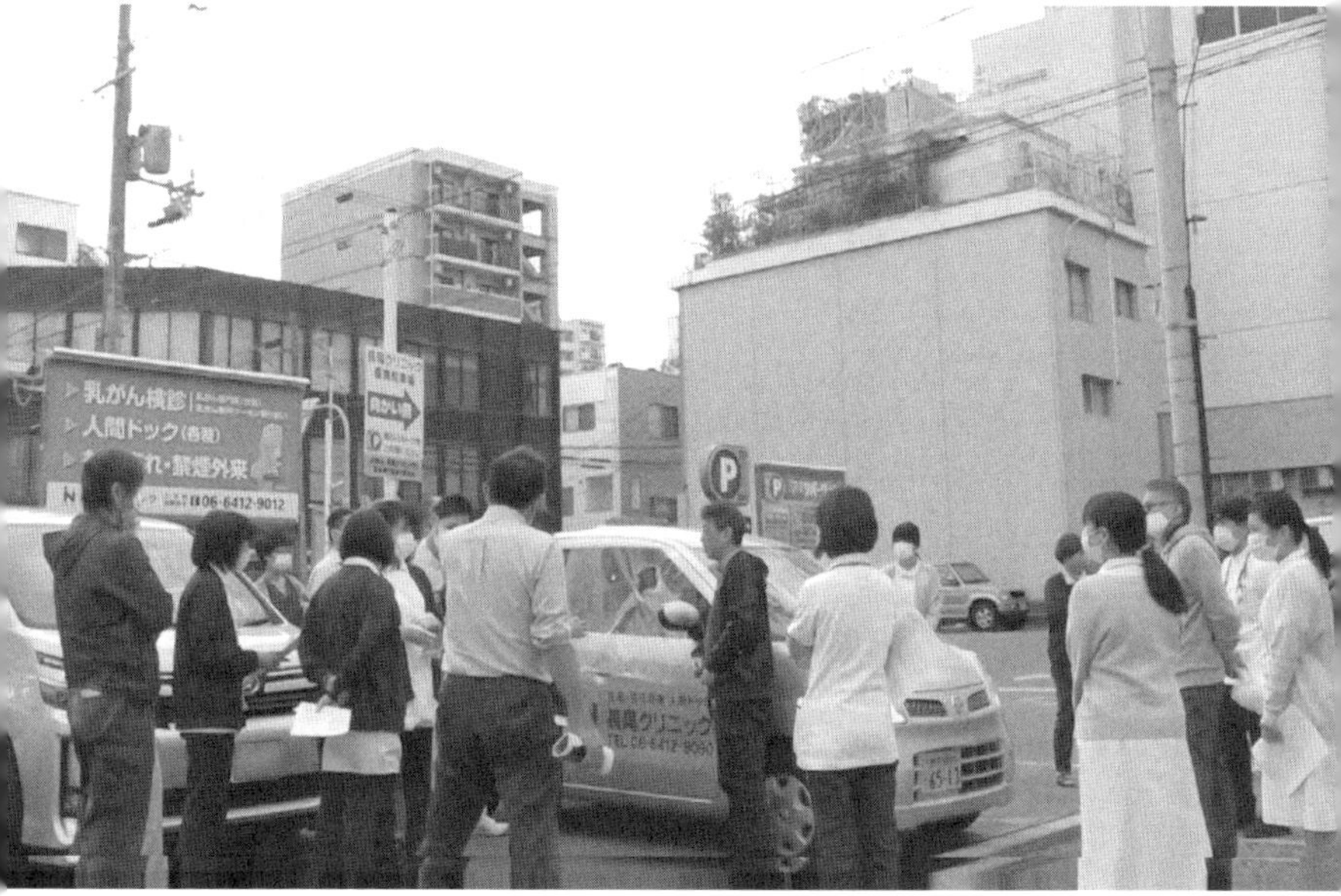

スタッフとともにドライブスルー診療の打合せ

2020年11～12月

11月5日　1週間にクラスターが100件超 前週の1.6倍 9月以降最多

11月10日　ファイザーがワクチン「90%超の予防効果」と暫定結果発表

11月12日　新型コロナ 国内の感染確認1661人 1日として過去最多

11月18日　国内感染者数が過去最多の2201人に。
東京も過去最多の493人で感染状況を最高レベルに引き上げへ

11月18日　日本医師会の中川会長「Go To トラベル」と感染について、
「間違いなく十分に関与」と発言

11月18日　ファイザーが“ワクチンの有効性95%”と発表
FDAに緊急使用許可申請へ

アメリカの製薬大手ファイザーは、18日、開発中の新型コロナウイルスのワクチンについて、95%の有効性があるとする、効果に関する最終的な分析結果を発表。数日中にFDA(アメリカ食品医薬品局)に対し、緊急使用の許可を申請するとしている。

11月20日　政府分科会「Go To キャンペーン」見直しなど政府に求める提言

11月24日　「通常助けられる命が助けられなくなる」専門家会合で危機感

「Go To キャンペーン」の運用の見直し、営業時間の短縮、移動の自粛要請などの対策を速やかに実行するよう求めた。

11月24日　政府が「Go To トラベル」から札幌市と
大阪市を目的地とする旅行を対象外に

11月27日　分科会尾身会長「個人努力だけに頼るステージ過ぎた」と発言

12月2日　イギリス政府がファイザー開発の新型コロナワクチン承認と発表

12月2日　日本医師会 中川会長「感染者がこれ以上急増すれば
医療提供不可能になる」と発言

12月8日　イギリスで新型コロナウイルスのワクチン接種が始まる

12月9日　ドイツ 新型コロナ 1日の死者数最多に
メルケル首相「厳しい措置必要」と発言

12月12日　病床逼迫 5都道府県が「ステージ4」に
“医療の提供体制が機能不全のおそれ”

12月15日　「Go To トラベル」全国一時停止 地域限定の対応から方針転換

12月17日　スウェーデン グスタフ国王が「新型コロナ対策は失敗だった」
感染急拡大で自国の政策を批判

12月20日　変異ウイルスが拡大 英からの旅客機受け入れ停止 欧州諸国が警戒

12月26日　政府は全世界からの外国人の新規入国 28日から1月末まで停止を発表

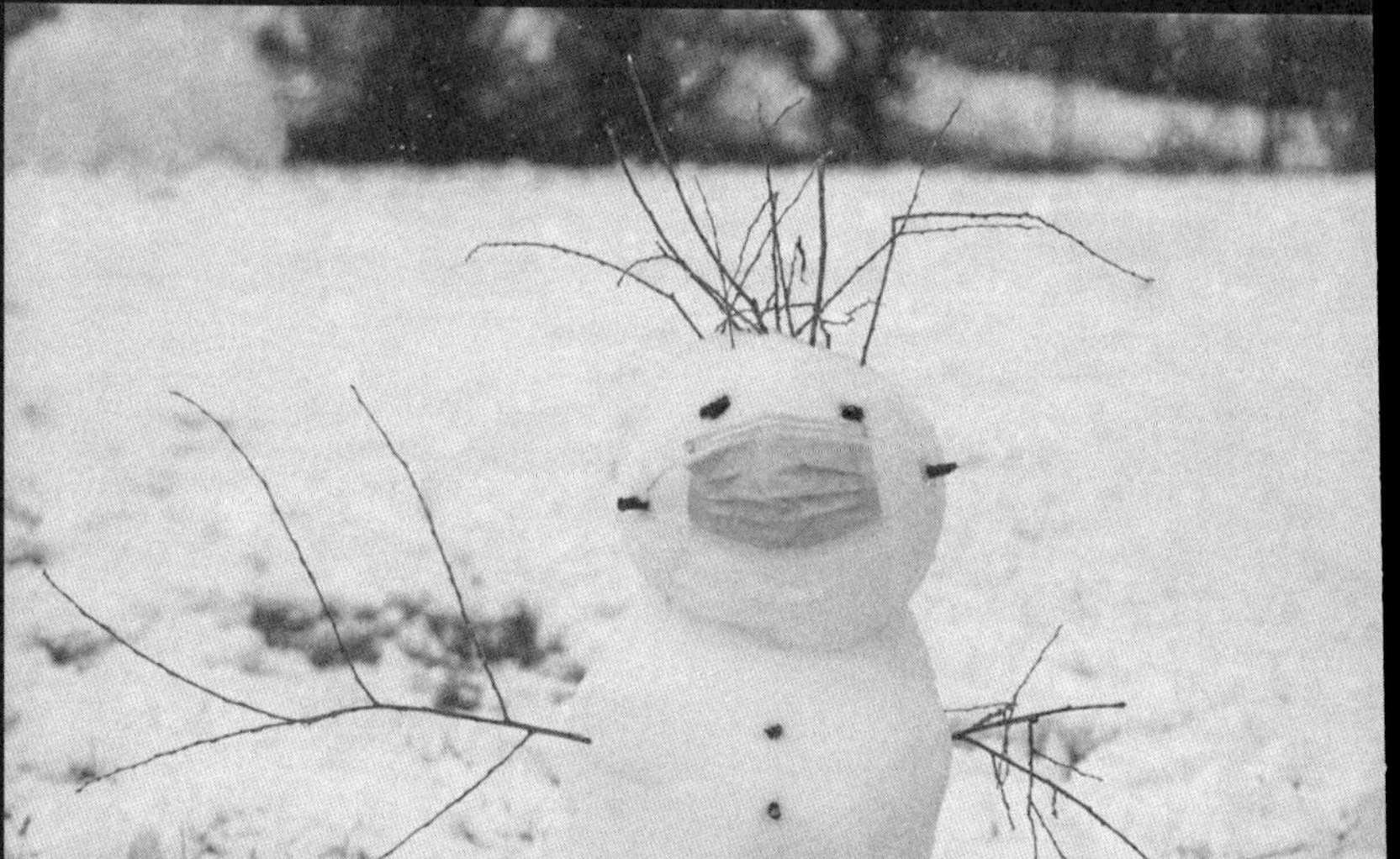

逼迫

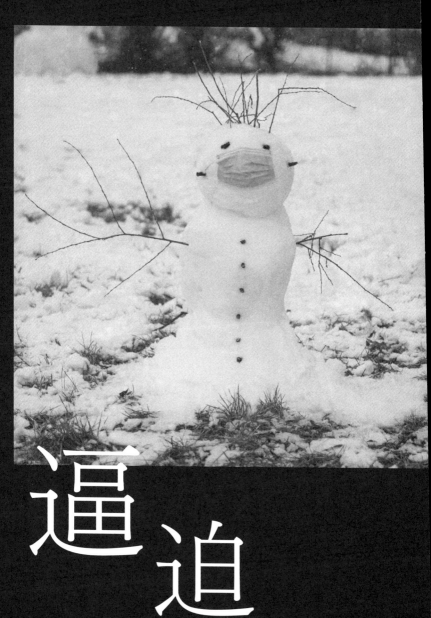

2020年11月

20年11月3日（火）　竹内結子さんを悼む

毎週金曜日に『夕刊フジ』に連載している『ニッポン臨終図巻』に、先週は竹内結子さんのことを、追悼の気持ちを込めて書いた。

「ご家族は自らを責めないで」

先日、令和2年版の厚生労働白書が発表されました。この白書の中に、〈人口100人で見た日本〉と、〈日本の一日〉という頁があり、医療関連についても興味深いデータがいくつかあったのでご紹介しましょう。日本の人口を100人とした時、「日常生活の悩み・ストレスを感じている」人は12・5人（12歳以上）。「健康状態がよくない」「あまりよくない」と感じている」人は、12・6人（6歳以上）。現実には、1日で2371人が出生し、3784人が死んでいます。そのうち、がんで死ぬ人は1031人。心疾患で死ぬ人は569人。老衰で死ぬ人は334人。事故で死ぬ人は108人。そして自殺で亡くなる人は、55人。

この狭い日本で今日も、50人以上の人が自ら命を絶っている――それが日本の現実です。だから、「自死」とはありふれた日常なのですと言いたいわけではありません。50人のその向こうに、悲しみにくれるご家族や友達がそれぞれ何十人、何百人と毎日生まれ続けていることを、忘れてほしくないのです。

9月27日に40歳で亡くなられた女優の竹内結子さんの死を、この連載に書くことを躊躇していました。人気者の自死の報道は影響が大きすぎるからです。あれから1ヵ月経った今、僕は医師としてではなく、親を自死で亡くした、この国にたくさんいる子どもの一人として、少しお話しさせてください。僕が高校生のとき、父は首を吊って自死しました。珍しく、「一緒に京都に行こう」と言われいくつか寺社を巡ったあと、四条河原町駅で「先に帰れ」と言われました。僕は仕方なく帰宅しましたが、父は帰ってこない。

警察から電話があったのはその数日後でした。遺体安置所で焼き場に運ばれる直前の父と対面。途方に暮れる母と弟を長男の僕が支えねばならないと、歯を食いしばって大人になった気がします。

人生を狂わせた父を恨み、なぜ止められなかったのかと自分を責め、自暴自棄になった青春時代。でも、もしも父が自死しなければ、僕は医者にならなかったでしょう。死んだ父の歳を越えた頃からようやく冷静に父を悼むことができました。

だから、竹内さんのご家族を他人事とは思えません。どうか、自分を責めないでとお伝えしたいです。どんなに側にいても、愛していても、相手の心のすべてを理解することなど不可能です。そして自死は、恥ずべきことではありません。故人の記憶を封印せず、美しい思い出を言葉にし続けること。それが何よりの供養であり家族の回復の道のりだと思います。

皆さま、寒くなってきたので、風邪に注意してくださいね。

2020年11月11日（水）　発熱外来に手を挙げたけれども

『日本医事新報』11月号には、自分の悩みの種を書いた。「発熱外来に手を挙げたけれども」……診療所医師たちは今、大きな悩みの中にいる。

かかりつけ医による発熱外来

この冬、発熱外来に手を挙げた。新型コロナウイルス感染症（コロナ）と季節性インフルエンザ（インフルエンザ）の両方を診ることになる。しかし町医者は、発熱患者をどのように診ればいいのだろうか。そのために国や地域、各診療所レベルで必要な準備とは何なのかを考えてみたい。

「発熱外来」には3類型あるという。①PCR検査やインフルエンザ検査をしない、②PCR検査のみ行う、③PCR検査もインフルエンザ検査も行う（①②は自施設で実施しない検査を外部機関に依頼）。発熱・感冒患者は、「かかりつけ医」がいる場合にはそこに相談し、いない場合は保健所に電話してもらい、患者の症状に応じて「発熱外来」に、重症者は「帰国者センター」に紹介するという。PCR検査は「唾液」ないし発症後9日以降は「鼻腔」で行う医療機関が多いと予想されている。

ちなみに当院の唾液ＰＣＲ（行政検査と自費検査）の陽性率は２〜３割であり、軽症ないし無症状の若い人が多い。風邪はもちろん、無症状であっても全員コロナの可能性を考えながら日常診療を行わなければならない。発熱外来にはすでにマスクやフェイスガード、ガウンなどの個人防護具（ＰＰＥ）が配布されている。欲を言えば、インフルエンザとコロナを同時測定できる抗原キットを配布していただければ非常に助かる。同時感染もあるかもしれない。片方ずつ検査するには手間も時間もかかりすぎる。唾液ＰＣＲ検査は、結果判明まで２〜３日と時間がかかりすぎるので、やはり抗原キットによるスクリーニングで判断することになるのだろうか。

「換気」と「寒気」の二律背反

三密の回避と、こまめな換気が院内感染予防策の肝である。診療所を換気するには外気の入り口と出口の２ヵ所必要で、その間の空気を移動させないといけないので室温は下がる。真冬は外気温が下がるため、待合室にいる一般の患者さんが震えないようなさまざまな工夫が必要となる。一方、発熱患者さんは風が通るような屋外で待つことになるのだろうが、発熱で震えている人を寒気に晒すことは忍びない。テントを張って発熱患者さんを診るにしても、どうやって暖をとっていただくか、工夫が必要になる。まさか焚火をするわけにはいかないし、寒い中、待ち時間にどんな工夫をすればいいのだろうか。

当然、暖房の設備投資に相当な費用がかかる。簡易なテントの整備だけでも数十万円の負担となる。この冬は「換気」と「寒気」という相反する命題に悩まされそうだ。「かかりつけ医」は慢性疾患の患者さんを診るが、この冬は通常外来と発熱外来をしっかり分けないといけない。しかし、せっかく手を挙げた発熱外来に患者さんがあまり来られないと「損失補塡」のようなものがあるというが、発熱患者さんを診れば診るほど赤字になる制度だとも聞く。

やる前からため息が出るような仕組みだが、合理的な制度であってほしい。

クラスターは悪なのか

「クラスター」という言葉はもはや一般市民も日常会話で使うくらい一般的になりつつある。しかし、クラスターの発生は未だ「事件」である。マスコミは依然として、〇〇病院や〇〇介護施設で「クラスターが発生した」と連日報道している。そして責任者がカメラの前で頭を下げて謝罪するという構図は、9ヵ月たっても変わっていない。

そして、コロナ=悪というイメージや、差別や偏見を助長するという悪循環に陥ったままである。欧米と比較して重症化率や死亡率がケタ違いに低い日本におけるコロナ禍は「インフォデミック（情報災害）」の色合いがかなり濃いと感じる。マスコミにより増大した「コロナ禍」と、僕たち「かかりつけ医」は対峙している。

クラスターが出にくい場所といえば「在宅」であろう。クラスターは5人以上の集団感染のことを指すが、独居高齢者や2人暮らしであれば、そもそもクラスターの人数に達しない。もちろん介護・医療スタッフも同時に感染する可能性はあるが、集団感染のリスクは同居者が小規模であるほど少ない。クルーズ船ではないが、大規模集団ほどクラスターを生む可能性がある。

もはや、どんなに一生懸命に感染対策をしても、院内感染や施設内感染は防ぎきれない。コロナ感染はいわば不可抗力であるのに、誰かが責任を負わないといけない状況のままだ。その結果、一部の介護施設は未だに面会謝絶と外出禁止令が続いている。言葉は悪いが、刑務所を連想させる。当然の帰結としてフレイルの進行や、認知機能の悪化が今も続いていることが残念でならない。せめて介護施設だけでもコロナをインフルエンザと同じ扱いにできないものか。そうすれば風評被害も免れる。その結果、入所者の尊厳は守られるはずだ。

診療所によってバラバラの対応では市民は不信感を持つかもしれない。発熱患者さんの検査や治療のあり方については、ある程度の標準化が必要ではないか。専門家会議による、より具体的な指針や政府の強いメッセージを待っている。

2020年11月14日（土） 現実は想像を超える

第3波がきた、とまたマスコミが騒ぎ出した。政治家や知事、行政は「徹底的に闘う！」と。現在、行政検査の陽性率が1割で、自費検査の陽性率が2割。これが当院の最近の状況であるが、この事実から何が言えるか。そう、コロナは蔓延している、そして無症状者が多いということ。人間にとっては一大事だけど、コロナからみれば順調そのもの。ウイルスは動物から動物に乗り移ることが仕事だ。そのために「意思を持って」波状的に襲いかかる。

大海や水族館を泳ぐ、イワシの大群。大空を飛び渡る、野鳥の大軍団。アフリカでのバッタの大量発生……。個々は偶然に行動していない。何らかの意思を持っての行動だろう。ウイルスも同じで、互いに連絡を取り合っている。だから世界各国で同時多発的に流行するわけだ。人間にとっては第3波かもしれない。でもウイルスにとっては順調、順調。だから感染するのは仕方がない（大阪弁では、しょうない、しゃあない）。重症化したり、死んだりしなければいいだけのこと。

長尾先生、第4波はあるのですか？　と、どこに行っても訊かれる。そんなもん、わかるわけないやん。現実は常に想定を超える。言えるのは、ただそれだけだ。阪神・淡路大震災も東日本大震災も人間の想定を超えていた。大切なことは、想定することではない。どこかで怯えながら謙虚に生活すること。これから2～3年はそんな時代になるのだけど、地球の歴史からみれば0・001秒程度だろう。だから必要以上に大騒ぎしないで医療資源を破綻させないでほしい。それは、今回のコロナに限っては可能だ。しかし、マスコミの報道が邪魔をしている。

復活した「煽り屋さん」たちが得意気に話しているけれど、そんなチャンネルはやめて、ドラマを楽しみ、歌を聴くべきだ。

2020年11月22日（日）　けったいなウイルス

Go Toが、コロナ感染拡大の原因だったのか？　いやそうではなく、むしろ免疫がついて予防になる？　という医師もいるから検証にはかなり時間がかかりそう。なにせ「けったいなウイルス」やけんね。どんなところが「けったい」なのか。
①無症状の人が多い。肝炎ウイルス、エイズ、ヘルペス、ＨＰＶなどもそうだ
②持続感染する
③命を奪うことがあり、悪性腫瘍や免疫不全で死に至ることがある
④容易に空気感染する。これがコロナの最大の特徴。ここだけは結核や麻疹に似ている。輸血や性交渉で感染するＨＰＶ肝炎ウイルスやエイズ、ＨＰＶとはかなり違う
①〜③と④を組み合わせた時に、今回の「新型コロナウイルス」以外にないと判別できる。何十万もある人畜共通感染ウイルスの中で唯一のウイルス。その意味ではまさに「新種のウイルス」と言っていいだろう。潜伏しているのに急にスナイパーに変身する可能性を持つ、実に「いやらしく」て「巧妙」でよくできたウイルスである。まさに、「けったいなウイルス」。
現在の感染拡大の本当の理由はよくわかっていないのだ。寒さのせいであってほしいな。変異がメインであってほしくないな。今夜は寒い。けったいなウイルスちゃん、これくらいにしといてね。

２０２０年11月28日（土）　都道府県別ではなく人口密度別で注意喚起をしては？

国と医師会、国と県、県と市町村がバラバラに動きながら、独自の注意喚起をしていること

を不思議に思う。「人口密度別」に注意喚起をしてはどうなのか。

都道府県別の感染者数の分布表を眺めてほしい。完全に人口密度に比例していることに気がつく。次に、東京都なら23区別の感染者数を見てほしい。人口密集した区ほど感染者数が多いことがわかる。兵庫県でも、阪神間と丹波篠山と日本海側とで感染者数を比べると、人口密度で雲泥の差がある。感染者数は人口密度と指数関数的に比例して増加。理由はきわめて単純できれいな直線に乗っている。

ウイルスは人と人の距離が近いほど感染する。ポツンと一軒家に住んでいる人は感染しない。だから都道府県別に自粛要請や注意喚起をすることに疑問を感じる。ウイルスには国境も県境も市町村の境界もまったく関係ない。人口密度別に注意喚起をすることが大切だと思うが、人間が勝手に作った境界線の左右で混乱が起きている。

携帯電話は現在の位置情報を把握している。ならば、今いる地点の危険度もわかるはずだ。待ち受け画面に赤から緑のグラデーションをつけて表示して、リアルタイムにリスクを自覚させる案はどうか。また、できれば感染者数ではなく、重症者数と死亡者累計を人口密度に加味して表示すべきだ。すなわち、今いる地点の人口密度×重症者数×死亡者累計を色分けで表示してはどうだろう。

一番危険なのは都会の繁華街で、一番安全なのは田舎の一軒家だ。

都会を離れるのが最も確実なリスク軽減法。コロナが怖い人は、都会脱出も一案である。藻谷浩介さんと寺本英仁さんの共著である『東京脱出論』を読んだら、ますますそんな気になった。都会に住んで不要不急の外出を控えるのか、田舎に住んで不要不急の外出で楽しむのか。

大阪のキタとミナミで時短営業要請が始まった。またか－、という感じで飲食店が気の毒でならない。確かに重症者は増えている。感染症病棟は悲鳴を上げる。ＰＣＲ陽性が判明するまでは感染者とはみなされない。その間に死んだらどうすんの？　という法律の狭間も問題だ。冷たいようだが、パンデミックとはそういうこと。救える命もあれば、どうやっても救えない命も出てくる。数年後には２０２０年の感染症行政はどう評価されるのか、見物だ。政治家は逆、逆、逆へと進んでいっているような気がしてならない。僕が注目しているのは、第1波、第2波、第3波のウェーブ。とってもきれいな形で実にわかりやすい、まるで海の波のようだ。この波の形は政治などの人間の力で変えることができるのか？　人間の力よりも、ウイルスの意思のほうが勝るような気がする。

ウイルスには勝てないし、仕方がないな。なるようにしかならない、しゃあない節。

２０２０年11月30日（月）　この冬は仕方がないね

第3波の影響が連日、のしかかる。いろいろな行事がキャンセルになる。でも仕方がないね、この冬だけは。

明日から12月。早い。きっと一生忘れられない年末年始になるのだろう。会食禁止、ＧｏＴｏ停止、忘年会禁止、外出禁止……ジムやカラオケ、初詣も禁止になるのかなあ。異常、異様、に順応するしかない。オンラインか孤独で楽しむ癖をつける冬。日々たくさんの仕事がある僕は幸せなのかもしれない。昨夜もずっと往診の数珠つなぎだったので疲れた。前日や朝から調子悪いのに日曜日の夕方になると必ず、携帯電話で往診を頼まれる。あー、もうちょっと早く言ってくれたら、たくさんのスタッフが対応できるのに……。あとの祭りは、自分自身が動き回る他に手がない。僕は完全に普通の人の裏側（夜間）も動き回る役だ。というわけで、あまりにしんどいのでこんなチラシを作り、配ることにした。

介護施設のスタッフ、介護者へのお願い——日祝の緊急対応について——

1　長尾クリニックは年中無休で外来診療しています。
日曜日・祝日も12時まで通常診療しています。レントゲン、CT検査も可能です。しかし、日祝の夕方になると、長尾院長の携帯電話が鳴りやまなくなります。多くは前日ないし当日の朝から具合が悪いのですが、「日祝は休みだと思い連絡しなかったけれど、夜が不安なので電話した」という内容です。日祝の午前中に地域連携部にお電話いただければ、その日のうちに対応できることをスタッフやご家族に周知してくださるよう、切にお願いします。

2　「長尾院長への間違い電話」が多く、困っています。

長尾院長への電話の半分以上は間違い電話になっています。再度確認しておかけください。訪問看護師や処方箋の事務的な問い合わせなどは、長尾院長の携帯ではなく、在宅事務や訪問看護師の番号にお願いします。院長携帯は急変や看取りなど、緊急の医療相談のみにしてください。また在宅契約した方だけに番号を教えているので、ご近所の方や知人に口外しないでください。

長尾クリニックは24時間365日×25年間、長尾院長一人で携帯電話を受けてきました。しかしこの調子だと健康上の理由で早晩、受けられなくなります。どうかご理解のほど、スタッフへの周知を宜しくお願いします。

2020年11月　長尾クリニック　長尾和宏

2020年12月

2020年12月1日（火）　なんで即診断、即治療ができないのか

感染拡大→病床逼迫→医療崩壊→厳しい制限という流れに疑問を持たない政治家はどうかしている。感染拡大と病床逼迫の間にあるものに注目しないといけないのに、政治家は誰も言及しない。なぜ、コロナの即診断、即治療ができないのだろう。3月からずっとそう思いながら9ヵ月が経過した。僕自身は3月からコロナ肺炎を5分で発見し、ステロイドとデキサメタゾンを注射して、待機中もオンライン診療してきた。

長尾クリニックのモットーは、26年前からずっと「即診断、即治療」である。インフルエンザを考えてみよう。診断から治療までたった30分で完結する。**しかしコロナは、開業医は治療ができない（してはダメだ）し、PCR検査が判明するまでの3〜4日間、保健所は放置である。**

この差は何か?

開業医に治療の裁量権を与えていないから。唾液を取るだけの能なし機械のような扱い。陽性者＝難問＝専門家と、保健所だけOKという構図で、開業医にはコロナは触らせないというセクショナリズム[註1]だろう。

重症化するまで待っていたら、病床逼迫は当然の帰結だ。そうではなく、早期診断し重症化

を予知することが大切。今のコロナ対策は、消化器に喩えたら、直腸〜肛門だけしかない。口（PCR検査）、食道や胃（デキサメタゾンやフサン）、小腸大腸がない。後者は僕もできるのに、やらせてもらえない。医者をやっていてこんなに悔しいことはない。

何が原因か？　実は極めて単純だ。感染症法2類をやめて5類に落とせばいいだけ。3月からずっと言っている。

がん検診に相当するのが「街角無料PCR検査」である。無料が無理なら3000円程度で検査ができる体制を望む。即診断、即治療していれば、重症化してECMOを装着する人は確実に減らせるのに、なぜできないのか僕には意味がわからない。

同じことを9ヵ月言い続けてきて、何度も言論誌等に書いたけど、時間の無駄だったのかもしれない。あーあ。もう諦めて、歌でも歌ってようかな。なるようにしかならない。力づくはもうやめよう。22時半まで働いたけど、夜食のドカ食いで太りそうだ。

2020年12月9日（水）　ピーク越え

病床が逼迫している病院関係者は必死で闘っている。一方、大騒ぎする若者やGo Toの大人たち。このギャップってなんやろうね。同業者として、感染症病棟で闘っている医師や看護師などのスタッフには、感謝と敬服しかない。もしそれを出口とするのであれば、僕は僕なりに入り口を守っているつもり。いずれにせよ「この先どうなるのかが不安」という声が多い。

でも僕は、「もうとっくにピーク越えしている」と実感する。なんのエビデンスもないけれど、発熱外来にいると何となくウイルスの動向を肌で感じられるような気がしてくる。なんやかんや言うても、みんなコロナに慣れてきている。慣れたらあかん、と言われても慣れてきている。医療関係者には、Ｇｏ Ｔｏも忘年会も休みも何もない。僕も、まさに不眠不休で在宅患者さんと向き合っている。

今夜も4件の往診と2件のお看取りがあった。末期肺がんの方のお看取りは、賑やかだった。家族三代総出による、大エンジェルケア大会。最期の日まで食べて、トイレで用を足して苦しまない、管一本ない穏やかな最期だった。死後の処置も家族らがワイワイ言いながらやっている。こんな光景も病院ではあり得ないだろう。

兵庫県のコロナ死者が１００人を越えたとカーラジオのニュースで聴いた。しかし、長尾クリニックの在宅看取りは今年、１２０人を越えている。もちろんコロナ死は一人もいない。

２０２０年12月15日（火） コロナ禍における医業経営

コロナ禍で多くの医業経営者は苦しんでいる。ほとんどの医療機関は赤字である。でも、他の業種に比べれば全然マシである。医療は半分、公共事業のようなものだから一番安定している部類だ。

コロナとどう向き合うか。今、経営者が最も試されている。僕も経営者のはしくれ。まあプ[註2]

レイングマネージャーだけどね。今日は当院のボーナス支給日だ。全員、昨年とまったく同額と決めた。

2020年12月17日（木）　認知症があるおひとりさまの在宅依頼が増えている

認知症のおひとりさまが全国的に増えている。そんな人の在宅医療の依頼が、続々と舞い込んでくる。コロナ禍で病院や施設が面会謝絶になっているからだ。

認知症のおひとりさま。子どもがいても遠くにいてなかなか帰って来ない。そんな場合、施設入所が一般的なのだろう。しかし本人が強く在宅を希望される場合が時々ある。その新規依頼が、今日だけでも4件あった。寝食を忘れてたくさんの家々を回った。

これまで在宅医療や訪問介護を拒否していた家庭でも、年末年始が近いということもあり、駆け込むように依頼がある。認知症に伴う不安から、拒否や警戒心が強いケースがある。僕はピエロになりおどけてみせて不安を取り除いていく。とにかく最初が肝心。焦らずにゆっくりと入り込んでいき、信頼を得るのがコツだ。

こうしてほとんどの「在宅希望の認知症のおひとりさま」は在宅看取りまで至るのだが、こちらとしても達成感がある。貴重な人生の最後の時間だけでも家族と共有できるかどうかは、本人はもちろんだけど、残された家族にとっても意味が大きい。看取りのあとは、みんな満面の笑みになりこう言う。「こんなに穏やかに逝けるなんて」と。

コロナが在宅医療を加速させている。在宅看取りも加速させている。医療崩壊ばかりが報道されているが、僕たちはその陰で「痛くない死に方」を希望する人と関わる機会が増えている。

それはそれでいいことだと思う。


師走になり、さらに忙しい。車を走らせながら片手でおにぎりかポテトチップスを食べる。オッサンの異様な姿は他人からは「けったい」そのものだろう。寒い夜、ホンマにアホな人間やなあと情けなくなる。深夜のすき屋のカレーは美味いけれども、どこか侘しい。今年もあと2週間。みんな頑張ろうね。

2020年12月22日（火）　要介護5の人がコロナに感染したら

もしも要介護5の在宅患者さんがコロナに感染したら。「もしも」と書いたが、知り合いの医師のところでは現実になった。いろいろな選択肢があるだろうが、少しは想定しておきたい。

コロナは常に「弱者」を狙う。自然免疫が低下した要介護5の寝たきりの人だ。

たとえば人工呼吸器を装着した神経難病患者さんが高熱を出した時に、どうすればいいのだろうか。誤嚥性肺炎？　胆嚢炎？　腎盂腎炎？　いや、新型コロナ？　在宅患者さんがPCR陽性だったら？　介護している家族がPCR陽性だったら？　関わるヘルパーや看護師、医師がPCR陽性だったら？　さまざまな事態を事前に想定しておくべきだ。
①そもそもPCR検査をやるか、やらないか

②在宅や施設で陽性者が出た時、どの範囲までPCRをすればいいのか
③陽性判明者を入院させるか、在宅継続か

特に③の判断は難しい。保健所との相談になるが、保健所の電話が通じない。そもそも医療崩壊の中、受け入れてくれる病院は極めて少ない。あと、入院することがその人にとって幸せな選択なのかどうかも問題だ。一方、在宅継続するとして誰が介護に入るのか……。考えたくないケースだけれども、実際に知り合いの医師の在宅患者さんで起きているので、決して他人事ではない。今、医療崩壊が叫ばれているけれど、こんなケースがまさにそう。**「命の選別はよくない」と叫ぶ人が多いが、選別すらできずに、「全部を受けきれない事態」を想定しておかないといけない**。正直、イヤな仮定だ。

日曜日の夜も往診や電話などであまり、眠れなかった。もう生前葬[註3]も終わったし、何も怖くないはずだけど、9ヵ月の自主隔離は修行僧の気分である。あと10日で今年も終わり。

2020年12月28日（月）　コロナ対策10の間違い

今年1年を振り返ると、国のコロナ対策は間違いどころか、逆だったように思える。自分なりに「10の間違い」を指摘してみたい。人間は間違いを犯す動物だ。でも間違ったら直せばいい。

間違い①　2020年1月末にコロナを感染症法の2類（相当）感染症に指定した

実質、2類相当と言いながら実質は1類扱い、つまりエボラ出血熱と同じ扱いにした。これが、コロナ＝死というイメージを市民に植えつけた。現在も混乱の大元である。

間違い②　感染船を培養船にした

ダイヤモンド・プリンセス号の対応に大きな違和感があった。というのも感染者を残して非感染者を下船させるべきところを、真逆の対応だった。結果、多数の船内感染を引き起こした。取るべき処置は逆ではなかったのか。重症ではない感染者を残して非感染者から下船させるべきだった。無症状陽性者がたくさんいることがわかったのに、この事実を今後の戦略に生かせていないことは残念無念としか言いようがない。

間違い③　欧米の死者の映像をテレビで流し続けた

欧米とは重症者・死者数が2ケタ違うという事実。ならば日本におけるコロナの怖れ方も、100分の1でいい。しかし日本も欧米に続くような錯覚を国民に与えてしまった。これで高齢者は「ステイホーム症候群」だらけになり、現在進行形で死亡者を増やしている。

間違い④　ワイドショーが煽り報道をやめない（現在進行形）

視聴率狙いの煽り報道にこそ規制が必要だ。高齢者はテレビ報道に素直に従う。今からでも遅くはないので国家権力で煽り報道をやめさせてほしい。

間違い⑤　第1波・第2波に学ばなかった

第1波で、死亡者数は欧米と2ケタ違うことがわかった時点で、戦略を大きく変えるべきだった。「なんでも隔離」ではなく、早期診断・治療と重症化予防を優先すべきだった。軽症の新型コロナの診療をかかりつけ医に降ろすべきだが、未だそれができていない。確固たる戦略がないために多くの命が失われている。現代のガナルカナル島のごとく。

間違い⑥　PCR検査に関する政府のスタンスを明確にしていない

ＰＣＲ原理主義を容認するとしても、検査の意義を明確にしないまま現在に至っている。その結果、自費ＰＣＲ検査の値段は１９８０円～5万円と25倍もの格差ができた。検査難民も生まれた。こんな現状を放置している罪は重い。

間違い⑦　この期に及んでもタバコが一番のハイリスクであることを隠蔽している

喫煙がコロナ感染と重症化の最大リスクである。発熱外来の半数は喫煙者だ。しかしＪＴは財務省のオイシイ天下り先である。だから為政者はこの重大かつ単純明快な事実を隠蔽しているが、現場の医療者として許し難い。

間違い⑧　「地域包括ケアで対応」という思考回路がない

保健所崩壊や感染症病棟崩壊の原因は何なのか？　ダイヤモンド・プリンセス号が教えてくれたように、コロナは高齢者の問題だ。高齢者といえば地域包括ケアでしょう。認知症や介護施設の感染者は、誰がどこで診るのか？　実はコロナ対策の主役は感染症専門医ではなく、ケアマネや介護職であり、在宅医ではないのか。コロナ対策に未だ「地域包括ケアで対応」という概念が登場しないことは政治の無能を象徴している。

間違い⑨　コロナを「感染症ムラ」の利権にした

「コロナは未知の感染症だから」という理屈があるが、裏を返せば、専門家でもわからないということ。しかし、コロナ対策委員会に臨床現場の人間は入れてもらえない。町医者だってたくさんのコロナを診ているが、「コロナは感染症専門家しかわからない」らしい。もはや市中感染であるコロナを、一部の専門家しか扱えないシステムにしたままにしている「感染症ムラ」はどうなのか。

間違い⑩ 「2類指定のやめどき」を知らない

当初は仕方がなかったでしょう。しかし少なくとも施行から1年後の2021年1月末には、2類から5類に下げるべきだった。たったこれだけの政治判断で、何十万人もの命が救われる。しかし、2022年1月末まで、今のまま2類指定が延長されるという。これほど無力感を感じたことはない。時限措置の「やめどき」を知らないのだ。その結果、救えるはずの何十万人もの命(失業、うつ、自殺など)を救えないという状況は医師として本当に辛い現実だ。

註

註1 セクショナリズム

企業や組織内での割拠主義のこと。自分の所属する部門の事情のみを考慮し、その利益や権限を守るために行動すること。円滑な業務遂行のために必要な情報共有や協働を他部門に対して閉ざしてしまうので、組織全体の目的・利益を考えられないようになり、結果的には組織全体に不利益をもたらす。

註2 プレイングマネージャー

一人のプレイヤーとしての仕事と、管理職としての業務の両方を担う立場のこと。

註3 生前葬

生きているうちに葬儀を行うこと。長尾和宏医師は50歳の時と60歳の時の2回行った。

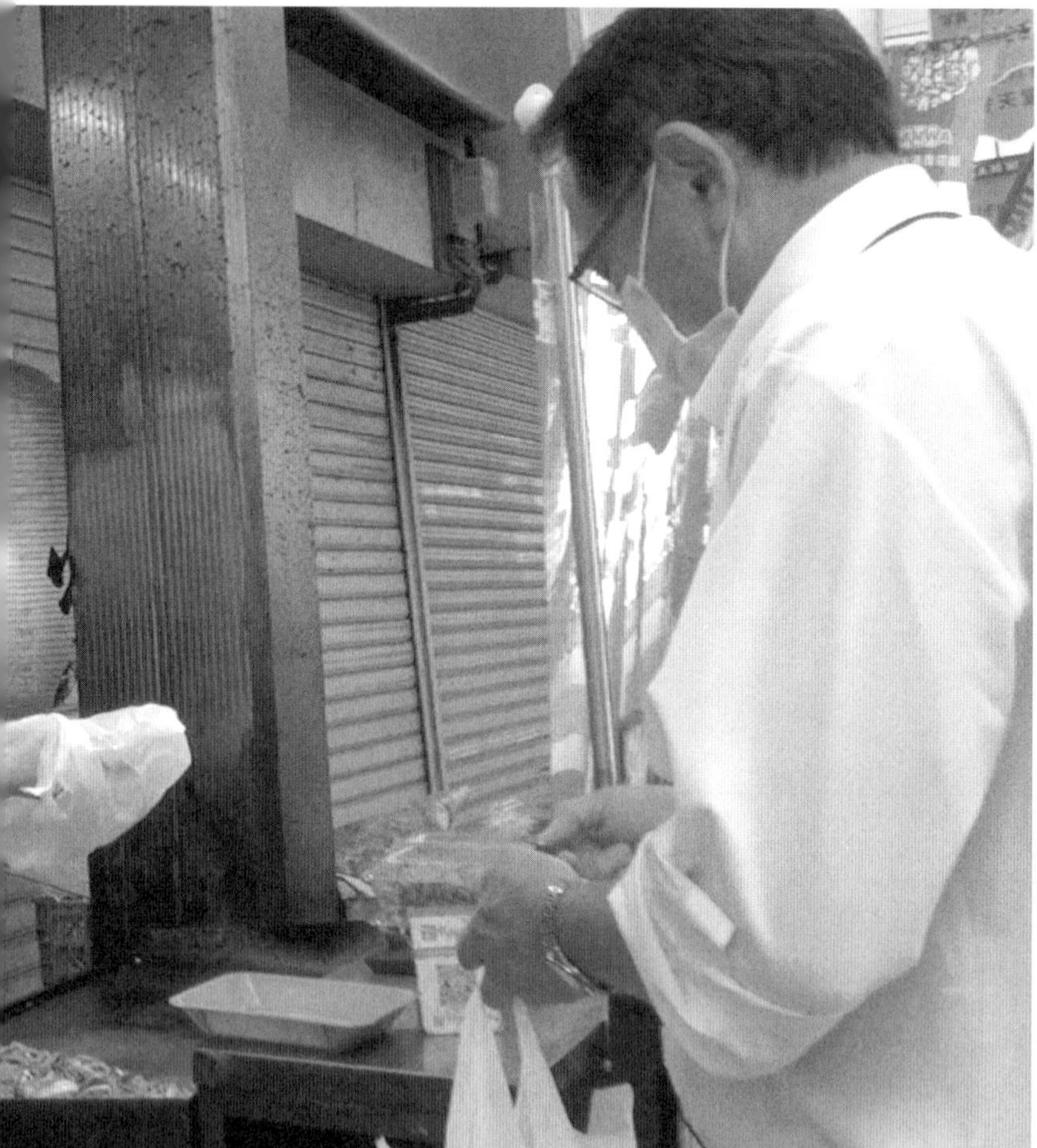

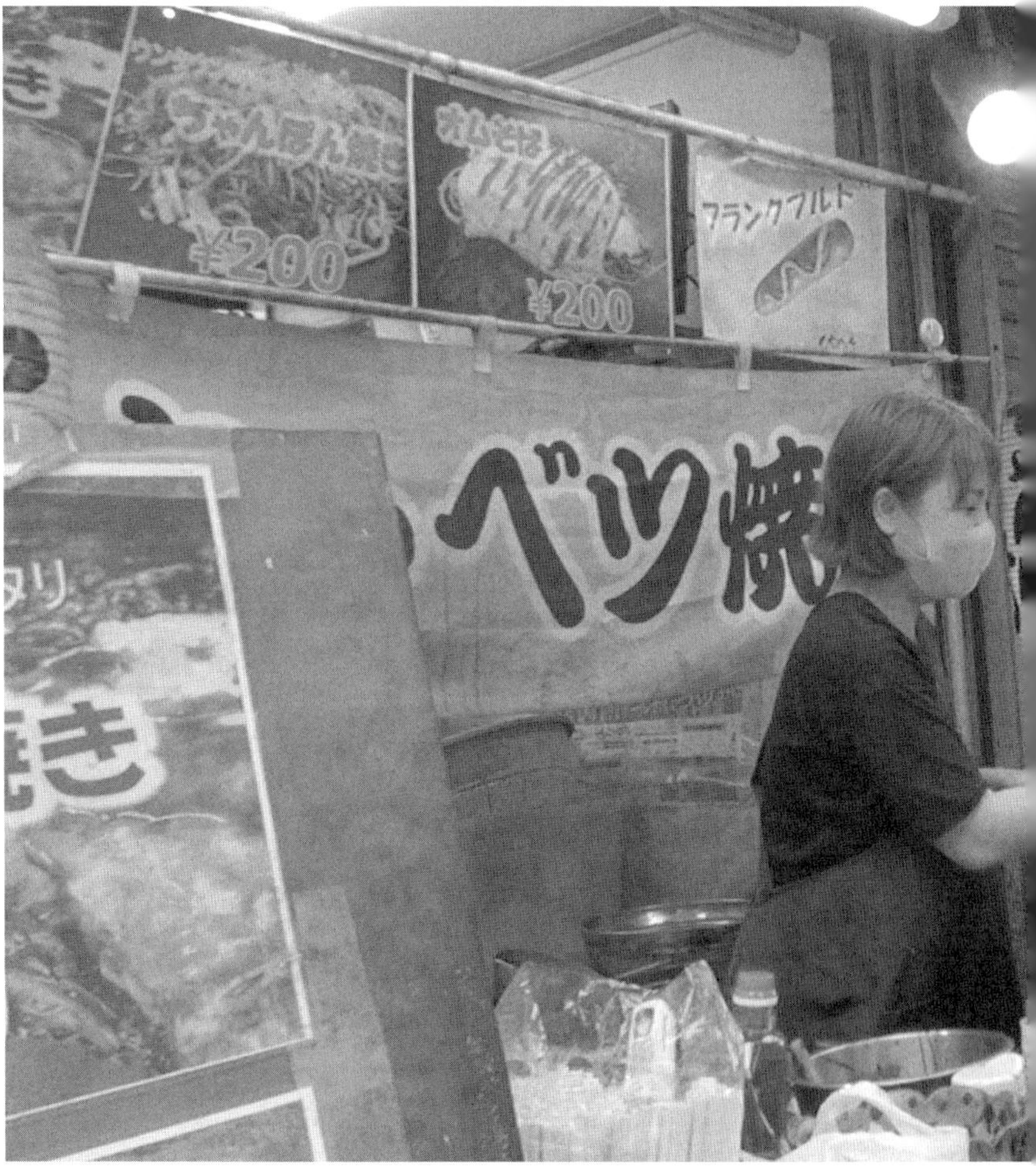

年末・年始も尼崎の商店街にお世話になった。キャベツ焼きで年越し

2021年1～2月

1月1日　東京都が緊急事態宣言の発出を政府に要請することも検討

1月5日　政府分科会が提言まとめる“1都3県に速やかに緊急事態宣言を”

1月6日　イギリスで拡大の変異ウイルス分離に成功 国立感染症研究所

1月6日　ファイザー製ワクチン 米で約190万人中21人に激しいアレルギー反応

1月7日　緊急事態宣言 1都3県で2月7日まで 政府方針を諮問委員会が了承

菅首相 1都3県に緊急事態宣言

緊急事態宣言受け 東京都「緊急事態措置」決定

1月8日　東京都 コロナ検査陽性でも入院先など決まらない人が急増

東京都で入院や療養先が調整中となっている人は、先月5日までの1週間では700人余りだったが、今月2日までの1週間は3000人余りに達し、およそ1ヵ月で4倍に増加。

1月9日　大阪 兵庫 京都 3府県知事 緊急事態宣言発出の検討を要請

1月11日　WHO「集団免疫」“今年中に獲得するのは難しい”

1月8日の時点で先進国を中心に42ヵ国でワクチンの接種や準備が始まっているが、ワクチンを広く世界に行き渡らせるにはまだ時間がかかり「集団免疫」を獲得できる水準には届かないとしている。

1月13日　外国人の入国を全面停止

1月14日　WHO調査チーム 武漢に到着 新型コロナ発生源など調査

1月23日　新型コロナウイルスの死者 全国で5000人超える

1月27日　世界の感染者が1億人超える

2月1日　緊急事態宣言 10都府県は来月7日まで延長 栃木県は解除 菅首相

2月3日　新型コロナ 国内の死者6000人を超える

2月14日　新型コロナワクチン 国内初の正式承認 米ファイザー製

2月17日　新型コロナ ワクチン先行接種始まる 医療従事者 約4万人対象

2月23日　WHO 新型コロナ変異ウイルスは「100超の国や地域に拡大」

2月26日　緊急事態宣言 首都圏を除く6府県 今月末で解除表明 菅首相

諮問委 尾身会長 6府県解除「もろ手をあげて 無条件で賛成ではない」

変異

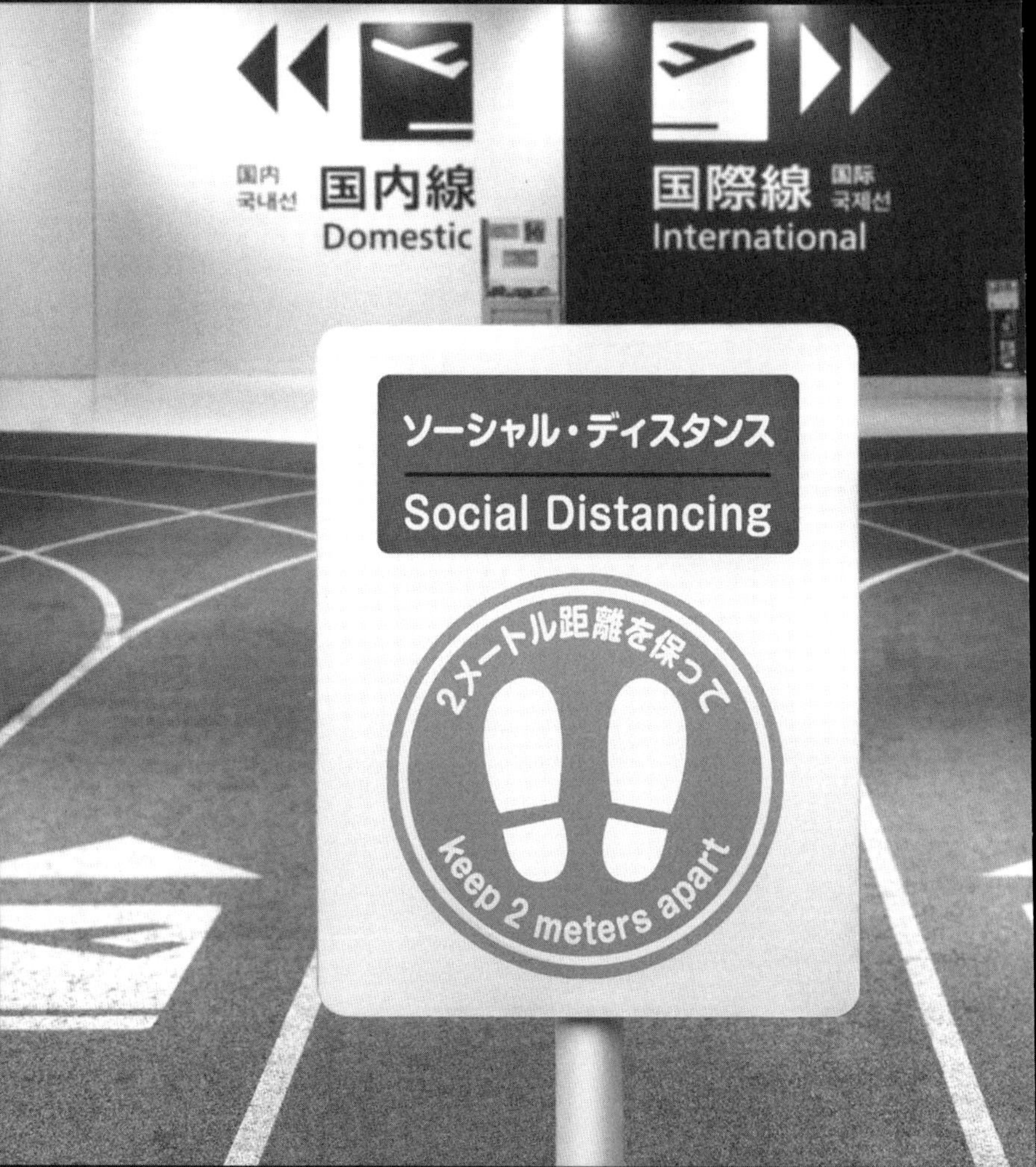
国内
국내선
国内線
Domestic
国際線
国际
국제선
International
ソーシャル・ディスタンス
Social Distancing
2メートル距離を保って
keep 2 meters apart

2021年1月

2021年1月1日(金)　自分自身にエール

大晦日も早朝から深夜まで看取りや往診で右往左往していた。もちろんPCR検査陽性者への対応も一人ひとり丁寧にしている。

正直、大変な年越しになったが、なんとか生きて越せたぜ！　謹んで新年のご挨拶を申し上げます。年が明けた。昼も夜も死ぬほど忙しい。この調子ならそのうち死ぬだろう。600人の在宅患者さんの365日夜間対応に加えて、神経を使うコロナ対応もあり、ストレスは極限に近い。

医療崩壊はテレビで報じられている通りで、入院は極めて困難だ。しかし**「119番すればいい、大丈夫」だと思っている国民が多い。「119番さえすれば医療が助けてくれる」と無邪気に言う介護施設もある。**「そうではないですよ」と管理者に説明するけど、説明だけで1時間はかかる。

要介護5の、褥瘡《じょくそう》のある寝たきりの患者さんに、1日3回食事介助で「完食」を目指すこの国の介護はオカシイよ。介護職が窒息させて利用者の命を奪っていることを介護職は知らないといけない。一方、医療者側は「まだそこそこ元気だから」と人生会議もできていない。日本の医学介護教育を根底から変えないと崩壊するのは当たり前である。

大晦日も夕方まで10数人のスタッフと仕事をしていた。でも日が沈んでからが僕の出番だ。大晦日も夜回り先生。日付が変わる直前にも緊急コールが鳴った。オチオチ紅白も観られないのがこの仕事だ。今年の紅白は無観客だったせいか、演出がすごかった。来年からも無観客でやったほうがいいと思った。

今年は、自分にエールを！　周囲にエールを！　年末、往診の車の中で朝ドラ『エール』の総集編を観て、泣いた。志村けんさんも出ている。患者にエールを！　そして世界にエールを！　今年は「エール」の年になりそう。皆さまとともに歩んでいきたい。どうぞよろしくお願いします。真面目に、真面目に、頑張るぞ。あっ、たった今も電話が鳴った。誰か助けて！

2021年1月8日（金）　入院待ちと退院後のコロナ肺炎は誰が診る？

PCR陽性が判明してもすぐに入院できず、1週間程度、自宅待機になる人が多い。その間にたくさんの人が亡くなっている。

「[註1]自宅待機中に122人が死亡」と発表されたが、きっと氷山の一角ではないかな。「医療崩壊」の意味を考えたことはあるのか？　コロナでも病院に入れないだけではない。コロナ以外の急病の入院ができないことも、重要な視点。あと、ポストコロナ感染症病棟の人の行き場もない。2ヵ月以上続く「ロングコロナ」や「再燃」するケースもある。感染症病棟を出たあとのフォローは誰がするのだろう。療養型病院？　在宅医療？　国は何も決めない。

保健所が「軽症で治った」とお墨付きを出しても、39度台の発熱が続き、当院のCTで高度な間質性肺炎がある患者さんがいた。「まだ治っていない。入院が必要だね」と診断した。しかし保健所は、診てもいないのに「大丈夫」とだけ。その人から深夜、「39・2度発熱して息苦しい」との電話があった。「指定感染症だから保健所に電話して指示に従ってね」と。20分後、家族から電話がかかってきた。**「保健所は、自分で119番して救急車を呼びなさい」と言ったと。はあ？？？**　病院と入院交渉するのが保健所の仕事なのに、コロナ陽性だとわかっている患者さんに「自分で119番して」はないだろう。救急隊や病院とちゃんと連携してよ！

2021年1月9日（土）　コロナ感染したまま家に帰ってくる患者さん

コロナで入院したあとの受け皿がほぼない。PCR陽性の患者を受け入れる病院は少ない。90代なら1ヵ月も入院すれば、ほぼ寝たきりになる。看取りを覚悟して自宅に戻ってくる人もいる。でも、誰が引き受けるのか？　医者は？　看護師は？　ケアマネは？　ヘルパーは？

病院は面会禁止なので、初めて介護をする家族にオムツの替え方や薬の飲ませ方を指導することすらできない。一番必要なヘルパーをどう確保するのか。もしもヘルパーが感染しウイルスをバラまいたら？　マスコミは大きく報道するし事業所は処分を受ける。差別や偏見や怒声を想像したら、そんな患者さんを受ける事業所はない。介護施設も同じ理由で受けるところはまずないだろう。一部の療養型病院が受けてくれるかもしれないが。切ない話だ。

入院してなんとか命が助かっても、衰弱は一段と進む。あれよあれよという間に人生の最終段階になって、初めて看取りを考える。3年前、国は「人生会議」という言葉を作り一生懸命に宣伝したが、コロナ禍においては死を意識させるのでタブーとなっている。なんてこった。本来はこんな混乱状況のための「人生会議」なんだけどね。

この数日の感染者数の増加で、2度目の緊急事態宣言が出たのでメディアはどこも大騒ぎで、またステイホーム症候群が増加するだろう。若い人は1ヵ月間ステイホームしても大丈夫だろうが、高齢者は認知症が進んで、みるみる衰弱してしまう。1日2回は家を出て、公園や河原など人があまりいなそうな場所を、ゆっくりでいいので歌を歌いながら歩いてほしい。

「無力」という言葉に押し潰されそうになる。しかしそれでも何か「できること」からやるしかない。時代の「空気」が怖い。「空気」には勝てない。第二次大戦もこんな感じで始まったのだろうか。声の大きな人が煽動し、みんなが「それしかないだろう」という空気がコワイ。

2021年1月10日（日）　重症化予防と早期介入に重点を移すべき

あちこちの介護施設や介護事業所で患者発生！　朝から晩まで「濃厚接触者」という犯人捜し。こんな無限ループ、もうやめませんか？　もはや完全に市中感染ですよね？　ならば、これまでと作戦変更しなきゃ。保健所もほぼパンクしているのだから。

「濃厚接触者は2週間自宅待機」なんてやっていたら、気がついたら医療者も介護者も誰もいなくなる日も近い。一億総玉砕でいいのか。結局、感染者の発見・隔離だけの作戦から、重症化予測・早期介入にシフトすべきではないか。当院の重症化予測（僕が勝手に作りました）は以下の通り。

①男性
②CTでコロナ肺炎あり
③酸素飽和度93％以下
④喫煙者
⑤肥満（BMI30以上）か、糖尿病か、透析

このうち、2点以上に当てはまれば、重症化の可能性があると思う。そんな人にはステロイド（デキサメタゾン）を注射し、その際に、白血球、CRP、Dダイマーなどを測定する。Dダイマー高値の人には、早期にフサンを点滴してはどうか。人によっては、イベルメクチンやヒドロキシクロロキン[註2]も使う。開業医でも充分やれる。

国にこんな戦略がないこと自体が不思議でしかたない。気管内挿管が必要な状態に陥る前に、簡便な治療を開始すべきだ。特に介護施設から動かせない感染者や、在宅患者の増加を想定していない現状は致命的だと思われる。「感染してもいい、死ななければいい」そんなキャンペーンをすればいいのに、完全根絶を目指す限り、光明は見えない。

2021年1月11日（月）　高齢の軽症コロナには自宅療養という選択肢も

要介護の高齢者がコロナに感染した場合、どちらにせよ入院までかなりの時間がかかる。もし本人と家族が希望すれば、軽症であれば在宅医が自宅療養期間を支えるという選択肢があってもいい。医師の訪問が難しければオンライン診療でも構わない。そもそも、こんな時のためのオンライン診療だ。保健所の管理と重なってもいい。患者さんの不安が軽減して死なければいい。

介護施設においても同じ考え方で対応できるはず。認知症の人は、そもそも入院ができない人がいる。バリバリの身体拘束と、管が最低3本は入ったりする。そして付き添いも面会も許されないという不条理も加わる。まさに生き別れ……。

保健所はかかりつけ医に医師の裁量を与えてほしい。すなわち感染症法を飛び越えるわけだ。もしも施設の嘱託医が「診られない」というならば開業医が手伝う。尼崎市でもそんな制度ができたので、さっそく志願した。コロナとのお付き合いは長く続くだろう。最低でも2年くらいかな。いや、もっとかな？

本当に朝から晩まで「コロナ発生でどうしたらいいのか？」という相談ばかりであるが、柔軟に対応することが大切だ。万一、不幸な転機を辿っても、本人と家族が満足したら、仕方がない、これも運命だと受け入れることができる。実は、これは僕が毎日やっていることだ。誤嚥性肺炎で在宅看取りすることと何も変わらない。たった今も、透析拒否の慢性腎不全の人が、自宅で尊厳死された。だから、**コロナで、家で死ぬことを特別視する必要はないと思う。**当院では未だ一例もないが。

2021年1月14日（木）　自宅待機者からの悲鳴

通常診療と増える在宅医療、そしてコロナ対応で超多忙だが、そこに自宅待機者からの悲鳴も加わる。一人ひとり、丁寧に話を聞いていくのは大変な作業である。

コロナ対応は大きく2つに分かれてきた。

①コロナの診断（PCRや抗原検査、CT）

②自宅待機中のコロナ陽性者への対応

②が急増してきた。①よりも話が複雑である（本来、保健所の仕事なのだが）。当院を受診して陽性判明後、保健所の指示で自宅待機中の死亡もついに1人出てしまった。発熱から診断まで1週間もかかる。しかしそれから入院までさらに1週間だ。その間に死んだら、それは誰の責任？　仕方がない？　それとも国の責任？　具体的な話をしてみようか。

【50歳代の人の例】

3日前にコロナ陽性が判明するも39度の発熱と呼吸苦が続くので、保健所に電話をしたら

「長尾に行け」と言われて電話があった。どんどん保健所から紹介されてくるが、この例はまずは電話問診で「重症コロナ肺炎」が疑われるので、CTを撮ることに決めた。家族2人と自家用車で来院され、裏の駐車場でご対面。まずは屋外でデキサメタゾンの注射と採血を行う。そして診察の最後に胸部レントゲンと胸部CTを撮り車に戻す。白血球11000、CRP23、CTで両側に結構な肺炎像を認めた。酸素飽和度は98%なので酸素吸入は必要ない。しかし「CRP23の中等度の肺炎あり」と保健所に電話してSOSを求めてください、と説明し抗生剤を投薬した。

これだけのことを30分程度で行うのだが、「重症度」を確定し、保健所のトリアージの順番を上げてもらうことが目的である。あと、デキサメタゾン投与で少しでも重症化を食い止める。2類指定であっても、町医者でもこの程度は可能だ。それでも自分の重症度が判明するだけでも不安が軽減する。もちろん僕の携帯電話番号を教える。

【80歳代の人の例】

妻がコロナ陽性で自宅待機中であるが、夫も家庭内感染したようで、寝たきりで立ち上がれない、と近隣住民(知人)から電話があった。「今日だけでも保健所に100回以上電話したが無視された」と。電話をかけるほうもかけるほうやけど、出ないほうも、もう終わってるな。

1日中、自宅待機者からの悲鳴が鳴りやまない。テレビを観ているので「死の恐怖」が増幅している。感染判明後のフォローのほうが診断よりもずっと大変だと実感する。

医療崩壊が終日報道されているが、本当の話である。119番信仰は捨て、医療崩壊していることを知っておくべきだ。今、まさに「戦時中」のようだ。「無政府状態」を感じるのは阪神・淡路の震災以来、26年ぶり。でも、なるようにしかならん。ウイルスのご機嫌が変わるのを「待つ」しかないのか。

2021年1月16日（土）　発熱外来がパンクしました

ついに、発熱外来がパンクした。自宅待機者の対応もパンクした。テレビは煽りすぎだし、国の無策は酷いものだ。保健所は発熱対応をすべて「長尾さんに行け」と指示しているようで、正月からたくさんの患者さんが来ている。また、保健所は他院でPCR陽性となり自宅待機中の患者さんの急変電話に対しても「長尾さんに行け」と言うので、電話が鳴りやまず困っている。その結果、どうなるのか。通常診療ができない。昨日、兵庫県に「発熱対応は自院患者のみにします」という変更届を提出した。発熱外来の大幅縮小であるが、診療所機能を守るためには苦渋の選択である。それでも「戦争状態」でもがいているが、なんでここまで追い込まれるのか。

自宅待機者全員に長尾の携帯番号を教えるのもやめざるを得ない。24時間電話がかかってきて、僕は死にそうである。限界まで闘ったが、撤退するしか道がなくなった。**すべては、かかりつけの患者さんを守るためである。**かかりつけの患者さんの発熱には今まで通り対応する。

1週間待機しても入院できない状況なので、心配でならない。
今、僕もとても疲弊しているので、少しでも休養を取りたい。明日からまた頑張ろう。

2021年1月23日（土）　医療崩壊10の要因

コロナのために通常医療がすでに破綻している。病院が助かる命も助けられない状態に追い込まれたのは、コロナ政策の失敗を意味している。早々に是正すべきである。

あなたが今、心筋梗塞になったら、脳梗塞になったら、交通事故に遭ったら、平時なら医療が助けてくれる。でも今は、多くの病院が通常患者も受け入れ不能である。こうした医療崩壊の要因と解決策を、僕なりに考察してみた。

①病院は隔離施設ではない

病院は隔離施設ではなく、治療施設です。隔離と治療は意味が違います。兵庫県知事は昨日まで「感染者は全員入院で在宅療養は認めない」と発言していました。しかしコロナが市中感染となれば、感染者数が病床数を上回り破綻するのは当たり前のことです。隔離してただ寝ているだけならばホテルや自宅で充分で、しっかりした在宅管理システム、遠隔診療システムを作ればいいだけのことです。

②小さな私立病院は受け入れる余裕はない

「私立病院がもっと受け入れるべきだ」という声が上がっていますが、無理があります。私立病院には人的にも経済的にも余裕がほとんどありません。そんな中、コロナ患者さんを受け入れればクラスター発生の可能性や風評被害もあります。だから普段から余裕があり、税金が投入されている公的病院が中心になって受け入れるのは仕方がないことです。私立病院は公立病院に入院している非コロナ患者さんの受け皿になるべきです。

③トリアージを保健所任せにしない

急増する自宅待機者に保健所の保健師が電話でフォローしていますが、死者が続々と出ています。アルバイトの保健師が事務的に電話するのではなく、できるだけベテランの医師が問診すべきです。重症者のトリアージは医師が中心となって行うことで感染病床を効率的に使えます。最も大切な重症化予測やトリアージは患者を診ていない保健所には難しいと思います。無治療死をゼロにすることは可能なはずです。

④感染者は自宅療養を基本とすべし

英国は人口や病床は日本より少なく、感染者は10倍多いのに医療崩壊していません。それは「自宅療養を基本」として、国が管理するパソコン画面に療養者本人が毎日体調を入力するシステムがあるからです。また地域の住民の「かかりつけ医」が決められています（NHS）[註3]。日本は英国と違い、フリーアクセス制度ですが、今からでも遅くない。英国のシステムを見習うべきです。

⑤病院の診療報酬制度

日本の病院の診療報酬制度にはさまざまな問題があります。だから自院の経営に都合のいい患者さんを選ぶ病院もあります。空床をできるだけ作らず効率よく患者を「回転」させることで、なんとか維持できるような歪んだ報酬システムなのです。つまり患者さんの利益よりも病院の利益で運営しないと潰れてしまうのです。だから民間の中小病院は常に余裕がほとんどありません。そこがコロナ患者さんを受け入れることは無理です。

⑥医療の縦割り

病院の医療体制は縦割り管理です。循環器科、消化器科、呼吸器科、外科、耳鼻科、眼科、そして感染症病棟。縦割りなので、各科の間での病床の融通がききません。だから一部は満杯だけど一部で余裕あり、という現象が起きます。マンパワーも同様です。感染症病棟や集中治療室のスタッフは限られています。しかし今回のような事態を想定して、病院内縦割りを排して自由に病床や人材を院内で融通できるように、普段からしておくべきです。中等度の患者さんは総合診療部や内科が受け持つべきです。

⑦病院に入る前段階がカギ

開業医などでインフルエンザ診療と同様に早期診断・早期治療ができるようにすべきです。結果が出るまでに3〜4日もかかるPCR検査ですが、その間にたくさんの人にまき散らしてしまいます。症状発現の2日前から人にうつすコロナに対しては、1時間で結果が出るPCR検査機器の普及か、抗原検査を活用すべきです。病院に入る前段階がなければ、世界有数の病床数があっても医療崩壊するのは当然です。病院に入る前にどれだけ感染者を封じ込めることができるかです。

⑧認知症や要介護者は「置かれた場所で療養」を

コロナ死の97％は高齢者です。その多くは要介護状態だったり基礎疾患を持っていたりする人です。しかし高齢の感染者を入院させると不穏になり、抑制が必要になります。すると寝たきりの認知症患者さんが量産されます。つまり認知症や要介護者は「地域包括ケア」で対応すべきです。高齢感染者は置かれた場所で療養・治療、を原則とすべきです。高齢者だけでも今すぐ2類指定を外すべきです。

⑨病院間の連携を進める

近隣の病院同士は商売敵、競争相手です。学閥もあります。だからなかなか手の内を見せたり協調したりすることはありません。しかし災害時には病院間で協議して上手に連携することが、コロナ対応の鍵になります。長野県松本市では「松本モデル」[註4]を昨年3月から練り、稼働しています。この「松本モデル」を全国の二次医療圏に広げるべきです。

⑩マスコミによる人災

マスコミがコロナ恐怖を実態の何倍も煽り、病院や施設におけるクラスター発生をまるで犯罪のように報道してきました（いや、現在進行形ですね）。

結果、医療者に差別や偏見など過度なストレスがかかっています。メンタル不調で離職者も増えています。医療崩壊はマスコミの人災という要因があるのに、そのような指摘に逆切れするワイドショーのコメンテーターは論外です。

2021年1月28日（木）

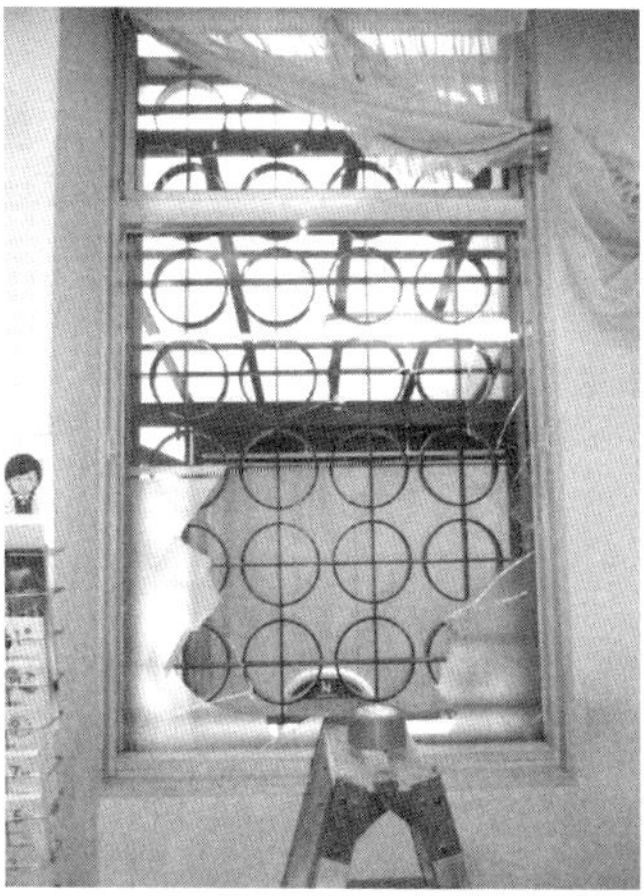

朝の往診を回っているとスタッフから連絡が入る。クリニック1F待合室の窓ガラスが外から割られているという。怪我をしないように片づけてとお願いをした。

こういう嫌がらせには慣れているつもりだが、それでも少し、落ち込む。いや、かなり。外来の患者さんたちが不安にならないよう、すぐに修理をしなければ……。

2021年1月30日（土）　テントでの発熱外来は辛いよ

昨年4月以来、テントで発熱外来をやってきた。9月からは行政検査のPCR検査も請け負ってきた。通常診療（外来＋在宅）に加えて、発熱外来と、陽性者のフォロー。口で言うのは簡単そうだけど、実際にやるのは極めて難しい。昨日午前も、コロナ陽性の待機者が「しんどいよ」と来院された。ドライブスルー外来だったが、運転している夫の顔色が悪いのに気がついた。夫のCTを撮ると、バリバリのコロナ肺炎で、酸素飽和度は90％だった。要は、介護者のほうが重症なのにそれに気がつかずに介護をしていたのだ。このような家族内感染や施設内のクラスター問題が毎日発生して、てんやわんや。

そんな中、昨日も東京の病院を退院した難病の在宅患者さん宅に訪問して、ご家族と1時間以上、療養会議や人生会議も行った。

「もしもコロナになったら、その時は諦めてください。嘘です。なんとしても助けます」

初見の患者さんとそんな冗談が言えるようになるには、最低でも1時間程度、じっくりお話ししてからである。

2021年2月

2021年2月1日（月）　当院でのコロナ診療

「もしもし、長尾クリニックではコロナも診ているのですか？」

「はい、症状のある方は屋外で唾液のPCR検査やってますが」

「ええっ？　じゃあ、他んとこ行くわ」……この時は怖がっているけど、イザ熱が出たら受診される。かかりつけの患者さんの発熱に対応するのは町医者の義務。そう思うので、この1年間、テントの下で発熱患者を診てきた。次の数字を公表したら、また風評が広がったり、攻撃されたりするが、社会的責任もあるので公表しよう。初公開だ。


当院における10月以降のコロナ診療状況。まずは、PCR検査や抗原検査について。

・1月の行政検査数　唾液PCR（TRC）210名　抗原検査11名　計221名
うち、陽性者75名、陽性率33・9％（1／31時点）
・1月の自費PCR検査数74名　うち、陽性者5名、陽性率6・8％（1／31時点）
・9月〜1月の行政検査総数464名　うち、陽性者116名　陽性率25％
・9月〜1月の自費PCR検査総数125名　うち、陽性者8名　陽性率6・4％

＊行政検査の陽性率は25〜34％　自費検査の陽性率は6〜7％

世間で公表されている数字よりずっと多いようだ。無症状の人の自費検査の陽性率が6％もあるこの状況はなに？　これって市中感染を意味しているのではないのかなあ。昨年春から二百数十名の感染者をフォローしてきた。地域のかかりつけ医として、たくさんの発熱患者さんと向き合ってきた。検査だけでなく、治療、訪問、往診、オンライン診療もやってきた。しかし、100人いる我がクリニックのスタッフで感染した人はゼロである。もちろん発熱患者、風邪症状のある人はテントで問診し、発熱、咳、味覚・嗅覚障害、息苦しさ、喫煙状況、家族状況などを訊く。

・コロナの疑いが強い人↓　抗原検査で陽性なら、胸部CT、白血球チェック、CRPと酸素飽和度で重症度評価。陰性でも、状態に応じてテント内で診療する。

・コロナの疑いがあまりない人↓　胸部CTでコロナ肺炎の有無の確認から入る。あれば重症度評価をする。唾液PCR検査は最後に行い、コロナ肺炎を認める人には、デキサメタゾンを注射する。また咳のある人にはクラリスと咳止め、カロナール等を処方する。

気がつけばもう、2月か。年末年始も何もなかったな。でも、第3波はもう終わり（だと思う）。当院では1月10日すぎにピークアウトしている。先週から、発熱患者さんが明らかに減っていることを肌で感じる。

もうそろそろ「コロナが出た！」という言い方はやめよう。お化けじゃないんだから。

2021年2月7日（日）『報道特集』で紹介される

昨夜、TBS系の『報道特集』で、この1年の長尾クリニックの取り組みが紹介された。ディレクターの河北君は、コロナ以前から何度も尼崎に取材に来てくれているので僕も心を開いて受け入れる。自分で自分を観ながら、「けったいなコロナ医者やなあ」と思った。腹も出てるし……。それでも、誰かの、何かの参考になれば幸いである。実は、この放映次第では「保健所管理下のコロナ患者に町医者が手を出しやがって」とお役所に怒られる可能性もあり、最悪、医師免許を失うかもしれないなあと恐れてもいた。

しかし今のところ表立った批判はないので、とりあえず胸を撫でおろしている。ほっ。まあ、いつ捕まるかわからない「危険な町医者」なのは自覚しているが。

たくさんの感想のメールをいただいたが、中でも一番驚いたのは、ある中学生からの激励メールだ。次に掲載させていただく。

先程のTBSでのご出演を見て連絡させていただきました。時間がある時に見ていただければ嬉しいです。私は今中学生で、将来について何か決めている訳ではないのですが、本日の報道を見て思わず涙が出ました。

コロナウイルスで、つい先程、私も実行委員を務めていて楽しみにしていた長崎への修学旅行が中止になりました。延期ではなく中止で、とても悔しいです。コロナウイルスが憎いです。ですが、今とても増えているとよく耳にするコロナウイルス感染者の自宅療養者のために、最前線で動いている方たちがいることにとても感動しました。

周りから批判されることもあるとは思いますが、私はずっと応援しています。このような方がいらっしゃることを知ることができて嬉しかったです。本当にありがとうございます。拙い文章ですが、読んでくださりありがとうございました。

中学生！　嬉しくて思わず返信してしまった。どこの誰か知らないけど、孫に話しかけているような気がしてきた。第3波はもう終わりなので、緊急事態宣言は早く解除すべきだと思う。今後は小さな波が続き、ワクチンを打ち終わる頃にはかなり収束するだろう。むしろ数年以内にくる、次のパンデミックの予行演習だと思いながら「特養と老健のクラスター」への対応策を練っていく時期だと思う。

2021年2月8日（月）　観音様はうちのスタッフです

『報道特集』の余波が今日も続いている。伊勢白山道さん[註5]がブログで紹介してくれたこともある。「先生のことが書かれてますよ！」と患者さんが教えてくれたのだ。早速読んだ。ブログの引用は禁止になっているので紹介できないが、嬉しかった。でも、ちょっと褒め過ぎだ。僕のことを、観音様のような働きをしている……だって！

実は僕自身、8年前から彼のブログの一読者であり、僕の汚れた心を少しでも浄化しないといけないと思い、「生かしていただき、ありがとうございます」と思い生きてきた。今、生きていること自体、奇跡である。

僕を「観音様」と形容していただいたのは、とっても嬉しいけども、全然違う。**観音様は、「うちのスタッフたち」なのです。本当にスゴイ人たちです。10ヵ月間、大変な業務を1人の感染者も出さずにやってくれている。**１００人のスタッフたちを観音様だなあと思い、毎日感謝している。僕は、思いつきで偉そうに指示をしたり、怒ったりする邪悪な人間。観音様は観音様で、うちのクリニック以外にも尼崎にいっぱいいる。僕は鬼ではないと思うが、どちらかというと邪悪なほうだと自覚している。自分のことなど、どうでもいい。誰かに怒られて医師免許剥奪を覚悟しての行動だ。でも、誰かが「捨て石」にならないとね。僕は「アホな町医者」と笑われるのには慣れている。

２０２1年2月13日（土）　けったいな猫医者

コロナ恐怖から自宅に閉じこもった結果、アルコール依存症、そして歩行不能になった独居の人を、この8ヵ月間、在宅医療で診てきた。コロナ煽り報道の犠牲者でもある。在宅医療だけでは、重度の依存症治療はできない。だからこの8ヵ月間、アルコール専門病院への入院を執拗に説得してきた。しかし「2匹の猫がいるから」という口実で、拒否され続けてきた。天涯孤独とのことで、入院保証人もいなかった。彼女にとって家族は、黒と白のかわいい2匹だけ。お爺さんとお婆さん猫。いつも猫と一緒に寝て起きて、酒とタバコまみれ。このままでは飼い主が先に逝ってしまう……となった昨年末に、彼女の旧友が登場した。とても優しい方で、いろいろと世話を焼いてくれることに。そして昨日、その人の説得と付き添いによって、ようやく精神病院に保護入院できた。酒に殺されないためにはこれしかない。

ほっとしている。え？　長尾って、精神病院否定派じゃなかったの？　と言われるかもしれないが、そうではない。酷い精神病院も確かにあるが、ちゃんと依存症をケアしてくれる医師がいる精神病院もある。酒に殺されないためにはこれしかない。

さあ、2匹の家族をどうするか？　僕は、猫を飼ったことがないのでよくわからない。その友人が、関西圏のペットホテルに電話をかけまくり探してくれた。[註6]ネココロナの蔓延で、受け入れを拒否しているところが多いという。そうか、猫にまでコロナが蔓延しているのか。やっとのことで、1匹1日4000円のところを2匹で4000円にまけてくれる猫ホテルを発見。

僕は患者不在の患者宅に、ペットホテルの主人と潜入した。明かりの位置がわからず、四苦八苦しながら電気を点灯。その途端、2匹は敏感に異常を察知して、身を隠した。

「どこにおるのかな～出ておいで～おじさんは怖くないよ～」

今まで出したことのないような猫なで声を知らずに出していて、自分でもビックリである。部屋の隅々まで探すも、かくれんぼが長く続き、まるで喜劇だ。患者さんにかける100倍も優しい声を出してようやく捕まえるが、腕の中で暴れる暴れる。結局、2匹のネコをケージに入れるのに1時間。ヘトヘトになった。格闘中にも、看取りの電話やクレーム電話もかかってきたが、「今、大変な患者さん宅にいるのでかけ直します。暴れているので」と謝った。

ペットホテルは人間の病院や施設とまったく同じだ。2階が犬病棟で、3階が猫病棟。個室と共有スペースがあるが、まずは別々の個室に隔離。3〜6ヵ月、ここで過ごすための第一歩は順応すること。それぞれの飲水量や食べる量などを観察してから広場デビュー。大広間は、まるで大奥かキタ新地のクラブのように、いろんな模様の猫たちが余裕綽々で僕を見つめている。新参者はやはりイジメられるらしい。どの世界も同じなんだ。一件落着したときには、日付が変わりそうになっていた。

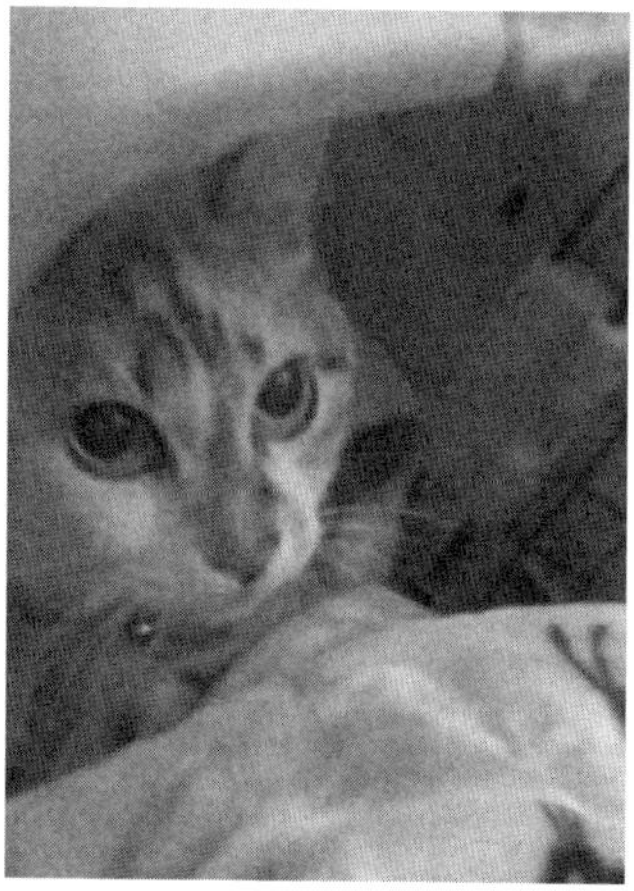

ああ、明日は、映画『痛くない死に方』『けったいな町医者』の舞台挨拶で東京出張なのに……僕の車の中は、動物ケージの残り香で、まるで動物園だ。なんでこんな時間にこんなことしてるんだろう、でも映画より「けったいな猫医者」のほうが面白いかもしれない。

2021年2月20日（土）　日本では絶対にできない感染実験

英国で人工的な感染実験が行われるそうだ。コロナがどのように感染するかには大いに興味がある。日本では絶対にできない研究で、すごいね。

健康な人を意図的に新型コロナウイルスにさらす「チャレンジ試験」が世界で初めて承認された。

ロンドン　17日　ロイター

英国で17日、健康な人を意図的に新型コロナウイルスにさらす「チャレンジ試験」が世界で初めて承認された。1ヵ月以内に始まる見通し。試験を主導する研究者は「ウイルスがどのように人に感染し、人から人に広がるのかを理解する」ことが目的とした。

試験は年齢18〜30歳の健康な被験者90人に対し実施される計画で、感染が可能とみられる最低限のウイルスを暴露する。被験者は少なくとも14日間観察下に置かれ、新型コロナに感染していないことが確認されれば14日後に帰宅が許される。試験から1年は追跡観察が行われる。被験者には観察下に置かれる14日間について、1日当たり88ポンド（約122ドル）が支払われるという。

すごいね、大英帝国は。あれだけの感染蔓延地域で、1日たった1万円強の日当で研究に協力してくれる健康なボランテイアがいるんだから。日本では絶対無理だよね。1日100万円でも世間が許さない。ワクチン[註7]で死亡したら4000万円払うという国なんだから。でもね、日本でも壮大な培養実験があったことを覚えているかな？ ちょうど1年前になるけども、ダイヤモンド・プリンセス号の一件がそう。健康な人を2週間閉じ込めて、どれだけの人が空気感染したのか。政府は真反対のことをやっておき、今もまったく気がついていないのだが。

ダイヤモンド・プリンセス号で得た知見を、もっと生かさないといけない。

失敗から学べる教訓がたくさんあるのに、誰もそれを言わない不思議。1年前、僕は「間違っていますよ。反対ですよ」と再三再四、警告した。でも、町医者の言うことなどまったく届かず、完全スルーだった。予想屋ではないけれども、この1年に書いてきたことの8割は当たっているよね……。最大の間違いは、今回の第3波は予想していなかったこと。大失敗！

2021年2月25日（木）　毎日が平穏死

映画は一瞬のことを切り取るが、現実は僕が死ぬまで続く。毎日ヘロヘロでも頑張る。

昨日も朝起きてから、ずっと秒刻みで走り回っていた。末期がん患者対応が多い中、脳梗塞の方が3ヵ月ぶりに退院した。初めてお会いするご本人とご家族で、小一時間雑談をした。忙中閑ありではないが、こんなほっとする時間が生き甲斐になっている。

午前は往診と胃カメラで始まり、夜は発熱外来とドライブスルー診療。これで終わりかな？と思ったあとから、毎晩数人は駆け込んで来られる。今夜も、家で暴れて動けなくなった人の家族の悲鳴に、20分ほど耳を傾けた。そこにお看取りの電話が鳴った。

またまた膵臓がんの方であった。このところなぜか、肺がんと膵臓がんの在宅患者さんだらけと言っていい。ご家族の皆さまがネットなどで僕のことを知っていてくれて、依頼を受けた。大切な方が旅立ったのに、なんだか盛り上がってしまった。**全員、その日か前日まで食べて、話して、笑って、旅立っている。医療用麻薬がゼロだった人が半分。**なーんて言ってもねえ……。こんな話、講演でいくら言っても緩和医療専門医は信じてくれない。

看取りのあとは、アルコール依存症の初診の方の往診に向かった。30分ほど時間をかければ、本人は気を許して笑顔を見せてくれる。気温2度の寒空の下、ご家族は泣いて喜んでくれた。

「まさか、あの人が話をして、診察させるなんて信じられません」

日付が変わっても電話は鳴る。要は、毎日が平穏死（尊厳死）なのだ。

朝6時、目覚ましで飛び起きたらドキドキした。7時半の神戸発羽田行きの飛行機に飛び乗り、9時半に赤坂のＴＢＳに到着。10時から11時まで『伊集院光とらじおと』というラジオ番組に生出演した。この人気番組は、なんと１００万人が聴いているそうだ。伊集院さんは文字通り光っているし、隣の柴田理恵さんは（スッピンなのに）美人だし。うっとり眺めていたら、あっというまに終わった。11：20東京発の新幹線に飛び乗り、クリニックに帰る。

ラジオ出演のための事前アンケートの回答を書いた。ご参考までに。

▼コロナ禍の「在宅医療」。変化した部分は何ですか？

病院や施設が面会禁止ということなので在宅に帰ってくる人が増えています。コロナ禍が在宅医療を後押しする格好になっています。

▼コロナ禍で、先生が現場の医師として最も声を大にして言いたいことは？

開業医でもコロナの早期発見と早期治療ができることです。コロナもがん医療と同じで、早期診断・早期治療が大切です。第1波の時から自宅待機者全員に僕の携帯電話番号を教えて、毎日メールや電話で相談にのってきました。オンライン診療やドライブスルー診療、往診などでも対応してきました。病院や保健所の負担を軽減するために、地域の開業医ができることがたくさんあります。

▼先生が「在宅医療」に力を入れ始めたきっかけを教えてください。

貧乏な家に育ったので、中学・高校時代から新聞配達やその集金、郵便配達など人の家に毎日行っていました。高校時代に親父がうつ病が原因で自殺し、母子家庭になったので高校卒業後は自動車会社に就職して、生産ラインで働いていました。しかし一念発起して医学部に入学。入学式の日から「無医地区研究会」に入り、長野県下伊那郡浪合村という人口800人の無医村で「家庭訪問」をしていました。40年前も今も、医療は「こちらから赴く」のが当たり前だと思っています。

2021年1・2月

しかし病院では往診は禁じられていました。医者になって10年目に「家に帰りたい」と言って飛び降りた末期がんの患者さんがいました。ショックでした。僕が殺したのです。その翌年に起きた阪神・淡路大震災の時、市立芦屋病院の勤務医でした。修羅場になった病院で無我夢中で「トリアージ」をしていました。仮設住宅が建ち出した頃、意を決して病院を飛び出し、幼い頃に住んでいた尼崎の、商店街にある雑居ビルの2階で開業しました。在宅医療もするためです。しばらくは誰も来てくれませんでした。第一号患者さんは、なんとクリニックの大家さんでした。

▼現在の在宅医療の傾向は？

在宅医療の需要は年々増えています。人工呼吸器をつけた小児の在宅やＡＬＳなどの神経難病の在宅もやっています。０歳から１０５歳まで６００人ほどを24時間３６５日体制で診ています。夜間の医師は３６５日、僕だけです。自宅で穏やかに最期を過ごしたい末期がん患者さんが続々と紹介されてきます。まずは抗がん剤の中止について話し合います。抗がん剤も「やめどき」があるのです。末期がんの人はほぼ１００％看取っています。老衰や認知症の方の在宅医療も増えています。

▼「末期がん」などの在宅医療。先生が最も大切にしていることは？

「緩和ケア」です。身体の痛みだけでなく心の痛みも和らげます。笑顔が出て食べられたら、とりあえずは成功です。僕たちは日々の生活を「食べて」「楽しむ」ために生きています。末期がんになってもまったく同じことで、普通の日常生活を安心して送れるようチーム（訪問看護師、訪問リハビリ、ケアマネなど)、多職種連携で支援します。

▼患者さんのご自宅での「看取り」。家族とのお別れにはなりますが、その「良いこと」と「大変なこと」をそれぞれ教えてください。

良いことは、身体に「触れる」ことができることです。(コロナ禍では病院や施設では見ることも触れることもできません)。亡くなったあとに患者さんを囲み、笑顔で記念撮影することもあります。家族は泣き笑いですが、大満足です。そのためには事前に「平穏死」の冊子を渡して、「死の壁」の乗り越え方や看取りの心構え(119番しない)などを説いています。

大変なことは、夜中でも携帯電話が鳴り、往診をしなきゃいけないことです。年とともに、さすがに辛くなってきました。在宅医は1000人看取ったら自分が死ぬ、と言われています。だから僕は50歳と60歳で二度も生前葬をやりました。現在、看取りが1500人を越えましたが、まだ死んでいません。

▼「在宅医療」「ご自宅での看取り」について、医師や看護師に求められる最も大切なことは何ですか?

まずは体が丈夫なことです。医療職は頭より体。体は運動で鍛えるしかありません。タフでないと、人を助けることはできません。そして患者さんを笑顔にする「人間力」も必要です。病む人の気持ちを想像できないような人は、医師や看護師に向いていません。

▼独居のお年寄りが「増加した」とお感じになりますか?

日本はすでに「おひとりさま」だらけです。町医者をしていると実感します。「老老認認」

の仲のよい夫婦でも、どちらかが亡くなれば、その瞬間から「おひとりさまの認知症」になります。しかし本人が望めば、最期まで自宅で過ごせます。末期がんでも同じです。でもそんな実態は、ほとんど知られていません。僕は「おひとりさまでも在宅看取りが可能な街づくり」の国家プロジェクトのリーダーをさせていただいています。

▼先生が「介護の現場」をご覧になって、最もお感じになることは？

圧倒的な人手不足です。そのため介護職の人は、夜勤の回数が多すぎて肥満になりがち。生活習慣病で外来通院が必要だったり、メンタルダウンで離職したりする方も多い。僕は介護職のレベルアップをしないと医療が立ち行かなくなると考え、5年前に介護職に必要な医療知識を伝える「国立（こくりゅう）認知症大学」という私塾を開設しました。今はリモートで講義していますが、本来は国の仕事でしょう。今後、介護の質、在宅医療の質が問われています。在宅医療は量から質、の時代に移ってきました。

▼若手の頃と比べて、医療に携わるうえで、今のご自身で「変わった部分」と「変わっていない部分」はどこですか？

未熟者のまんまです。万年研修医だと思って、日夜、街中を駆け回っています。心は20歳（本当は62歳）。でも歳をとるに従って、体力・気力が低下して、少しボケも入ってきました。最近、イヤなことを言われたらボケたふりをして逃げる癖がつきました。

▼今後、挑戦したいことはございますか？

シネ（シネマのこと）エデュケーションです。医学教育に映画という教材を使えたら教育効果が上がるはずです。伊丹十三監督の『大病人』もいいですね。病院の終末期医療を患者中心に変えることができるのは市民の力だけです。多くの方が『痛くない死に方』『けったいな町医者』の2本の映画を観て、ご評価いただけたら医療は必ずよくなるはずです。

2021年2月28日（日）　大往生

「大往生」という言葉は昔からある。僕は毎日のように「大往生」に接している。でも知らない人にどうやったら伝わるのかなあ。たとえば……今夜の末期がん患者さんの大往生。病院では点滴でブクブクになり、酸素吸入、胸水を持続吸引されながら高カロリー点滴。もちろん寝たきりで食べることはできない。2ヵ月間、家族とも会えず、不安だったはず。

でも、家に帰ってきてすぐに訪問したら、想像より元気だった。僕がすぐにしたことは、高カロリー点滴を中止、インスリンの中止、酸素も中止。その理由を、ご家族に1時間かけて説明した。皆「ホンマかいな」という顔をされていた。でも翌日から、別人のように元気に笑顔で話をして、食事もバンバン食べて、車椅子での散歩もできるようになった。病人に見えなくなった。僕が訪問すると、笑顔で抱きしめてくれた。食べて、話して、元気すぎるほど。

しかし、末期がんなのでそう長くは続かない。2週間を過ぎてから、ちょっと元気印は下降線に。しかし亡くなる2時間前まで、大好物を食べて、洗髪をしてもらい、たくさんお喋りした。しかしトイレ後から血圧が下がり、意識レベル低下。わずか30分後に旅立たれた。これが、僕が接している末期がんの方の在宅医療の日常である。お看取りのあと、小一時間ほどその人の人生の軌跡をご家族に振り返ってもらった。大家族は、大往生をしっかり受け止めていた。今日、言いたいことは、「現実は映画よりももっと感動的です」ということ。僕の毎日は、確かな愛と、月並みだけど感動だらけ。穏やかな最期。平穏な死に方。それは美談でも誇張でもなく確かに、普通に、あるのだ。

註

註1 自宅待機中に122人が死亡

2021年1月6日、警察庁によると、新型コロナウイルスに感染したあと、自宅で体調が急に悪化するなどして亡くなった人が、わかっているだけで122人に上ることが判明。この前月は56人と急増し、うち50人は自宅や宿泊施設で療養するなどしていて死亡した。体調が悪くても医療機関を受診するまでに時間がかかり、亡くなったあとに感染が判明するケースもあった。

註2 ヒドロキシクロロキン

日本では2015年に承認された皮膚エリテマトーデスおよび全身性エリテマトーデスに対する治療薬。エリテマトーデスは免疫が自分自身の組織や臓器を攻撃してしまう膠原病の一種で、患者の男女比は1対9で圧倒的に女性が多い。

註3 NHS

NHS（National Health Service）は、イギリス政府が運営する国民保険サービス。税収などの一般財源によって賄われている医療機関のため、原則無料。

註4 松本モデル

患者の重症度などに応じて公立、民間の各医療機関が受け入れを分担、連携し、地域がワンチームで医療崩壊を防ぐ試み。2020年2月の段階で構想をスタート。長野県松本市など3市5村で構成する松本医療圏は、事前に連携の形を明確にしたことで混乱を抑えた。

註5 伊勢白山道さん

2007年にブログを開設。斬新な内容と霊的知識、実践力において日本だけでなく世界に衝撃を与え続けている。数多くある精神世界サイトの中で、ブログランキング圧倒的第1位を長年にわたり継続中。

註6 ネココロナ

ネココロナウイルスは、日本でも多くの猫が保有しているウイルスで、多くの場合、病的な症状を起こすことのないウイルス。しかし、そのうち猫伝染性腹膜炎ウイルスは、非常に致死性の高い猫伝染性腹膜炎を発症させるため注意が必要。

註7 ワクチンで死亡したら4000万円払うという国

新型コロナウイルスのワクチン接種により、副反応などで死亡した場合、国の予防接種健康被害救済制度で、一時金4420万円が支払われると田村憲久厚生労働相が2月19日に明らかにした。葬祭料として20万9000円も給付される。常に介護が必要になるような1級の障害が生じた場合は、18歳以上は本人に対して障害年金505万6800円（年額）を支給。入院せずに在宅の場合は、年額84万4300円の介護加算がされるという。しかしまだ1件も支払われた事案はない（2021年8月時点）。

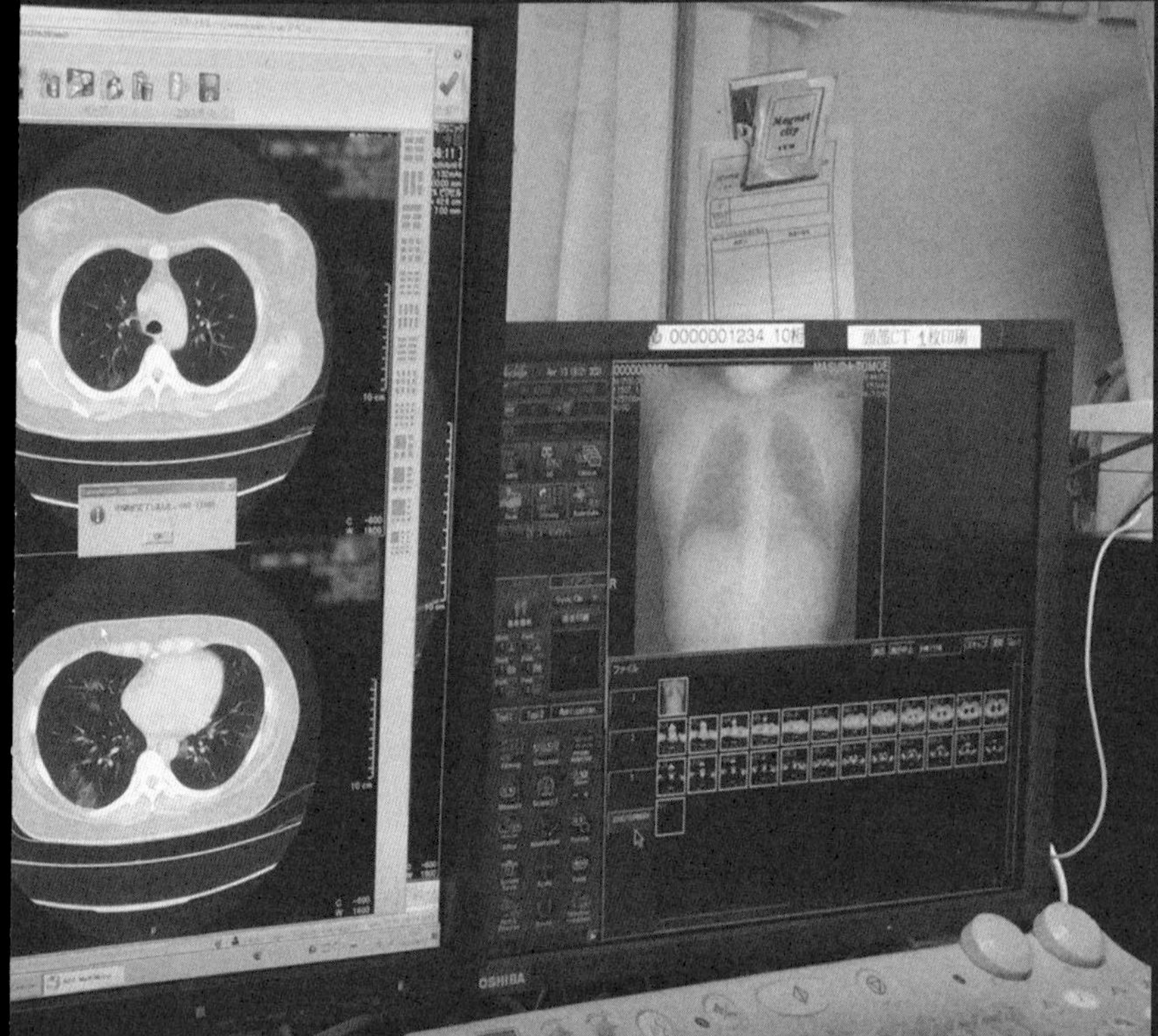

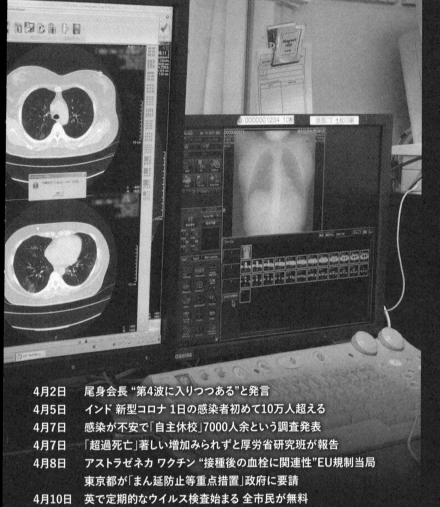

4月2日　尾身会長 “第4波に入りつつある”と発言

4月5日　インド 新型コロナ 1日の感染者初めて10万人超える

4月7日　感染が不安で「自主休校」7000人余という調査発表

4月7日　「超過死亡」著しい増加みられずと厚労省研究班が報告

4月8日　アストラゼネカ ワクチン “接種後の血栓に関連性”EU規制当局

東京都が「まん延防止等重点措置」政府に要請

4月10日　英で定期的なウイルス検査始まる 全市民が無料

“感染者の3割 精神や神経の後遺症か” 英オックスフォード大

4月15日　自民 二階幹事長 東京五輪 “感染状況深刻なら中止も選択肢”と発言

4月20日　大阪府 緊急事態宣言の発出 国に要請

小池都知事 緊急事態宣言「できるだけ早く」 近く政府に要請へ

4月23日　東京 大阪 兵庫 京都に3回目の緊急事態宣言を決定 4月25日～5月11日

4月26日　インド 新型コロナ 1日で最多35万人超の感染確認

4月28日　変異ウイルス“急速な広がり” 大阪 兵庫 京都8割超 東京5割超

4月30日　山中伸弥教授ら24人がワクチン接種体制 抜本的見直しを提言

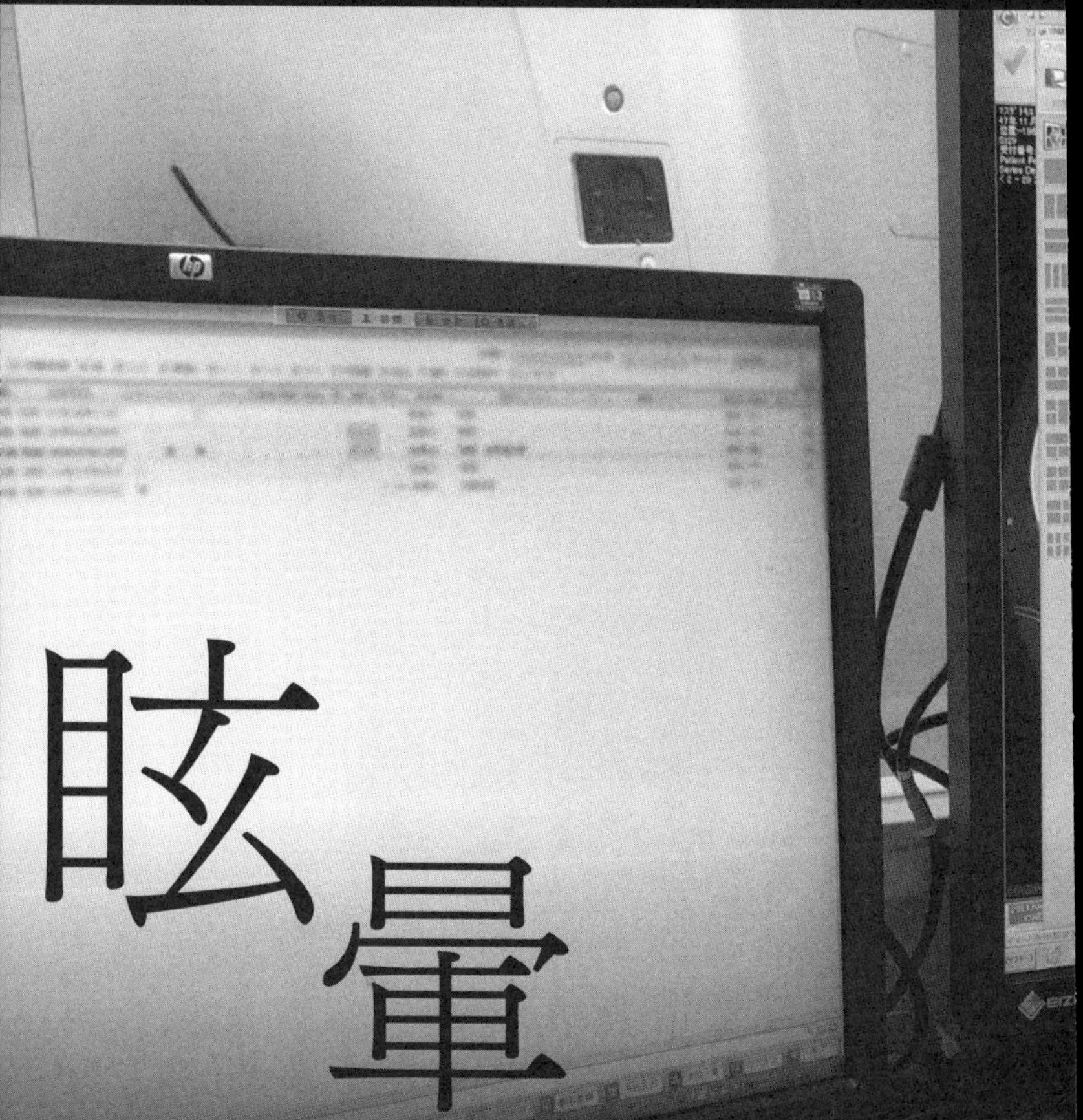

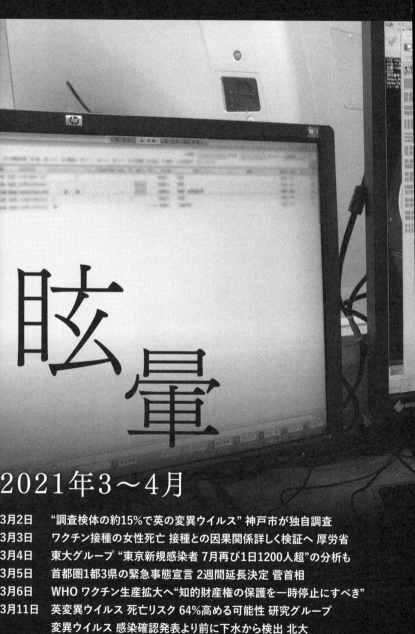

眩暈

2021年3～4月

3月2日　“調査検体の約15%で英の変異ウイルス” 神戸市が独自調査
3月3日　ワクチン接種の女性死亡 接種との因果関係詳しく検証へ 厚労省
3月4日　東大グループ “東京新規感染者 7月再び1日1200人超”の分析も
3月5日　首都圏1都3県の緊急事態宣言 2週間延長決定 菅首相
3月6日　WHO ワクチン生産拡大へ“知的財産権の保護を一時停止にすべき”
3月11日　英変異ウイルス 死亡リスク 64%高める可能性 研究グループ
　変異ウイルス 感染確認発表より前に下水から検出 北大
3月18日　東京都が「時短要請に応じない店に特措法に基づく命令」全国初
3月29日　ブラジル 新型コロナの死者 連日3000人超 医療体制崩壊の危機

2021年3月

2021年3月4日(木)　変異株を警戒している

僕は、これまでのコロナは怖くない。でも変異株は得体が知れないので、少し怖い。今日も外国からどんどん入っていると思う。これまでの日本国内コロナが怖くない理由は、

・ダイヤモンド・プリンセス号という「培養実験」で実証済みだから
・つまり8割は無症状ないし軽症、重症化は少ないから
・重症者&死者は、欧米より2ケタ少ないから

でも変異株は怖い。その理由は、

・感染力が強い(7割増し?)
・日本人が持っている交叉免疫[註1]が通用するか不明
・非ネアンデルタールというラッキーが通用するか不明
・毒性が強い、かもしれない
・ワクチンの効果が低いとの報告
・各都市で変異株の割合が日々増えている
・要は、日本人との相性がまったく「不明」

しかし今、我が国はどんな対策をしているのか？
①オリンピック開催で世界の変異株を集中的に入れる予定
②現在、外国から日本国への入国はなんと「フリーパス」
この2点だけでも、致命的！　だと思う。正直申し上げて、①も②も真反対の政策だ。今、海外居住者を日本に無条件で入れても、隔離などはゼロである。しかし、日本人が外国に行けば、無条件に2週間の完全隔離になる。この差はなんなんだ？　日本は世界で最も防疫が遅れている（というか、ない？）国である。最近帰国した人に訊いてほしい。つまり空港検疫後の行動制限がまったくない国で、ザル状態。国内は緊急事態宣言で締めても、海外からは変異株が続々と入ることを許している。なぜかは、わからない。まさに、頭隠して尻隠さずではないけれども、飲食制限だけに精を出している「間抜け」。
3、4、5月と変異株をたくさん入れたところで、さらに7、8月には、まさに世界中の変異株を呼び寄せる。

選手村で「75％が性行為」の衝撃
濃厚接触NGもコンドーム16万個配布へ
英紙タイムズ「東京五輪中止すべき」
時事通信より

なんのためのオリンピック？　第4波を呼び寄せるためですか？

もし第4波がきたら、僕は逃げたい気分になるだろう。第1、2、3波の時のように闘えるのか、自信がない。政府はどこまで真逆のことをし続けるのか。間違いなのは薄々わかっていても、一度動き出したら止められないのがこの国。先の戦争でも、こうやって多くの命が奪われたのだろう。

今夜は、例の猫ホテルに行き、入院した在宅患者さんの代理でホテル代を払った。黒い子も白い子も元気そうでほっとした。

2021年3月8日（月）　ウイルスは人口密度に比例して勝手にウェーブする

「緊急事態宣言」が伝家の宝刀のように使われている。因果関係はどの程度なのか。都道府県別に感染者数、重症者数、死亡者数を眺めると、まあ見事に人口密度に比例している事実に驚かされる。忘れてはいけないのは、ウイルスはウェーブするという事実。インフルエンザもノロも、ウイルス感染はきれいな波を描いて増えて収束する。だから、緊急事態宣言の効果の検証が急がれる。気候（気温と湿度）要因とウイルス同士の会話が基礎となる。現に今季のインフルエンザは、コロナとの談合でほぼゼロでいることを余儀なくされた。最後に人間側の感染予防行動という因子が加わることは当たり前。マスクや換気などであるが、そこに人間が集まる限り、限界がある。

つまり、感染動向は「ウイルス同士の談合」と「人口密度」「人間の感染防止行動様式」という主に3つの因子の連立方程式で決まってくるのだ。

ウイルスは、人口密度に比例して勝手にウェーブする。

すべての戦略はこれが前提となる。**感染者数は結果にすぎない。緊急事態宣言だけで減ったのではない。**宣言の寄与度の分析を急ぐべきである。それをせずに時短営業をまるで宗教のように崇拝し続けている専門家会議って、なんなのか？　モニタリング検査を下水でやるべし、と1年前から僕は言ってきたのに。なんで今までやらなかったの？　病院や施設や町医者でやってもいい。やるべきだ。無駄な政策が多すぎる。費用対効果が悪すぎる。

2021年3月14日（日）　コロナ後遺症を診る

コロナも、コロナ後遺症も診る。それが町医者の生きる道。『医療タイムス』3月号にそう書いた。

コロナ後遺症を診る　長尾和宏

かかりつけ医の役割は、実に広範囲に及ぶ。外来診療と在宅医療という通常診療に加えて、コロナの早期発見と早期治療、そして自宅療養者の管理を1年間、やってきた。気がついたら千数百人の発熱患者さんを診て、200人のコロナ患者さんと関わってきた。

第3波が一段落しつつある今は、ワクチン接種とコロナ後遺症対応に移行しつつある。まもなく始まるであろうワクチン接種は、集団接種にも個別接種にも協力したい。特養や老健入所者への接種は手間がかかるだろうが、医師会で取りまとめて手挙げ方式でやるしかない。開業医は勤務医に比べて自由度が高いので、自分の意思で臨機応変に動ける立場にいる。無理のない範囲で、しかしこうしたご時世なのでできるだけ協力したい。

そんな中で、今年に入って確実に増えているのがコロナ後遺症の相談である。コロナは全身感染で、不眠、全身倦怠感、筋肉痛などを訴えて来院される人が散見される。自己免疫性脳炎や慢性疲労症候群、脳過敏症、線維筋痛症との異同性や相同性が研究されるのだろうが、そうした患者さんはまずは開業医を受診することが多い。「コロナ後遺症外来」を開設した病院をテレビで観るが、まだごく一部であり、多くの病院はそれどころではない。

コロナ後遺症の症状は実に多彩であるが、「不定愁訴《ふていしゅうそ》」という一言で済ますべきではない。まずは患者の訴えにしっかり耳を傾けることから始まる。筆者はとりあえず補中益気湯《ほちゅうえっきとう》などの漢方薬やステロイドを用いている。今後、下垂体――副腎系など内分泌系の精査が必要だと感じる人もいる。コロナ後遺症診療は、診療科を超えた連携がことさら必要だ。コロナにかかっていないのに「コロナ後遺症では?」と訴えて受診される人もいる。

①PCRが偽陰性だったコロナ患者さんと、②コロナ後遺症に「転化」したいという精神行動、の2つに大別されるだろう。そうなると、後遺症かも? と訴えて受診される患者さんには、まずコロナの「IgG抗体」を調べることから始めないといけないかもしれない。しかし、

明白なコロナ感染があっても抗体獲得できない患者さんもいるので、抗体検査は絶対的な感染指標にはならない。臨床的には②のほうが多いと感じている。

まったく関係ない病気、つまり不摂生に起因する生活習慣病の悪化や喫煙による呼吸器症状を、「コロナ後遺症では?」と勝手に思い込む患者さんがおられる。意図的ではなく、本気でそう思っているわけだから、真正面から否定するとトラブルに発展する可能性がある。病気を何か外因のせいにしたいという心理行動は、多くの患者さんにみられるが、特にコロナ禍においては長期間に及ぶ過度な自粛が、「漠然とした不安」を増幅させている。以上のことから、コロナ後遺症を診るには、専門医でなくとも精神医学的な分析が必要である。

「コロナ後遺症」をしっかり診ることから、コロナのまだ知られていない正体が見えてくる、という側面もあるのではないかと思っている。つまり後遺症研究は、コロナの治療に還元できる可能性がある。もっと言えば、未知の領域を、街中の一般開業医が切り拓く可能性があるのが新興感染症なのだ。

今日は朝イチで、半年ぶりに自宅に帰ってきた患者さんを出迎えた。「お帰りなさい!」と元気に声をかける。コロナ禍に無事帰って来られた。鼻からの管と酸素の管を外したら、患者さんがニヤッと笑ってくれた。説明に小一時間を要したが、受け入れはとりあえずできたかな。訪問看護師の協力を得て、また明日訪問してから治療方針を決定する。

２０２１年３月23日（火）　震災もパンデミックも出向く医療で

在宅医療はこちらから出かける医療だ。一方、災害医療も出かける医療である。困っている人がいればこちらから出向くのは自然な行為だ。出向く行為自体が、半分、寄り添っているようなものだ。だから在宅医療は患者さんとの距離がものすごく近い。

僕のクリニックは１階が外来部門で、２階が在宅医療ステーションになっている。両者のウエイトは半々で、医師は１階と２階を一日に階段で何往復もする。その結果、出迎えることと出かけることの心理的な垣根がなくなってくる。だから発熱対応にもドライブスルー診療にも訪問診療にも特に拘りがない。気がついたら、通常診療の合間にやってきた発熱外来で２００人ものコロナ患者さんに関わっただけのことだ。そういえば、全国的にコロナを診ている開業医の多くは、普段から在宅医療に熱心な人が多い。万一、第４波がきたら、出向く医療が病院の防波堤になるべきだろう。

パンデミックも「災害」と捉えるのであれば、出向くことに特別な意味などないことに気がつく。**本来、医療は、診療の場を問わないものだ。たまたま診察室であったり、テントであったり、駐車場であったり、仮設住宅であったり、居宅であったりするだけで、本質は何も変わらないと思う。**だから在宅医療とわざわざ「在宅」という2文字を頭につけることが少々気に障る。図らずも僕は26年前の阪神・淡路大震災で目覚めて、10年前の東日本大震災で自らの意思で動くことができ、今回のパンデミックでは堂々と出向くことができた。半世紀かけて出向く医療を学んできたことになる。

首都圏の緊急事態宣言が解除されたようだ。しかし当院は真逆で、今日からフンドシを締め直して、発熱外来をやっている。今回は子どもからの家庭内感染例が増えているようだ。変異株を警戒している。

2021年3月29日（月）　コロナから元気に生還した90代

当院で新型コロナを診断して入院加療を経て、廃用症候群[註2]にも認知症にもならずに、元気で家に帰ってきた90代の方を紹介したい。手前味噌で恐縮だが、かかりつけ医での早期診断・早期治療に尽きるのではないか。

その90代の方は独居で、発熱で当院の発熱外来を受診された。風邪だと思って来院されたそうだ。胸部CTで明らかなコロナ肺炎を認めたために、専門病院に入院手続きをとった。その後、順調に回復してほぼ元気に自宅に帰って来られたのだ。

特筆すべきは、専門病院内でのPCR検査が2回とも陰性であったという事実。

しかし当院のCTで明らかなコロナ肺炎があったので、3回目で陽性に。ということは、PCR検査よりもCT検査のほうが感染診断として有用で、しかも重症度診断までできるということになる（今更ではあるが）。

まさか当院でステロイド治療後だから、病院でのＰＣＲが2回とも陰性だったということはないだろうが、ＰＣＲ検査なんて、その程度である。さて僕は何が言いたいのか。

・開業医でも早期診断と早期治療は可能である
・早期に病院に紹介することで医療逼迫は免れる
・何よりも90代でも予後がいい。後遺症ゼロも
・独居高齢者こそ「かかりつけ医」を持つべき

これは3日前の出来事であり、昔話ではない。テレビや新聞や国会の話を聴いていると、もどかしくて仕方ない。そんなヤヤコシイ話をせんでも、たった30分ですべて終わるやん。もう1年もコロナをやっているのに、世の中、何も変わっていない。

えっ？　ワクチンですべて解決するって？　そんなわけないやん……。

2021年4月

2021年4月2日（金）　問診でコロナがわかるようになった

経験に勝るものはない。1年も発熱外来をやっていると、問診でコロナかどうかが、なんとなくわかるようになった。一目見て、1分くらいお話ししたら、9割の確率で当たる。「コロナだ」と思った人は、抗原検査やPCR検査は9割の確率で陽性になる。

「肥満のある喫煙男性」「発熱（高熱ほど濃厚）」「味覚障害か嗅覚障害」。この3つが揃ったら、まず抗原検査は陽性になる。酸素飽和度が95％以下なら、ほぼ100％陽性だ。現時点ではすぐに入院できるので自宅で待機していただく。その際に、以下の説明をしっかりしておく。

①家族内感染の有無と予防
②退院後、後遺症のフォロー
③クラリス[註3]や去痰剤を飲んでもらう

その場で重症度判定をしておいたほうがいいと思う人には時間的・空間的にクリニックの動線を分離したうえで、胸部CTを撮影する。

中等度以上の肺炎があれば、ステロイド注射と、炎症反応の測定をする。場合によっては、イベルメクチンないしフオイパン[註4]の処方も追加する。待機中の急変にも備える。

その人が入院できたかどうか保健所は我々に教えてくれないので、こちらから携帯電話番号を教えてSOSを待つしかない。オンライン診療やドライブスルー診療、往診で対応し、重症化の兆しがあれば保健所にFAXや電話をして入院の手配を急がせる。要は、**開業医で「早期診断」「重症度評価」「初期治療」を行えば、そう簡単に医療崩壊しないのではないのか。**僕はそう思いながら1年間やってきたのだけど、テレビに出ている有識者は誰一人、そんなことを言わない。もしかしたら、これは不都合な真実なのだろうか？　誰か、本音で教えてほしい。

天気がよかった今日は、お看取りの直後の墓参り。あの世の両親に感謝。新しい季節をまた頑張りましょう。「マンボウ」の中心で愛を叫ぼう！

2021年4月4日（日）　イベルメクチン

桜が満開の日曜の午前、新人医師の指導と発熱外来だった。今どきの若い先生は昔の自分より優秀でしかも格好いい。彼と一緒に毎日のように、コロナ陽性者と向き合っている。着任早々、毎日がコロナ患者さんという日常は、いい勉強になると思う。

若い陽性者が増えたなあ、と感じる。また、なんとなくインフルエンザと似てきた。抗原検査だと、10分で陽性かどうかがわかる。そのうえで、CTで肺炎の有無と程度を評価をする。今は（おそらく）、すぐに入院できるだろうから、治療は病院に任すように気を遣っている。でも医療逼迫し、高齢者施設にいて入院できない人なら、ここで治療もフォローアップもすることなるのだろう。

そもそも僕たちが持っている武器は限られている。ステロイド、酸素、点滴、フオイパン、イベルメクチン……。

2021年4月9日(金)　阪神間は医療崩壊しました

医療崩壊という言葉は嫌いだし、使いたくない。でもそんな言葉しかないので、今だけ使おう。阪神間のコロナ医療は、すでに崩壊しています。

昨日、在宅医のメーリングリストに流れてきた基幹病院からのメール。

あまり実感がないかもしれないがこんな状態になった。


兵庫阪神間は完全に医療崩壊しました。在宅の死者も出ました。

今や酸素飽和度80%の方が、酸素もなしで、在宅で空かないベッドを待っています。重症ベッドは何とか動いていますが、空いた瞬間に埋まって、一晩に15件ほどある重症転送依頼のうち1件か2件しか受けられません。神戸大学は、挿管4名、中等症3名しか受けていません。兵庫医大はエクモ6件含めて挿管12名、県立加古川は12名、県立尼崎8名、中央市民12名で、圧倒的に重症ベッドがありません。

重症ベッド60％というのは、これから空く予定のベッドや、使うはずのない子ども病院の重症ベッド、患者のいない豊岡市のベッドもすべてカウントに入れています。行政の意図的な操作です。当院（中央市民）の46床もすべて人工呼吸器対応にカウントされていますが、設備があるのは14床だけです。今、挿管患者は40代から50代の方に移行しています。神戸はイギリス株が主でワクチンは効きます。イギリス株はステロイドが効きにくく、一気に人工呼吸器が必要になります。挿管されてからの経過も長く、隔離解除されても人工呼吸器が外せなくて、ＩＣＵのベッドを占拠し続けます。

できる限りのことをして人が亡くなるのは仕方のないことかもしれませんが、広報の不足や実情が伝わらず、協力が得られない中で、人が亡くなっていくのは本当に悲しいです。まだ序の口だと思います。

自宅待機は３００人を超えています。毎日の患者発生約１２５人です。うち10％は重症化するので、焼け石に水です。神戸市重症ベッド、公称は46床ですが実働18床です。

兵庫県重症ベッド、公称は１１６ですが実働は56床です。在宅の待機患者さんにＨＯＴ[註5]処方と[註6]デカドロン6㎎×5日から8日、処方してくれる医師を求めています。開業医の先生方で、何とかして、在宅コロナの方に酸素とデカドロンを届けられないでしょうか。

当院も自宅療養者の悲鳴にどう対応すればいいのかわからない。第3波と比べて、第4波は津波のように急激にやってきた。僕は今、あらゆる事態を想定し、戦略を練っている。

第3波と違うのは、今回はワクチン接種と重なったことだ。通常診療、在宅診療に加えて、発熱外来と自宅待機者医療、そしてワクチン接種および、後遺症フォローが加わってくる。

ここまでくると、なんだか肝が据わる。**「どっからでもかかってこんかい！」**

臨床と並行して臨床研究もやることにしたので、今日は、研究プロトコル作りに費やした。せっかく「マンボウの中心」にいるのだから、何か成果を残さないといけない気がしてきた。というわけで、しばらくコロナに埋没します。と言いながらも、今夜もたくさんの在宅を回っている。

2021年4月10日（土）　開業医よ、今こそ立ち上がろう

第二次世界大戦に喩えるなら今は1945年の末期状態、か。医療に関しては無政府状態、であるとも思う。開業医は、今こそ立ち上がる時だと思うが。『医療タイムス』4月号より。

大量に出るだろう自宅待機死にどう向き合うか

長尾和宏

4月8日現在、兵庫県尼崎市にある我が診療所は、「まん延防止等重点措置（まんぼう）」のど真ん中にある。本稿では現時点での阪神間の状況を述べるが、近い将来、東京圏はじめ大都市圏で起きるだろう。まず、第4波においてはあっというまに医療逼迫を一気に乗り越えて、事実上、医療崩壊した（過去形）。

冷静に考えていただきたい。毎日、何百人もの新規感染者が発生するわけだが、感染症病床や重症病床は有限であり、特にICUのベッドはあっというまに満床になる。その結果、阪神間では大量（3000人以上）の自宅待機者が発生して、すでに「放置死」が出ている。阪神間の自宅待機者を巡回する訪問看護師が活躍している。

筆者は、今年1月〜2月の第3波において、NHKやTBS、MBSなどの報道番組に出演して「自宅待機者は開業医が診るべき」と訴えた。これまで200名以上のコロナ患者さんを診療してきたが、そこで得たさまざまな経験を発信した。果たして第4波においては、第3波よりも患者数の増加速度が激しく、保健所はほとんど機能できていない。

自宅放置死が発生するのは、そもそも何百人という患者さんのマネジメントを保健所という役所に担わせていることが原因である。つまり国の責任なので至急、国会で自宅待機者の対応策を練るべきだ。また地域の特養や老健での陽性者への対応方法は未だ明確ではなく、スタッフはクラスター発生に戦々恐々としている。一体、どうすればいいのか。

本稿で述べたいことは極めて単純である。第4波の今こそ、開業医がコロナ診療に立ち上がる時である。早期診断と初期治療、自宅待機者へのオンライン診療やドライブスルー診療、そして重症化の早期予測と入院トリアージなど、協力できることがたくさんある。地区医師会と保健所が協力して手挙げする開業医を募り、現場に入っていくべきだ。訪問医療に慣れている在宅医が中心になってくるのだろう。地域包括ケアのリーダーシップを担うのは当然だ。

第4波は津波のようで、まさに災害である。非常時には建前や法律よりも、人道的視点が優先することは当然だろう。ステロイドやイベルメクチン、フオイパンの投与に迷うことはない。必要な患者さんには投与し保険請求できる。コロナ肺炎による急性呼吸不全にはＨＯＴ導入もためらう必要はない。開業医ができることは今からでもたくさんある。開業医は医療逼迫する病院や感染症病棟の防波堤になり得る。残念ながら、ワクチン接種事務と接種作業、コロナ対応が重なり、開業医には三重苦である。しかしここは、動ける医師は積極的に動く時だろう。阪神間の現状は、１ヵ月月後の主要都市でも起きるものとして備えてほしい。以上、一町医者の提言が生かされることを期待している。

2021年4月13日（火）　ＰＣＲとワクチンの相談に明け暮れる

もしかしたら、ここは世界一の蔓延の中心地？　毎日、在宅患者さんや認知症の独居高齢者が濃厚接触したとか、ワクチン接種の相談だらけになっている。家族が陽性、ヘルパーが陽性、同僚が陽性、保健所から濃厚接触者と言われたけど……。

要は、世の中濃厚接触者だらけである。友達の友達は皆友達ではないけど、皆接触者。自立している人はＰＣＲ検査すればいいのだけども、在宅患者さんや認知症高齢者は、連れて来られない。独居の認知症の人は電話での約束を忘れてしまうことが多いので、直接家に行って、在宅を確認してからＰＰＥをしたうえでＰＣＲ検査を行う。寝たきりの人でも保健所から言われたら、ＰＣＲ隊（訪問看護師ら）が対応するけども、濃厚接触したり淀んだ空気を吸い込んだりしないよう何度も言い続ける。

尼崎市の保健所にかかってくる「もしかしたらコロナでは？　相談」には、「長尾さんに電話しろ」で回答が統一されているのか、保健所経由の相談が多すぎる。

一方、朝から晩までワクチンの接種時期と場所の問い合わせに、明け暮れる。テレビが高齢者への接種が開始されたという報道を繰り返すので、患者は焦る。ほぼ全員から「私も私も！」とか「いつ？　どこで？」という質問をいただくので毎日、ワクチン問答に2時間くらいは余計に費やすことになり、たいへん困っている。

「八王子でも予約に成功した人だけで倍率は80倍らしいよ」と言うので、「接種場所がどこになるのか、まだなにも決まっていない」とか、「尼崎の医療従事者はまだ一人も打っていない」と言っても誰にも信じてもらえず「嘘だ！」と逆ギレする人もいる。

昨日の13時から、医師会の開業医など医療従事者の接種予約が始まったが、サーバーがすぐにダウンした。今後、発熱外来とワクチン接種を両立させないといけない。しかし担当するスタッフは別々なので、両者を両立させる作業は容易ではない。日々、頭を抱える。行政は高齢者には優しいけれど、コロナと闘う兵士の健康はどうでもいいのだろうか。

日本一の蔓延地で闘う兵士たちの労働環境やワクチン接種なども、クリニックの経営者は考えないといけない。しかし半分は諦めるしかない。通常診療があるから、どうにもならない部分がある。一方、毎日、病院から末期がんや老衰など、終末期の方が自宅に帰ってくる。昨夜は午前2時半のお看取りがあったが、訪問看護師が動いてくれて助かった。まさしく、戦争。

総力戦である。しかし高齢者からのワクチンクレームにも応えないといけない。

政府には、こうした現場の状況も知ってほしいな。1年経っても相変わらず、病院内の状況しか見ない。テレビは終日ワクチン接種動画を垂れ流している。しかし、この映像が、僕たちの通常診療の邪魔をする。

それにしても、少しやりすぎではないか。規制はないのかな。テレビにも報道規制がかかっているかどうか知らんけど、朝から晩まで登場するすべての医師が「ワクチンを打ちましょう」と判で押したように言うが、僕には異様に映る。

これって、戦前の「お国のために戦いましょう」とまったく同じ空気ではないのか。日本軍の憲兵が、かつて非国民と認定して市民を殴っていたが、まったく同じ状況に感じる。

戦況が悪くなると、現場を直視しない為政者たち。これは76年前も今もまったく同じで、人間の本能だね。時代の空気と闘うのが政治家であり、マスコミのはずだけども、もはやそんな気概を持った人は見事に消え失せた。

2021年4月14日（水）　認知症という視点が抜けている

今や、街中、「おひとりさまの認知症」だらけ。その人がコロナになったら、どうすればいいのか？

おひとり暮らしの認知症の方（不定期に外来通院中）が、コロナ陽性となった孫の濃厚接触者

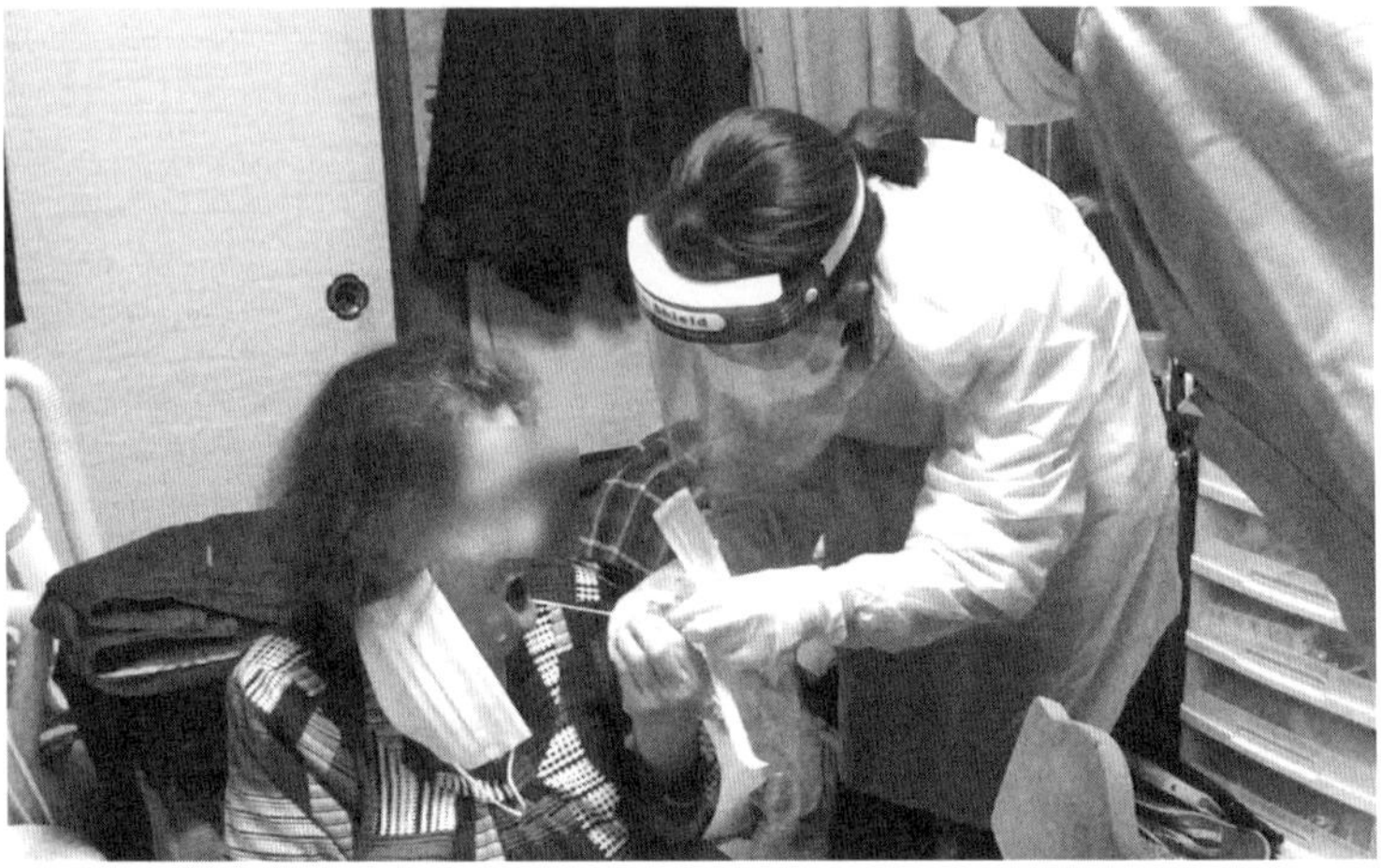

独居認知症患者さんの PCR 検査

だと保健所から連絡があった。少し離れて暮らすお孫さんもコロナに感染し、ホテル療養中とのこと。数日前に食事を作りに来られた時に濃厚接触したそうだ。

果たしてその認知症の人に電話してみた。しかし、出ない。難聴なのか、不在なのか不明なのでかえって困る。買い物に出かけているのか銭湯に行っているのか……。その人はたとえ平時でも、入院させることもホテル療養も無理だろう。自由に徘徊して買い物や外食、入浴を楽しむ方で、近所でも有名だ。

うちの職員が帰宅を確認したので訪問すると、部屋の中はモノに溢れ、かなりしんどそうな様子だ。PPEした看護師が軒先で、舐めるタイプの唾液PCR検査を施行した。翌朝、「陽性」との結果が届き、お孫さんに電話で連絡した。

「40度の発熱があり介護は無理」だと。保健所からの指示がないので、さあ、ここからは僕らの出番かな。まずは僕が軒下（屋外）で、濃厚接触しないように自粛を説明した。しかしその人はなかなかマスクをしてくれないし、してもすぐ外してしまう。支離滅裂な会話の繰り返しではあるが、コロナ陽性だよと告げた途端、それだけはわかったのか、ひええっと腰を抜かしたので驚いた。

軒下でPPEして、看護師がステロイド注射して、イベルメクチンを3錠飲んでもらう。デカドロン4㎎×10日間を考えたが、服薬管理ができないので、注射に変更したのである。普段のデイサービスに行くことはもちろん、停止である。従来からのヘルパーのうち、幸い1人が継続して入ってくれることになった。そんなヘルパーは、10人に1人しかいないらしい。家族感染があり得るので、「ひとり者」のヘルパーさんだけ。とっても有難い。さて、近隣の方や民生委員さんに、コロナ感染を伝えるべきか否かである。結構な難問だけど昼休みにスタッフ全員で人生会議をして伝えることに決めた。

近隣の民生委員さんや、普段見守りをしている協力者の家々を回って、感染の事実、自宅療養計画、徘徊をどう収めるのか丁寧に説明した。するとそのうち何人かは、すでに濃厚接触していることが判明した。さらに家庭内感染のリスクがあることもわかった。そんな話を屋外でしていると、肝心の本人が目の前をスタスタと歩いているので驚いた！　さっき外出しないという指示に納得してくれたのに、3分後にはもう忘れている。しかもマスクなしで、大声で話して、一同唖然……。徘徊する認知症の人を自宅待機で診るのはかように大変だ。

近隣の方がこんなことを言い出した。「すぐに、キチ◯イ病院に入れてよ！　うちの家族に

COPDがいるので、うつったら困るわ！」。周囲は大騒ぎであるが、保健所から僕への連絡はない。たぶん大忙しで、長尾クリニックに任されたと僕は受け止めた。

病院、ホテル、介護施設、すべて認知症陽性者は断られる。精神病院やグループホームなども無理である。結局、僕たちが最後の砦。

これのどこが指定感染症や！

独居の認知症の人は、世の中にたくさんおられる。もちろん彼らも、どんどん感染する。しかし、診断は遅れがちだ。そして診断しても、行き場はない。結局、自宅療養しかないのだが、最低限、ヘルパー、看護師、在宅医の3人が必要だ。最悪、在宅看取りも視野に入れて、ステロイド、イベルメクチン、酸素投与の3点セットを自宅で行わないといけない。でも、それが「地域包括ケア」なんでしょ？　認知症の人が最期まで家で暮らせる街づくり……。

この国は、独居の認知症の人が感染したケースを想定していない。

コロナ対策に認知症という視点がスッポリ欠落しているのだ。

今日も朝から晩まで、ワクチン接種の問い合わせ対応に追われ、密になった発熱外来への対応、ドライブスルー診療やオンライン診療等々に奔走した。膨れ上がった外来診療と在宅診療の合間にコロナ対応をやらないといけない。ああ早くコロナよ止まれ！

2021年4月18日（日）　新・新型コロナは未知

昔、新加勢大周[註7]という人がいたけど今、流行っているのは新・新型コロナだ。新型は怖くないけど、新・新型は未知故に少し怖い。

そもそも、コロナは風邪のウイルスであり、4種類があったが、新型は7番目のコロナだ。その一部が変異した、英国型の変異株は感染力が強いぶん、重症化率も高そう。大阪では変異株が9割以上で、東京では5割まで増えている。この変異株は、素性がわからないので警戒している。変異株というよりも、7番目の新・新型と考えたほうがいい。僕も警戒している。未知を怖がる態度は当たり前だ。

日曜日の今日も朝から発熱外来、認知症の陽性者の紹介対応（初診）、自宅待機者対応、末期がん対応などで走り回っていた。毎日、2〜10人の陽性者が出るけど、ほとんど入院できない。ホテル療養もできず、ほぼ全員が自宅療養を余儀なくされている。

無茶苦茶で気が狂いそう。でも「**自宅待機者でひとりも死者を出さないぞ**」という強い思いが僕を支えている。

我がクリニックの発熱外来のすぐ横に大型スーパーがあり、買い物客ですごく混みあっている。「医療崩壊で街は閑散」ならわかるけども、「医療崩壊で街は混雑」が東京・大阪の実態。すごいねえ、このギャップ。天国と地獄が、同じ町の風景の中に堂々とある。

生まれてから62年、一度も見たことがないこの奇異な光景は、幻なのか。

幻であるなら、僕は何のために日曜日の深夜まで一生懸命に働くのか。甲子園球場では、鳴り物を鳴らして阪神・ヤクルト戦をやっている。街頭インタビューでも恐怖と快楽が同居している。怖いVS怖くないが見事に同居している、不思議な光景。

2021年4月19日（月）　PCR陰性のコロナ肺炎は誰が診るの？

PCRでコロナを診断しているが、相当なコロナ肺炎があってもPCR陰性となる人が時々いて難儀する。PCR陰性のコロナ肺炎に関しても国は無策のままだ。この問題も1年前から散々指摘し、医学雑誌にも書いてきたけども、無視されてきた。

最近のPCR陰性コロナ肺炎の2例を紹介しよう。

【症例1】　40代会社員

39度台の発熱で初診し、CTで中等度のコロナ肺炎を認めた。PCR陰性だったが、コロナ肺炎としてステロイド注射した。その4日後、発熱と呼吸困難が持続するためドライブスルー診療。今度は、抗原検査で陽性が出てくれたので安心した。コロナ肺炎確定。

CTでは肺炎は急速に増悪し、酸素飽和度は96％から93％まで低下。CRPも7から14に増加し、全身状態悪化。中等度から重度のコロナ肺炎だ。やっと保健所に「CTで重症です！」と発生届けを出したが、無反応。100回電話しても出ないので、在宅酸素を導入しているがさらに悪化している。この方に自宅でどこまでやるべきか。[註8]アクテムラやイベルメクチンも？誰も教えてくれない（繰り返すが、保健所は機能していません）。もしも亡くなったら誰の責任？

国？　僕？　誰か教えて。

【症例2】　60歳代

発熱で初診。ＰＣＲ検査は陰性になるも、ＣＴで相当なコロナ肺炎。保健所に電話し続け、やっとつながり、ヤイヤイ言って初めて感染症病棟に入れてもらった。病院でもＰＣＲは2回陰性で、3回目でやっと陽性が出た、とのこと。ヤイヤイ言った甲斐があり、命が助かったけれども、ＰＣＲ陰性の段階で諦めていたら、死んでいたかもね。

この国には、「ＰＣＲ陰性のコロナ患者」はいないことになっている。また「ＰＣＲ陰性のコロナ肺炎」も存在しないことになっている。ＰＣＲには偽陰性が3割もいることが常識なのに、おかしくない？　国会でも議論してもらったが、「それでいい」で終わった。でも、患者さんの立場になって考えてみてよ。

「コロナ肺炎なのに入院も治療も受けられず死んでも仕方がない」

そんな事態が1年以上放置されているんだよ。ＰＣＲだけで診断するより、ＣＴで診断した方が有用である。もちろん両者を組み合わせないといけないが。日本は世界でダントツにＣＴを保有している国なのに、活用できていない。まさに宝の持ち腐れなのだが、誰も真剣に考えないのはなぜだろう。

ＰＣＲ偽陰性は、軽症とは限らない。中等度肺炎でも、ＰＣＲ陰性例がいくらでもある。皆さま、ＰＣＲ陰性で安心しないでね。

当院のスタッフたちはもう疲弊しており、限界が近い気がする。だから当院は、僕だけがこのプロジェクトに参加することにした。今、コロナ弾という絨毯爆撃の最中だ。怖いと思ったら逃げるしかない。**防災とは「逃げる」ことだ。皆さまも、賢く逃げてください。**

2021年4月20日（火）「けったいなコロナ医者」の業務日誌

午前7時起床。真夜中に電話が鳴ったので、悪夢で目覚めた。最近よく夢でうなされる。数百通のメールのチェックと20通くらいの返信に1時間かかった。9時前に、知らない高齢女性から電話が鳴った。「知り合いが発熱で、1週間以上寝たきりなので助けてほしい」と。なんでその人が僕の携帯番号を知っているのか聞いたら、誰かに聞いたが、誰だったか覚えていないと言う。まあいい。完全な独居の方で、かなり悪そうな印象。往診を約束した。

午前9時半から在宅チームと打ち合わせ。クラスター発生や、濃厚接触者などの対応の指示に朝から目が回る。外来診療は、遠方からわざわざ来られた人も今日は多くいた。

その合間を縫って、発熱外来の患者さんを診ていると、3歳児の濃厚接触者とお母さんのPCR検査があった。ドライブスルーで問診をしながら、検査計画を練った。後部座席には、生後2ヵ月の赤ちゃんが寝ていて驚いた。結局、3歳児ちゃんは抗原検査で、母親はPCR検査に決定。幸い、3歳児は陰性でひとまずは安心。

「なんで3歳児を、うちのクリニックに連れて来ようと思ったの？」

「かかりつけの小児科医に断られまして……」

ここでも僕の携帯電話番号を渡した。今後、何があるかわからないから。

午後1時からのコロナ対策会議と保険診療会議に、5分遅れで入る。会議中も、患者や医師会、マスコミから電話は鳴りっぱなし。

一呼吸ついたところで、自宅に在宅酸素を入れて療養中の、中等度のコロナ肺炎の患者さんをオンライン診療した。CT画像では悪化しているように見えたけれど、酸素飽和度ではやや改善傾向。治療方針についてスタッフと話し合う。

そこに尼崎医師会の理事から電話。「市内に自宅療養者が150人もいるので、往診に協力してほしい」とのこと。入院させるためには、もはや岡山県か徳島県しかないのかなあ。でも誰がそこまで搬送するのか、という話になった。大阪府は、滋賀県までは搬送しているという噂だ。しかしその人は在宅療養でもう1日様子を見ることにした。イベルメクチンとデカドロンを処方して、家族に取りに来てもらう。この若い人を死なせないためには、アクテムラでもなんでも使う覚悟だ。

そこに、ある老人ホームから「呼吸停止の人がいる」との連絡が入った。飛んで行くと、入り口でマスクの交換を強要された。まさに厳戒態勢だ。悲しいけれど、いつもより短時間でお看取りをするしかない。死因を「老衰」にする。さすがに、看取りの時だけは部屋に入れてくれた。しかし、死亡診断書は別室で書き、家族を労ってから退室。

その後、昨日訪問した、おひとりさまの認知症の陽性者を訪問。顔色が悪く、酸素飽和度は

97%から95%に低下していた。遠くのご家族に、電話で報告した。昨日から、イベルメクチンとステロイドの治療中であるが、高齢なので予断を許さない。水曜日に再訪問すると伝えると、「明日も絶対訪問してほしい」と電話口で遠くのご家族が言う。

次に、朝イチに電話があったおひとりさまを往診した。結構な咳をしている。陽性者であれば看護師にもうつってしまう。まずはドアと窓を開き、充分に換気してから看護師に連絡した。軒下で看護師に抗原検査をしてもらったら陰性だったけれども、酸素飽和度は82%と非常に低い。検査と入院を勧めたが、絶対に入院しないと強い意思を持っていた。こんな人はどう扱えばいいのか。

その後、定期訪問の患者さん2人の訪問。その後、クラスターが発生した特養に居続けることになった患者さんを訪問し、イベルメクチンとデカドロンを渡した。その人はショートステイ中にクラスターに巻き込まれるも、自宅にも高齢者がいるので、そこに滞在し続けるしかなくなった。デイサービス中の感染にご家族はお怒りである。

実は、認知症のおひとりさまの陽性者の一人も、デイサービスで感染したのだ。家族からの「独居は不安なのでショートステイに入れてほしい」と懇願電話の最中だった。ショートステイ中にコロナに巻き込まれれば、居続けるのはOKだけど、デイサービス中の巻き込まれは、ショートステイへの移行は不可とのこと。

なんだか、わかったようなわからないような内規だ。それにしても大変な状況下、懸命に働いているその特養のスタッフたちのご尽力を思い切り労った。施設でのお看取りにならないように一緒に頑張ろう。

メディアは、クラスター発生と叩くけども、現場の介護スタッフは不眠不休で、入所者と感染者のケアに頑張っている。感染症病棟の医療従事者は褒め称えるが、そもそも特養は、医療機関ではない。特養のスタッフたちも身を呈し、さながら「感染症病棟」をやっているのだ。「困ったらなんでも言ってほしい」と、精一杯の激励をしながら涙が出てきた。

ただ、ちょっと心配なのは、4人残留している感染者の主治医が別々であること。僕たちは介護施設ではなく、個人から主治医を依頼されているのだ。僕の患者さんにだけイベルクチンとステロイドを投与したけど、他の患者さんはどうなのか？　同一施設内でコロナ格差を生んでいないのか心配になるが、仕方がない。これは特養だけでなく、自宅療養者全員に言えることである。

そうこうしていたら、別の末期がんの方が亡くなったとの電話が入った。

午後2人目のお看取りに向かうと、家族は満足げなお顔で出迎えてくれた。移動中に知り合いの医師から、濃厚接触者のＰＣＲ検査の是非に関する問い合わせが入った。そのような趣旨の相談が日に3~4件あるけども、唾液でのＰＣＲ検査を勧めている。

その後、末期がんや認知症の患者さんの訪問診療を3件ほど回り、さらに3人目のおひとりさまの認知症の陽性者宅を訪問。呼び鈴を鳴らしてもまったく応答なし。合鍵で入って行っても、ベッドに横たわるその人はピクリとも動かない。

「死んでいる？」と思いながら強くさすった。すると動いた。よかった。耳があまり聞こえず、目もあまり見えないけど、なんとか軒下まで移動してもらい、診察をした。「しんどいわ。なんでやろ」と呟いている。この方にコロナ感染の自覚はない。感染を告げても3分後には忘れている。そして、スーパーや銭湯、食堂を徘徊する。それがその人の日課なのだ。周囲の人はその人の徘徊で困るのだが、僕たちは家から出て来ないと心配になるのだ。まだ安心できない感染5日目。明日も訪問看護師にベッドでの点滴をお願いしよう。

夜の外来が終わり、再び訪問診療に出ようと思ったら、尼崎市内の警察から電話。逮捕したばかりの犯罪者が発熱しているので、警察の留置場で検査をしてほしいと。そりゃそうだよね。警察がクラスターになったら治安は悪化する。もしも陽性だったら、篠山の医療拘置所に護送するという。篠山は兵庫県内だが結構遠い。誰がどうやって搬送するのか聞いてみたら、それはわからないとのこと。結局、警察署の裏で数人の警官が見守る中、看護師が抗原検査をした。

その後、お待たせしている在宅患者さん宅を3件ほど往診。全部終わったら21時半。でもいつもより1時間早いかな。こうして「けったいなコロナ医者」の1日は、いったん休憩。今夜もすき屋か、コンビニ飯か……飽きた。

2021年4月21日（水）　自宅がコロナ病室、駐車場がコロナ病棟

第4波が始まり、正直、なんでこんなに感染者が多いのかサッパリわからない。陽性者数だけでなく基礎疾患のない若年層の重症化が不気味だ。もちろん、ほぼ全員、すぐには入院でき

ない。コロナも非コロナも、受け入れ病院がなく医療崩壊している。自宅療養かドライブスルー診療で、僕らが治すしかない。

ドライブスルー診療をやっていると、裏の駐車場（20台）が知らない間に「コロナ病棟」のようになっていることに気がつく。上から見下ろすと、まさに一台の車がひとつの感染症病室である。会話は車の外でする。

それにしても、発熱患者さんや検査や自宅療養者が多すぎて異様な雰囲気になってきたぞ。ひとつだけ言えることは、第４波は第１～３波と別ものだ。そう考えたほうが合点がいくことが多い。今までと何が違うのか？

①若年者が増え、重症化している

②重症肺炎が多い

③一方、ＰＣＲ陰性のコロナ肺炎も

④発熱がない重症肺炎もいる

⑤酸素飽和度が60％でも入院できない……

医療逼迫や、医療崩壊などと報じられているけども、コロナ医療も通常の救急医療もないと言っていい。保健所も崩壊している。電話がつながらない。そして入院もできない。自宅療養者は、大阪は８５００人、阪神間には３０００人もいるらしい。陽性者には「今、病院に入るのは東大に入るくらい難しいよ」と説明している。

そこにワクチン券の配布が始まり混乱にとどめを刺される。ワクチンに関する相談電話が今日は20本以上も携帯にかかってきた。尼崎市長さんに「接種券があっても予約はまだだと至急、市民に知らせたほうが、混乱が収まりますよ」と電話で助言した。

これまで数十人のコロナ在宅療養者を治療し、死亡者はゼロ。しかしそろそろ時間の問題のような気がしてきた。**重症患者が死ぬか。僕が先に死ぬか**。僕を助けてくれるのは、看護師をはじめとするスタッフだけ。僕たち100人は、ガダルカナル島で闘っている兵士のようだとすれば、指揮官である僕が悪いのかな。

2021年4月22日（木）　PCR陰性の肺炎に難渋している

1年前からPCR陰性のコロナ肺炎について書いてきたけど、第4波の今週においては、その重症例が増えてきた。日本は、PCRだけでふるい分けしているので、**PCR陰性であれば保健所に発生届が書けない**。**だからコロナ病棟に入れない**。疑診例として出すが、なおさら相手にされない。もちろん、通常肺炎と言っても、一般病床にも入れない。119番にも断られる。尼崎は医療崩壊している。

PCRは陰性でも、総合的にコロナ肺炎と診断してイベルメクチンやステロイドや酸素などの治療をする。血清IgM抗体をキットか定量で測定すればわかるけど、そもそもIgM抗体は保険適応がないので、実施できない。自費でやれば、「混合診療」[註9]でできない。生活保護の人にはどう転んでもできないし。戦争中でも日本は法令遵守が優先で、1錠数円の下剤のレセプト[註10]

査定に一生懸命だけど、人命はどうでもいいというのか。

変異株がPCRや抗原検査を潜り抜けるかどうか検査の専門家に聞くと「あり得る」との回答を得ている。となると、「PCR原理主義」は崩壊する。実はこれが第4波の正体だったりして。結局、胸部CT画像と合わせて診断するしかない。あるいは酸素飽和度でスクリーニングでもいい。

当院が在宅管理してきた数十名の軽症〜重症者の中からまだ一人も死亡者が出ていないのが、励みになっている。**自分が関わった限りは絶対に死なせない。置かれた場所で咲いてやる。**おひとりさまの認知症の陽性者の見守りは大変、だ。

基本的に10日間は毎日、見守れるけども、認知症の人の対応はここが違う。
①電話がなかったり聞こえなかったりして、いるかどうか不明で何度も訪問する
②毎日徘徊しまくる。まあ元気な証拠だけどもね
③服薬管理がまったくできない。医師や看護師が直接飲ませるか、注射
④スマホがないので、遠隔診療やオンライン診療などできない
⑤車がないので、ドライブスルー診療も不可。在宅医療しかない
⑥在宅酸素をつけても外す。そもそも病識がないことも多い
⑦ご近所さんから「どこかに入れろ」と文句の電話がかかってくる
⑧内鍵をかけてしまうので、呼び鈴を鳴らしても出ない。生死確認ができないこともある
⑨不安が強いので、鍵のコピーをさせてくれない。コピーの意味が理解できない

⑩結局、死んでいてもわからないことがあり得る
　応答がないので警察に電話しようか皆で思案していたら、ひょっこりコンビニから上機嫌で帰ってきたことも。毎日、悲喜こもごもだ。

２０２１年4月23日（金）　ウイルスから見たら「順調」

次から次へと、いろいろなことが起きるなあ。マンボウの次は3回目[註11]のロックダウンかい。まあ、ウイルスから見れば順調か。１００年前のスペイン風邪やペストの教訓は、今も生きている。収束まで2～3年はかかるだろう。毎日、パソコンで県別の感染者数や死亡者数のグラフを眺めている。あるいは各国の比較なども、小学生のようにじっと見る。非常にきれいなカーブを描いている。株価や為替のカーブよりも規則的で美しい。もしも緊急事態宣言やマンボウがなかったら、どんなカーブになっていたのか。各県別の感染者数が、人口や人口密度に比例しているのも見事。阪神間の各都市での感染者数の比率も実に見事に配分されている。

予想通りの「変異」。これはウイルスの常套手段。ウイルス表面のスパイクタンパク[註12]を少しモデルチェンジしながら、感染性を増して勢力拡大していく。当面は、勢力拡大のためならなんでもするぞー。ワクチンで高齢者のガードがきつくなれば、ガードが甘い若者をターゲットにする。新型コロナは、自分たちが増えるためにはターゲットを選ばない。実に賢い。人間が

いろいろ考えても、専門家や政治家がいろいろと作戦を練っても、ウイルスは津波のように平気で乗り越えて襲いかかる。人間にとっては災難であり、とんでもない大事件ではあるが、ウイルスの世界から見れば、今、極めて順調に活躍の場を広げている。

第4波を迎えた今、大切なことは、「より早く、より広く」しかない。これまで言ってきたことと違うじゃないか、とお叱りを受けるかもしれないけど、僕も揺れ動く。ウイルスのように。

2021年4月24日（土）　悲鳴をあげるコロナ患者を診て回る

今、新規のコロナ患者さんはほぼ自宅療養になるが、発熱や呼吸困難を訴えても、どこからも無視される。保健所に電話して万一通じたら「かかりつけ医に」と。かかりつけ医に電話したら、「救急隊に」と。救急隊に電話したら「保健所に」と言われて、堂々巡りだ。つまり放置であり、陽性者はたらい回し状態にある。もしも僕が断れば、患者はまさに絶望の中で過ごすことになるだろう。**メディアは現実を伝えていない。すべてに断られた患者さんから電話がかかってきてPPEして往診して対応しているが、いろいろな発見がある。**

一家4人全滅家族（全員陽性）なのに、お宅に伺ってみると意外と元気だったケース。仲のいい家族なら、かかるなら全員がほぼ同時にかかったほうがいいのかもしれない。ただ高齢者はやはり衰弱しやすいので、高齢者に狙いを定めてケアを考える。

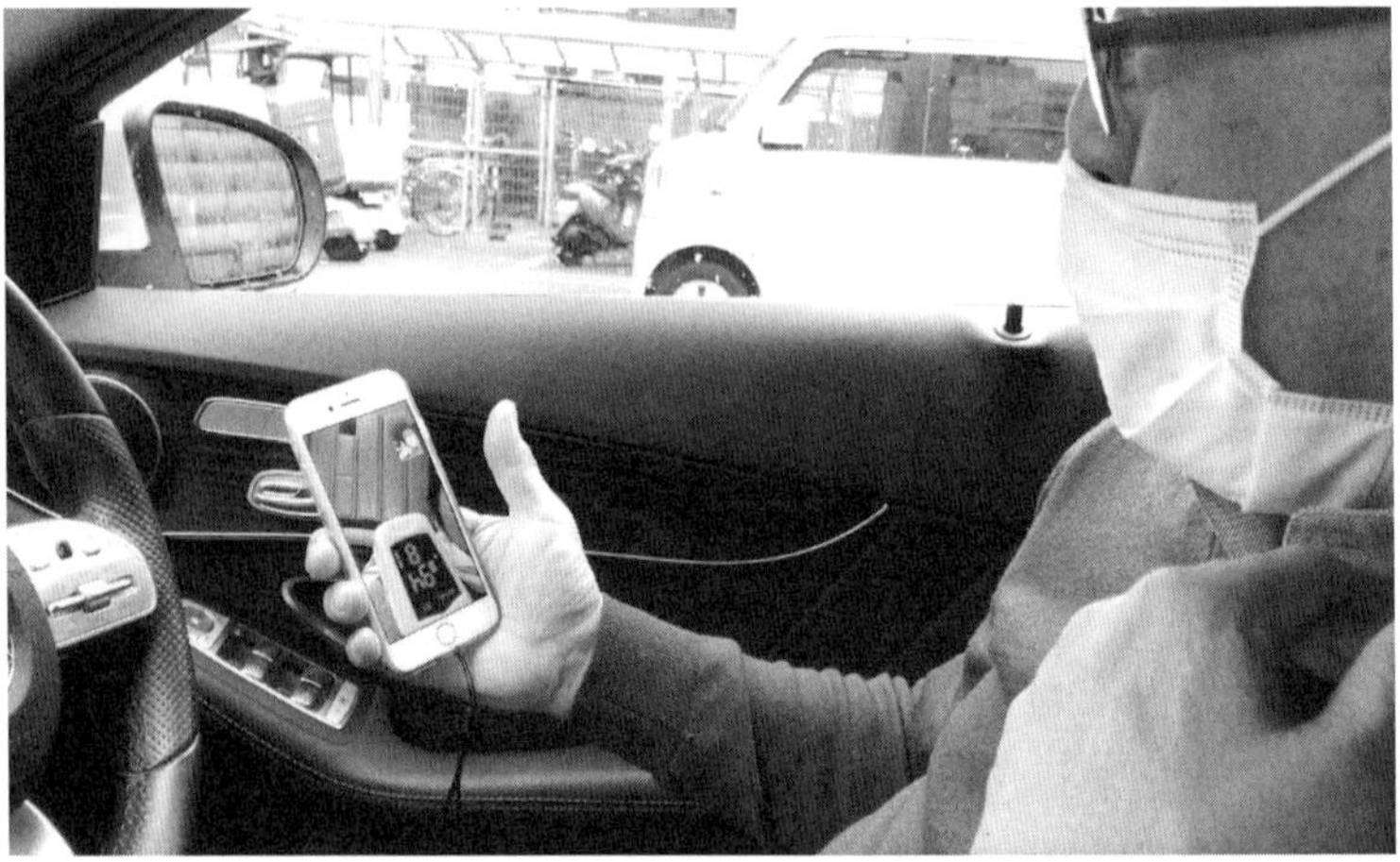
往診の合間にオンライン診療

「コロナ患者なんか診て楽しいのか?」と聞いてくる医者がいる。楽しいも何も、まずは誰からも見放された患者さんに喜ばれる。こんなに喜んでくれるなら、やり甲斐を感じる。だから怖くて苦しい反面、頼られてどこか嬉しいような気持ちもある。

今夕、発症6日目で酸素を吸入している衰弱した陽性患者さんが急遽、保健所の指示で姫路の病院に搬送されるとの一報が入った。昨夜、ご家族と人生会議をして、「最悪、明日のお看取り」の話までしたばかりだった。しかし保健所からの命令なので誰も逆らえない。でもこれは、良いことか、悪いことか?

内心、「これでもう死に目に会えないかも……」という思いがよぎるけど、すでに遠距離を搬送する道中にあるので、話す余裕も権限もない。尼崎と姫路は、往復4時間はかかるだろうから、救急隊員のご苦労を考えたら、なんにも言えないし、複雑な気分になる。

指定感染症は、人生会議をいとも簡単に吹き飛ばしてしまうことをまざまざと見せつけられたが、仕方ないのだ、と自分に言い聞かせる。

保健所は、発症から10日間経ったら自動的に「はい、隔離は終わり」と宣告する。熱が出ようが、咳が激しかろうが、食欲がなかろうが、寝たきりになろうが、死にそうでも、「はい、終わり」。だから、隔離解除後の重症者を自宅でしっかりサポートする体制づくりが大切だ。コロナ感染を契機に在宅医療に移行せざるを得ない高齢者が実に多い。

僕は「コロナ」そのものよりも、「コロナ後の寝たきり」のほうが怖い。

神様！　今がピークであってほしい。正直、緊急事態宣言の意味が僕はわからない。もし制限をやるのならやるで、徹底的にやるべきだろう。道路も鉄道も全部遮断して徹底的に検査と隔離をする。中国はこれで、「ゼロコロナ」を達成した（ホンマかいな）というからスゴイ。もし僕が総理大臣なら今は徹底的にやる。それしか手がない。

2021年4月26日（月）　死亡者数から見たコロナのインパクト

この1年間に、コロナ在宅診療を数十人かやってきた。一方、その間に約160人の在宅看取りがあった。でも、コロナでは一人もまだ看取っていない。なんだか、コロナコロナしすぎていないか。コロナのためにがん手術を延期された患者さんが怒っている姿を昨日テレビで観て、同情した。

昨年の第1波以来、日本人は140万人以上亡くなってきた。そのうちコロナで亡くなった人は、約9800人(0・7%)。僕のクリニックでは、160人以上をお看取りしてきた。そのうちコロナで亡くなった方は、ゼロである。

確率論から言えば、僕が140人看取ったら、1人の割合でコロナ死となるはずなので、そろそろコロナの看取りがあるかもしれないが。

今夜も1人のお看取りがあった。たった3日の在宅だったが、ご家族と長くいい話をした。その帰り道、この1年間にお看取りした人のお顔をお一人お一人、思い出した。しかし多すぎて、どんな会話をしたかまでは、とても思い出すことができない。その中に、コロナの死者はゼロである。

じゃあ、今のこの騒ぎってなんなん? 夜風にあたりながら、しばし考えた。そこまでして闘うべき相手なのか? 人の死を数字で計ってはいけないことは知っているし、後輩にそう教えてきた。しかし死者をカウントすることは悪くはないだろう。

死者数から言えば、がん死は、コロナ死の約40倍である。老衰死や誤嚥性肺炎死も合算すると同じような数字だろう。**コロナは死ぬから怖い病気。みんなそう言う。でも、もし死が怖いのなら、がんはその40倍怖いはず。しかし、がん検診やがん治療を後回しにして、40分の1の病気だけを特別視する。**

がんで死ぬのは嫌だけど、コロナでだけは死にたくないよ、という100歳。気持ちはわからないではないけど、なんかおかしい、なんか数が合わない。なんだろうね。死亡原因からすれば、コロナは日本人の死因の10位にも入らないのではないか。今こそ、ファクトフルネス[註13]ではないのか？

「コロナが怖いから、死んでもいいから、ワクチンを打ちたい」という人の気持ちはわからないでもないが、論理はかなりおかしい。今、国民の民度が問われている気がする。洗脳を解くのは難しいけど、一度真剣に議論すべきではないのかな。

2021年4月27日（火）　誰も悪くありません……1000分の1の訪問看護

神戸で孤軍奮闘している知り合いの訪問看護師、藤田愛さんがフェイスブックに神戸市の実情をアップした。彼女の気持ちが痛いほどわかるし、僕も彼女の同志の一人。今日も1000分の一の往診を頑張るけど、仲間が増えたらいいいな。

以下に、藤田さんのFBより一部引用させていただく。

神戸市の訪問看護師からのお願い

●薬剤師の皆さんへ

できたらステロイドを常備して、医師の指示が出たらできるだけ迅速に、家の中に入らなくていいからポストインしてほしい。

●酸素業者さんへ
医師の指示が出たらできるだけ迅速に、家の中に入らなくていいから、玄関ドアのそばまで持っていって、電話で使い方を説明してほしい。できればわかりやすいイラストつきの説明書を渡してください。
●医師の皆さんへ
医師法にコロナ特例を作ってもらい、遠隔診療、電話診療、玄関3分診察で、コロナの場合は酸素飽和度93%以下なら在宅酸素導入、ステロイド、抗生物質、解熱剤のコンフォートセット自宅置き。そしたら本人、家族、訪問看護師の判断で素早く対応することができます。まだ少ない症例ですが、半分の自宅療養者の悪化が防げると感じています。2日後に変化を感じ、3日後に、お、と感じる回復兆候があります。
●訪問看護師の皆さんへ
電話をして健康観察をする時は、安静時の酸素飽和度だけじゃなく、廊下を往復して、無理ならちょっと長話ししている間、パルスオキシメーターをつけたままで、数値の変化や息遣いも確認してください。自己測定が基本です。普段の看護とは違い、利用者と一緒に管理するんです。
●神戸市民の皆さまへ
コロナの自宅療養は医師の判断にお任せはできません。一緒に戦うのです。私たちは長く、病気になったら、急病になったら病院へ、そんな時代を生きてきました。信じられないと思います。私も信じたくありません。でも入院できないのです。救急車を呼んでも運ぶ先がないのです。

●誰も悪くありません

コロナという病気が強敵で、感染者が減らなければ信じられない状況は続きます。神戸市が、病院が、診療所が、保健所が、と、誰を責めても状況は変わりません。ご心配な気持ちわかります、理不尽ですよね。でも責める声を強くすればますます守りに入らねばならなくなり、療養者を守る力は弱まります。これはコロナという津波だと思ってください。力を合わせてできることを増やすしかないのです。県外からは帰れませんね。お話で励ましてください。玄関前置き指定で美味しいもの送ってください。

皆さんには見えていないかも知れません。私には見えています。医療崩壊、保健所崩壊は自分には関係ないと錯覚しがちですが、みんなの神戸市が崩壊、当たり前でかけがえのない日常が崩壊していると思ってください。心が苦しくなるかもしれません。今度の緊急事態宣言は、一致団結して緊急事態行動を取れるかどうかにかかっています。みんなで命も暮らしも経済も守るためには、一致団結しかありません。私には光が見えます。きっと乗り越えられるとなぜか信じられるのです。どうでもよいことですが、小さな頃から先が見えて、勘がいいところが長所です。心配症で世話焼きすぎるところが短所です。

見えない津波を一度だけ信じて、波が去るまで身を潜めてみませんか。本気の人がどれくらいいるかで波の去り方が変わります。私は専門家ではないですが、変異株と毎日会っていてそのパワーの強さ、素早さ、ずる賢さに圧倒されています。お願いばかりすることをお許しください。

——僕も藤田さんとまったく同じ世界で奮闘している。同志がいるから、闘えている。

2021年4月30日（金）　イギリスもフランスも歩け歩け運動

まだ何も決まっていないのに、行政が勝手に高齢者全員に「ワクチンクーポン券」を送付したために、毎日毎日、何十回と、計1~2時間も同じ説明を要して、本当に辛い。

個別接種と集団接種の割合も、予約方法もまったく決まっていないのに、「クーポン券」を7万人に送付したら、大混乱になるのは明らかだ。でもやっている。**行政は現場を見ずに空想でやるから怖い。おかげで朝から晩までワクチンの問い合わせ電話は鳴りやまず、仕事ができない。**ホント、助けてほしい。なんでこんな目に遭わないといけないの?

でも、行政は平気でやるんだと言う。それが行政。なんでも勝手にやるんだ。それでどんだけの人がどんだけ迷惑するのか、その想像力はない。

三重苦に加えて、四重苦。その三つの苦労とは、発熱外来、治療、往診。そして四つめの苦労は、行政のミスによる完全な「人災」だ。保健所や行政とは普段から連携していないので、戦時下では致命的なミスを犯す羽目になるのだ。仲間に背中から殴られているような気がして、本当に情けない。日本全体が病む縦割り行政の弊害が一気に顕在化する。
ところで、欧州ではワクチン接種の進行で一気に鎮静化し規制緩和に向かいつつある、というニュースが度々流れる。イギリスやフランスは毎日屋外を家族で歩行することを奨励している。その際は並んで歩いても、マスクをしなくてもいい、というから日本とまったく違う。認知症の人も生活圏内を支援者が歩かせる。サポートバブル（支援の安全圏）、というそうだ。
要は、「歩行で免疫機能を高めよう」という国民運動。閉じ込めるだけの日本とは大違い、である。まさに真逆の政策をどう考えるか。

註

註1　交叉免疫
交叉反応とも呼ぶ。過去に感染した旧型のコロナウイルスに対する免疫が、新型コロナウイルスに対しても有効に働くということ。

註2　廃用症候群
生活不活発病とも呼ばれる。病気やケガなどの治療のため、長期間にわたって安静状態を継続することにより、身体能力の大幅な低下や精神状態に悪影響をもたらす諸症状のこと。

註3　去痰剤

病原体や異物などを痰や鼻汁によって体外へ排出しやすくする薬。「ビソルボン」「ムコソルバン」など。

註4 フオイパン

タンパク分解酵素阻害剤。膵液に含まれるトリプシンなどの消化酵素（タンパク分解酵素）の働きを阻害して膵液から膵臓を守り、腹痛や吐き気などの自覚症状を軽減する。

註5 HOT処方

在宅酸素療法（Home Oxygen Therapy）のこと。

註6 デカドロン

合成副腎皮質ホルモン（ステロイドホルモン）製剤。炎症やアレルギー症状を改善する作用や、免疫反応を抑える作用などさまざまな働きがある。

註7 新加勢大周

1993年頃、所属事務所の、芸名「加勢大周」の使用権を巡るトラブルの渦中に生まれたタレント。改名後は坂本一生と名乗る。現在は千葉県でパーソナルジムを経営しているという。

註8 アクテムラ

抗リウマチ薬。他の生物学的製剤同様、免疫機能を抑制させることで炎症を抑える効果を発揮する。

註9 混合診療

保険で認められている治療法と、保険外診療の併用は原則として禁止されている。

註10 レセプト査定

医療機関は毎月、診療報酬点数表での算定要件や記載要綱に基づいて、作成したレセプト（診療報酬明細書）を審査支払機関に提出している。審査支払機関は提出されたレセプトの内容を審査し、医療機関から請求された医療費を支払うかどうかを判断している。

註11 3回目のロックダウン

2021年4月23日、「まん延防止等重点措置」が適用されている東京で、3度目の緊急事態宣言が発出された。

註12 スパイクタンパク

ウイルスの表面についているトゲトゲの突起物のこと。これが細胞の受容体と結合することで感染が成立する。

註13 ファクトフルネス

「データを基に世界を正しく見る習慣」を意味する造語で、スウェーデンの医師ハンス・ロスリングらが提唱する考え方。同名の書籍はベストセラー。賢い人ほど、とらわれている10の思い込みから解放されれば、癒され、世界を正しく見るスキルが身につくという。

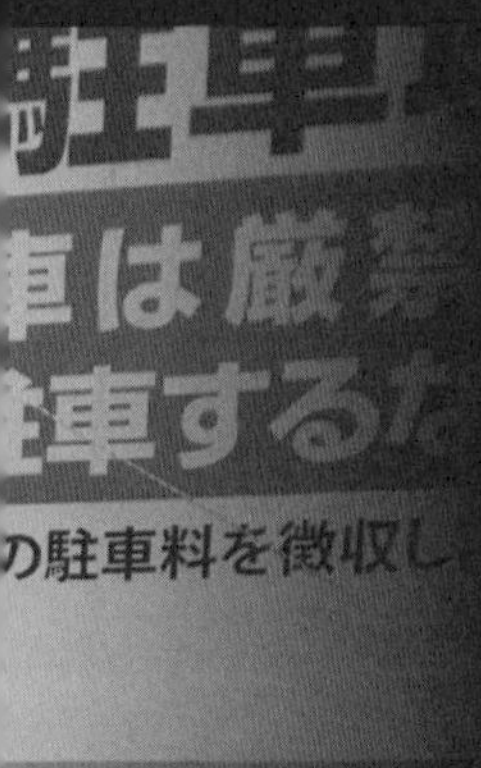

2021年5～6月

5月3日　“想定の約2倍” 横浜 ワクチン予約にアクセス集中で受付中止に

5月5日　緊急事態宣言下の大型連休 最終日 例年のような混雑は見られず

5月7日　EU域外へのワクチン輸出 全体の4割が日本向けで最多

政府 緊急事態宣言 4都府県31日まで延長と愛知 福岡追加を決定

5月7日　菅首相会見 ワクチン接種 1日100万回を目標とする考え

菅総理大臣は、4都府県の緊急事態宣言を延長し、愛知県と福岡県を対象地域に追加すると決めたことを受けて、7日夜、記者会見し「私自身が先頭に立って、ワクチン接種の加速化を実行に移す」と述べ、7月末を念頭に希望するすべての高齢者に接種を終わらせるため、1日100万回の接種を目標とする考えを強調した。

5月10日　台湾「招待状が届いていない」WHO年次総会への参加めぐり

5月12日　緊急事態宣言 6都府県に拡大 “まん延防止”は8道県に拡大

5月18日　昨年度のGDPマイナス4.6% リーマンショック超える最大の下落

5月21日　モデルナとアストラゼネカのワクチン 正式承認 厚労省

5月30日　ベトナム インドで確認の変異ウイルス さらに別の変異か

6月3日　東京五輪・パラ「今の感染状況で開催は普通はない」尾身会長

6月8日　丸川五輪相「東京大会の延期は困難」

6月18日　尾身会長ら提言 五輪無観客望ましい 入れるなら厳しい基準で

6月20日　ブラジル 新型コロナ 死者50万人超える 大統領への抗議活動も

6月23日　サッカー欧州選手権 英政府 観客6万人超入場認める 懸念の声も

6月23日　英 G7サミット開催地で感染者急増 多くの人が集まったことと関係か

6月30日　東京都内の感染 高齢者の割合が減少 若者や中高年世代では拡大

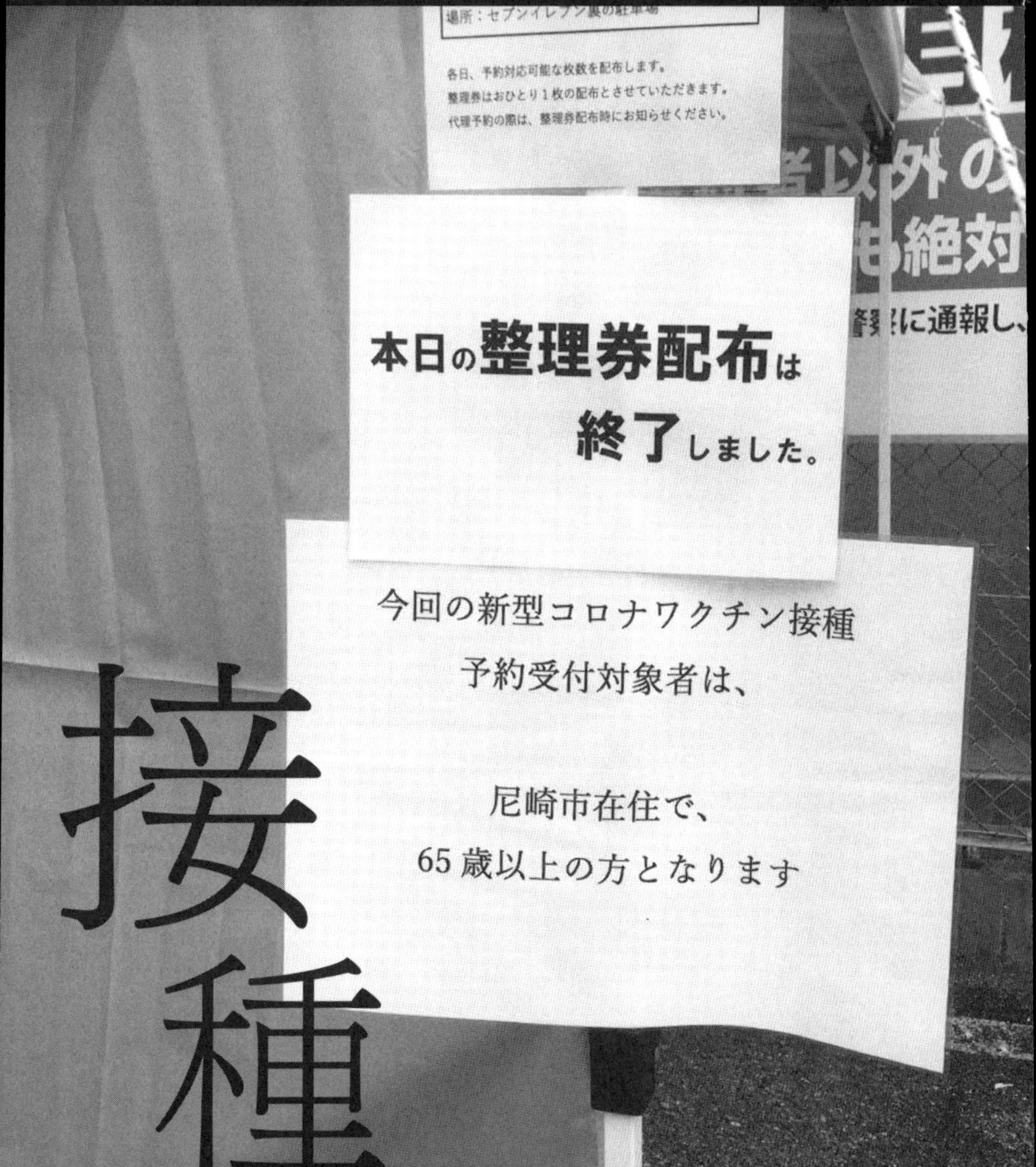
場所：セブンイレブン裏の駐車場
各日、予約対応可能な枚数を配布します。
整理券はおひとり１枚の配布とさせていただきます。
代理予約の際は、整理券配布時にお知らせください。
本日の整理券配布は
終了しました。
今回の新型コロナワクチン接種
予約受付対象者は、
尼崎市在住で、
65 歳以上の方となります

接種

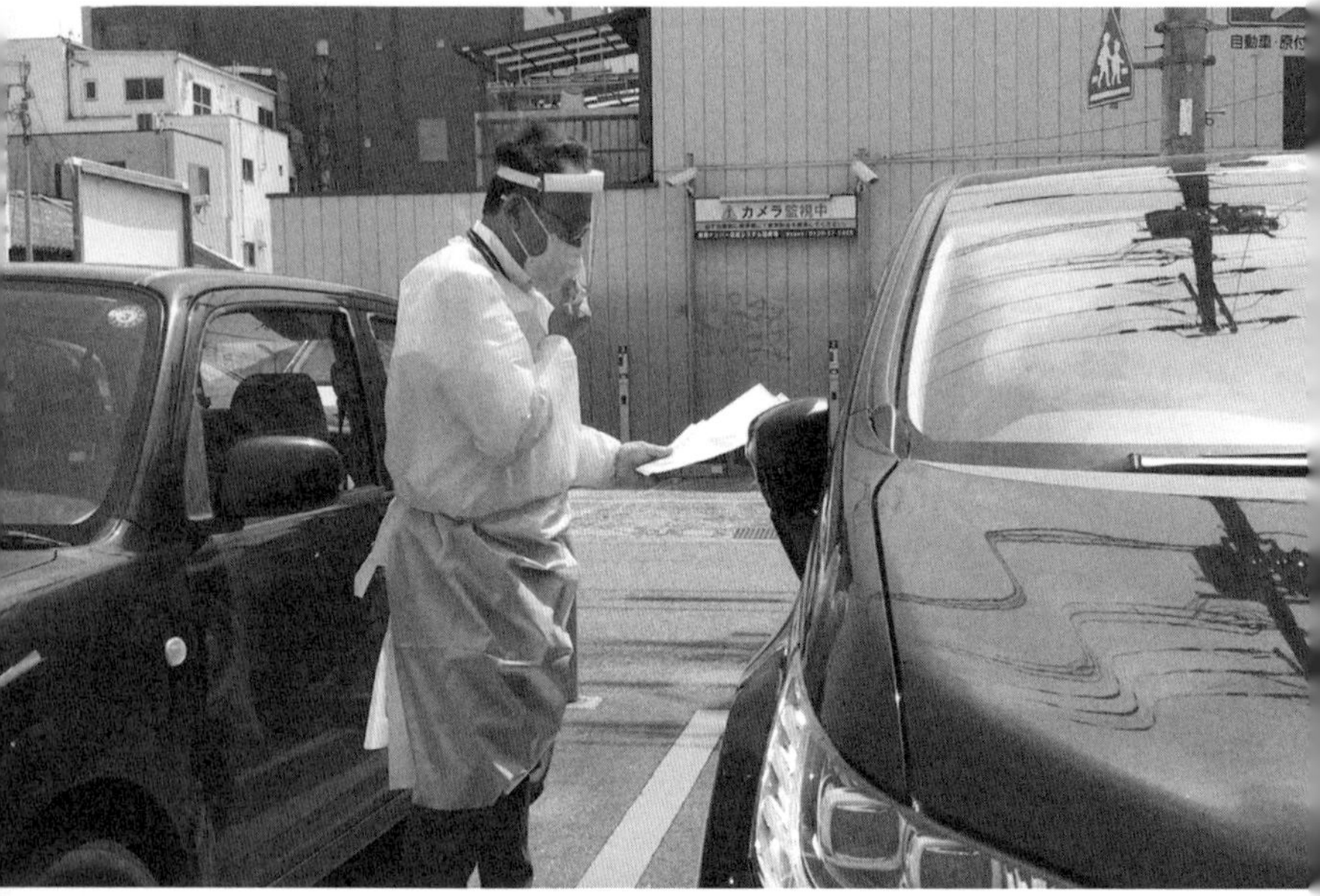

ゴールデンウイーク中も、ドライブ診療に明け暮れる

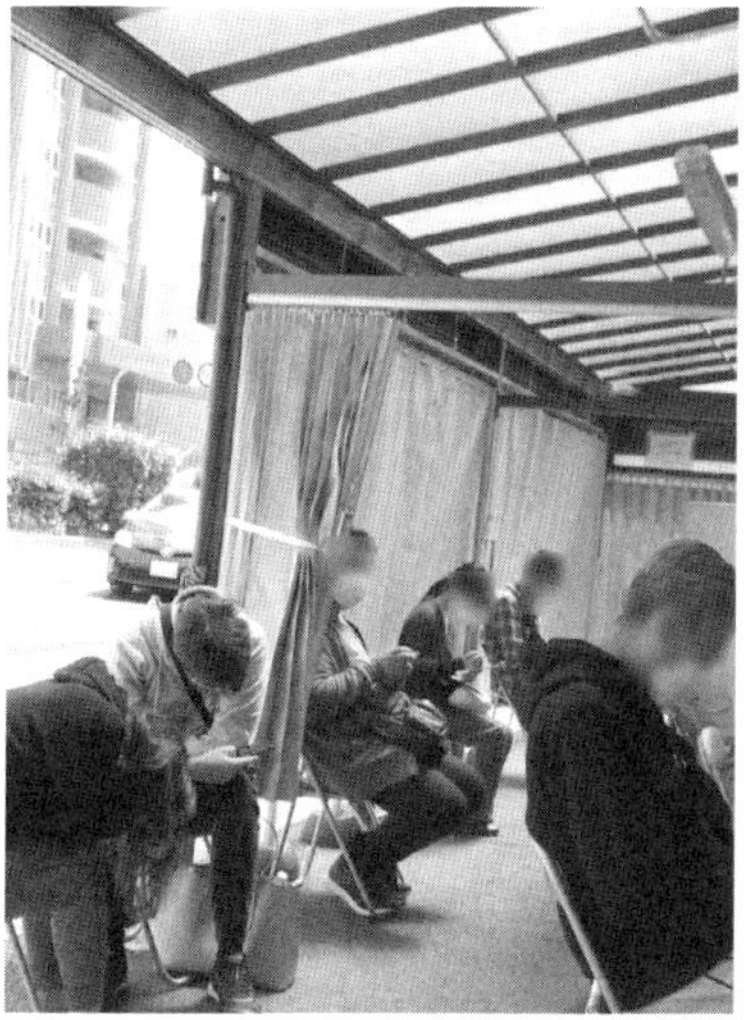

発熱外来には、若い人がどんどん増えてきた

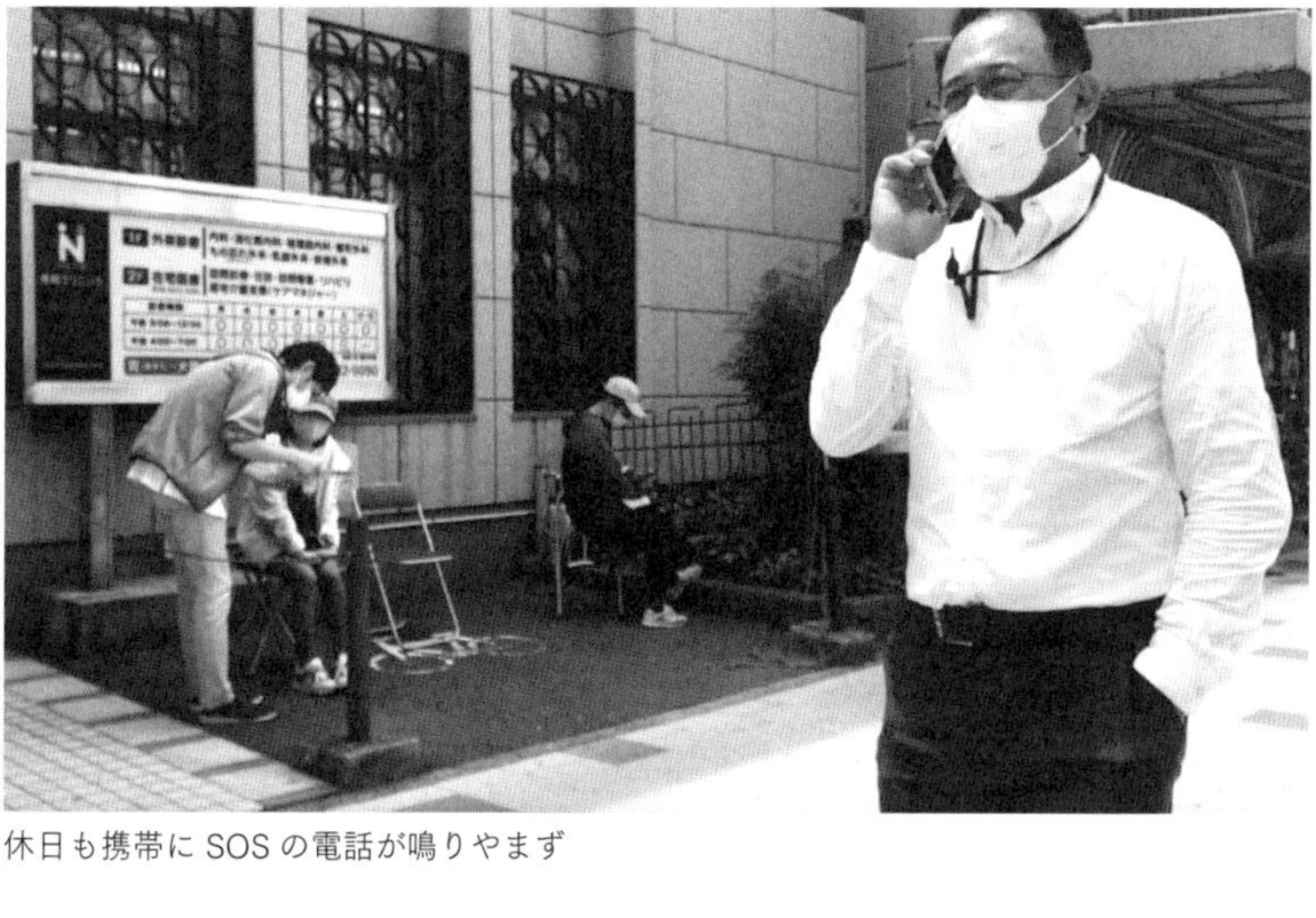

休日も携帯に SOS の電話が鳴りやまず

2021年5月

2021年5月8日（土）　光が差してきたような

たまには、嬉しい報告をさせていただく。今週から自宅療養者が徐々に入院できている。僕たちは入院までの数日間を守るのが仕事である。緊急事態宣言が延長、というニュースが流れている。でも、なんとなく、光が差してきたような気がする。徐々に自宅待機者が入院できるようになってきたからだ。要は受け入れ病院が徐々に広がってきて、コロナが一般的な疾患になりつつある気配を感じる。直近の例を何例かご紹介しよう。

①60代と70代、酸素飽和度60％台の重症呼吸不全の2例

両者ともPCR、抗原検査ともに陰性。コロナ疑診例。酸素とステロイドパルス[注1]をやって数日目に入院できた！　今も生きている。よかった。

②90代の重症の2例

介護施設で数日間、酸素とステロイドとイベルメクチンの三種の神器で治療した。ついに看取りの説明までしたが、その前日に入院の順番が回ってきた。2例ともかなり遠方だけど入院できて、一人は退院できた。

③80代の中等度Ⅱ

この方も酸素とステロイドとイベルメクチンで治療してきたが、本日、わりと早く、それもわりと近い病院に入院できた！

④50代の中等度Ⅱ

一時期悪かったが、酸素とステロイドとイベルメクチンで改善した。しかし7日目から呼吸状態が悪化し、保健所にその旨をＦＡＸしたらそれが効いたのか入院できた。

⑤50代の中等度Ⅱ

昨日ＰＣＲ陽性で、往診すると酸素飽和度88％。酸素とイベルメクチンで様子を診ていたが、本日入院できた。感染判明から2日目の入院は実に久々で、一気に光が見えた。

コロナの経過を400メートルリレーに喩えると、僕は第一走者（診断）と第二走者（自宅療養中の治療）であり、できるだけ早く第三走者にバトンを渡すのが仕事で、バトンを持ち過ぎたらいけない。しかしコロナが治っても、半数に後遺症が残ったり、寝たきりになったりするので相談に乗ることにした。つまり第四走者として再びバトンを受け取ることになるかもしれない。今日一日だけでも、実にいろいろな物語があった。「大阪コロナ物語」は山場を越えたような気がする。

一方で、陽性者を見捨てた（？）かかりつけ医の同業者から、「長尾に患者を取られた」「長尾がコロナを囲い込んでいる」「医師会を通していない」「勝手に診ている」……などと実にさまざまな悪口を言われるが、まったく気にしない。請われるまま一生懸命に患者を診れば、なぜか叩かれるのがムラ社会だ。イベルメクチンに関しても、何も知らない医師が多すぎる。国が使用を認めて、保険請求できることを知らない医師。ハッキリ言って、内科医が一番、この薬を知らないのではないか。そんな医師が「イベルメクチン信者だ」と攻撃してくるのはけったいな話。

今日は数件のコロナ往診と数件のオンライン診療後、奈良からワクチンの打ち合わせに来てくれたキャンナス三人娘[註2]に癒された。

2021年5月10日（月）　保健所だけに押しつける制度は限界

コロナは、開業医から病院に入院を依頼することはできない。保健所が隔離と入院手配をするのが「指定感染症」という意味だ。保健所は、国や県の直轄地であり、僕たちの御代官さまのような存在だ。指定感染症は、保健所だけが采配を振るう権限を持つ。大阪・兵庫の保健所は、中等度Ⅱ以上を入院対象としているようだ。

大阪・兵庫ではどうやら入院の年齢制限があるようで、70歳とか80歳と噂されている。しかし在宅主治医が保健所にヤイヤイ言えば、90代半ばでも入院できている。当院の在宅患者さんでも、2名が入院して、無事に回復、退院までこぎつけた。

市民からは保健所に対するクレームを毎日聞く。「どうして入院させてくれないんだ！」と。

でも保健所は「酸素飽和度が80％台でないと相手にしない」と明言している。この数値が適切かどうかわからないが、機械的に90％くらいで区別している。

識者がよく命の選別はよくないと言っているが、保健所はとっくにやっている。でも保健所も、数が多すぎてやらざるを得ないからやっているだけで、仕方がない。その保健所が邪魔に思える時がよくある。

当院で陽性判明→保健所に届け出をする→しかし入院できないので在宅療養→保健所から医師会のコロナ在宅チームを通じて往診依頼が入ってくる。

「もうやっていますよ」「もう在宅酸素を入れましたよ」「もう何度も往診していますよ」「もうステロイドも飲ませていますよ」……忙しいのに保健所→医師会を通じて、何度も確認や要請電話がある。要は、完全な二度手間であり、毎日何十本もの電話の応酬で腹が立つ。患者からは、保健所から「ステロイドは飲まないでくれ」とか「カロナールを続けて飲むのはよくない」「家で死んでも仕方ない」「高齢なので入院は無理」と言われたという相談が入る。保健所のアルバイト学生か保健師が、主治医になったつもりで指示をしているのか。完全な医師法違反であるが、それも知らないレベルの人がやっている。誰の責任で医療をやっているか、保健所のスタッフでは理解できない。保健所のスタッフが思いつきで驚くような説明を言うので、患者や家族は落胆し悲嘆して相談がくる。

隣の自治体の保健所同士の連携は悪く、互いに状況を把握していない。把握しているのは県の統合本部（兵庫県ならCCC兵庫というところ）だけのようだ。その内情はすべて極秘で、関係者であっても、ほとんど知り得ない。誰が統合本部長なのか、僕もまったく知らないし、聞いても教えてくれない。

そもそも保健所は医療機関ではない。そんなことすら市民はまったく知らない。保健所は患者が死のうが、10日間缶詰めにすることが仕事。一方、僕たちは自宅療養中に死なないように医療を提供する。保健所という国の直轄役所がすべてを決めているのだが、その内容は、まったくわからないのが実情なのだ。ああ、この世に保健所がなければなあ……と煩わしさを嘆きたくなる。

世界的にみれば、日本の医療システムはかなり特殊である。

国民皆保険制度がある（日本だけ）。保健所だけが指定感染症をすべて扱う。民間病院が主体（自院の経営が第一）。そんな医療環境なので、簡単に医療崩壊するのだ。それが失敗の本質。いや、まだ建て直せるのだが。それを是正できるのは政治だけなのだが……。

2021年5月11日（火）　コロナ第4波の現状と課題

コロナ第4波の現状と課題について、『日本医事新報』にまとめてみた。たぶん今、日本一大変な場所でやっている気がする。今後、医療崩壊しそうな地域の参考にしてほしい。

コロナ第4波の現状と課題——認知症の陽性者をどう見守るか　**長尾和宏**

保健所と医師会の連携

筆者の診療所がある兵庫県尼崎市は緊急事態宣言のど真ん中に位置している。新型コロナウイルス感染症の第4波においては変異株の流入のため感染拡大が急速で、一気に医療崩壊に至った。今回、5月6日現在の当院におけるコロナ対応の現状と課題を報告する。

入院もホテル療養もできない自宅療養者が大阪府に約1万4000人、兵庫県には約2000〜3000人いるという。連日、医療の手が入らないまま亡くなる「放置死」が報じられている。

尼崎市医師会は昨年末、自宅療養者への往診医を募り、約30人が手を挙げた。在宅主治医がいない中等度II以上の自宅療養者の情報は、保健所→医師会の担当理事→コロナ在宅医のメーリングリスト、と流れてくる。手挙げをした登録医がすぐに往診し酸素濃縮器の設置とステロイドなどを処方するシステムが稼働している。自宅療養中の死亡を防ぐためには、保健所と医師会の連携で、取り残されている感染者への介入が重要である。コロナ在宅はやはり往診に慣れている在宅医が中心になっていくのだろう。

一方、筆者の診療所では、例年通り大型連休中も通常外来を開いた。それと並行して発熱外来も開いたところ連日、30〜40人の発熱患者が押し寄せ、毎日数人〜10人程度の陽性者が出ている。

そのうち中等度II以上の患者には、酸素濃縮器を設置しデキサメタゾン6㎎×10日とイベルメクチンを処方している。酸素飽和度が60〜80％の重症者であってもすぐには入院できないので、在宅で亡くならないようにステロイドパルス療法なども行っている。昨年来、約３０００人の発熱患者を診察し、約４００人のコロナ患者の診断と初期治療、約80人の中等症以上の自宅待機者への訪問診療やオンライン診療、ドライブスルー診療、そして重症化の早期発見と保健所への報告などを行ってきた。幸いなことに現在までコロナの看取りはゼロである。

コロナ在宅でできること

コロナに対するイベルメクチン処方に関する質問をたくさんいただく。

本年2月、国会において田村憲久厚労大臣の「コロナにイベルメクチンを使って保険請求してもよい」という旨の発言を聞いてから処方するようになった。ただし「エビデンスが充分ではないので厚労省として推奨しているわけではない」という旨の答弁もしている。つまり、「医師の判断で使ってもよいが国としてのスタンスは黙認」というレベルであろう。だから承諾書を取る医師もいるなど、インフォームドコンセントに基づいて投与すべき薬と考えている。筆者にとってイベルメクチンは介護施設で時々発生する疥癬に対して使うので馴染みがある薬だ。決して怪しい治療や混合診療ではないことは明記しておきたい。

酸素飽和度が93％以下の中等度II以上の患者には、迷わず酸素濃縮器を導入している。酸素を吸うだけでも一日で劇的に改善するケースがある。咳が激しい患者にはステロイド吸入薬や去痰剤、鎮静剤なども処方する。コロナ在宅でできる治療は限られているかもしれないが、使える武器は精一杯使う。生物学的製剤などの高価な薬は使えないが、何百円レベルの既存薬は医師の裁量で投与できる。さらに精神的ケアや家族ケア、生活支援やケアマネとの連携など、コロナ在宅医の仕事は意外にたくさんある。家族内感染を防ぐために医師の視点から実地でアドバイスすることも大切な任務だ。町の開業医は逼迫する病院や感染症病棟の防波堤になり得ると考える。しかし400メートルリレーに喩えたら我々はあくまで第一走者にすぎない。コロナは指定感染症であるので、中等〜重症例は保健所に逐次報告をして可及的速やかに入院医療につなげないといけない。バトンを「持ちすぎ」ないように気をつけている。これまでに施設で看取り寸前だった患者を入院医療で救っていただいたことが2回あり、有難かった。

認知症の陽性者への対応

コロナによる死亡率が高いのは高齢者である。特に認知症高齢者はコロナに感染しやすい。①加齢に伴う免疫機能の低下　②クラスターが発生しやすいデイサービスやショートステイを利用していることが多い　③マスクや手洗いなどの感染予防策を理解・実行できないことが多いなどが理由として考えられる。独居の認知症の感染者の中には医療が逼迫していようがいまいが、入院やホテル療養ができない人がおられる。いったん入院しても、白い壁に囲まれたら周辺症状が激しくなり、追い帰されるケースもある。しかしショートステイや介護施設も精神病院も受け入れない。従って在宅療養以外に選択肢がない。そうなるとコロナ在宅医が必要な医療を提供しながら地域の多職種が生活援助をするしかない。

果たして「おひとりさまの認知症」の人がコロナに感染した時、自宅療養を誰がどのように見守るのか。もし家族がいても家族内感染すると別々に隔離される。高度認知症の人は、コロナ感染や自宅隔離を説明してもすぐに忘れてしまい徘徊する。スーパーや食堂や銭湯などで感染を拡大する懸念がある。しかし少なくとも10日間は毎日、経過を見守る必要がある。ケアマネや介護職だけでなく、近所の親切な人や民生委員にも感染防御しながらの見守りをお願いして回るのも、コロナ在宅医の仕事だ。ただし個人情報保護や差別の回避に充分に配慮しないといけない。そして訪問看護師と往診医が充分な感染防御をした上で必要な医療を提供する。

先日、コロナ往診を終えて患者宅を出ると近隣住民に呼び止められた。「認知症のコロナ患者を入院させずに放置しておいて、何かあったらどうするの?」と怒られた。しかし第4波を機に認知症の陽性者は、軽症ならまずは地域包括ケアで対応するように変わるのではないか。

コロナ禍におけるJR東海裁判の意味

2016年のJR東海認知症事故最高裁判決を思い出していただきたい。認知症の高齢男性が誤ってJR東海の線路内に入り込み、電車にはねられて亡くなった事故である。鉄道を止めた損害は誰が負うのかという裁判は、一審では同居の妻と別居の長男に720万円の賠償命令、二審では妻に360万円の賠償命令が下った。しかし最高裁は「家族に賠償責任はない」、つまり「無罪」であるとの逆転判決を下した。この最高裁判決は、その後の認知症施策に大きな影響を与えた。閉じ込める医療から地域で見守る介護への大転換である。

現在、国の認知症施策は「予防と共生」である。しかしコロナ禍において「共生」という概念がスッポリ抜け落ちているような気がしてならない。最高裁判決を受けて神戸市はいち早く「認知症の人が起こした事故は社会が責任を負う」として、損害を公費で賄う旨の条例を制定し、その動きは全国の自治体に広がりつつある。そして、本人の意思が明確で家族の同意があれば「おひとりさまでも最期まで自宅で暮らせる街づくり」が、国が推し進める「地域包括ケア」の指標になっている。

しかし国のコロナ政策を見渡した時、なぜか認知症の一文字も見えてこない。ワクチン接種に関しても認知症の人の自己決定はどうなのか、など課題が多い。次のパンデミックに備える意味でも「認知症」という視点を忘れてはいけない。

2021年5月12日（水）　泣いている人に寄り添う

緊急事態宣言下でも遊んでいる人たちがいる。一方、「助けてー!」と泣き叫ぶ人たちもいる。僕は医療者なので、泣いている人のために動く。

毎日、保健所への懇願の日々である。助けたい患者さんのためには保健所に懇願するしかない。「お願いです。助けてください!」と発生届の欄外にあえて汚い字で大きく書く。患者・家族にも100回でも電話して懇願するように指示をする。でも「保健所」という人はおらず、電話に出た人によって対応が違う。保健所にはごく一部だけど、心ない人がいるのは事実である。

「あなたの年齢では入院はできませんよ」

「入院しても骨になって帰ってくるだけですよ」

「酸素が88％もあるなら入院する必要はありませんよ」

「発症から10日間たったので、これで保健所の仕事は終わりです」

「あなたと同じような人がたくさんいて、困っているのはあなただけではないのですよ」

泣いている人になぜこんなことを言えるのだろう。

いったいなんの根拠があって、そんなことを言うのだろう。「なんとかして入院を諦めさせたい」、という気持ちからなのか。人道的に許しがたいレベルになってきている。苦しんでいる人からすれば、保健所の指示だけが蜘蛛の糸である。僕たちにとっても、保健所以外に患者を救う道がまったくないのだ。

僕は、このままだと死ぬ可能性があるから入院を要請している。

ただそれだけなのだが、保健所にまったく伝わらないので困っている。テレビを観ていたら、毎日放送が、大阪市保健所の職員に午前1時の帰宅時にインタビューしていた。保健所も不眠不休で限界であるという趣旨であった。実名で出た彼女の勇気ある言動はよいことだと思った。僕たちも、保健所の内情を知らないと納得できない。

特に入院の「年齢トリアージ」にはまったく納得がいかない。明らかに非合理的なことが、毎日起きている。**まだ苦しんでいるのに、なんで10日経てば機械的に見捨てられるのだろう。**

酸素をたくさん吸入して死にそうでも、入院を諦めさせる保健師の神経が信じられない。患者を診ている僕たちに直接、救急救命医と電話で交渉させてほしい。毎日普通にやっている入院交渉を、公的なボス医師とやりたい。宮城県では普通にやっているように。でも「指定感染症」とは、「人命よりも隔離を優先する法律」なのだ。つまり入院できずに自宅で亡くなっても国の責任を問えないのだろう。

先日観たドキュメンタリー映画『生きろ』の中では、昭和20年春の沖縄で、軍人がついに沖縄の市民を殺し始めたため、逃げた市民が米軍兵に日本兵を殺してほしいと言っていた。

味方が味方を殺す。普通ではあり得ない。

極限状況に追い込まれた人間は、自分の尊厳を守るため他人を殺す。そんな人間の業は75年経っても、まったく変わっていないことを思い出す。こんな中でのオリンピックなど狂気以外何ものでもない。人命を無視してやるものではない。

大本営発表をこれでもかと繰り返すテレビから、正義は消えた。そろそろ普通の世界で生きたいな。１００人の職員に、美味しいものを食べさせたい。ワクチン担当の事務スタッフは、2時間しか寝ずに予約行列に対応してくれる。僕も3時間しか眠れなかったので、フラフラしている。先は見えない。今日しか見えない。

2021年5月13日（木）　ワクチンの予約の予約に1400人も並んだ

昨日は早朝から、「予約の予約」の整理券を求める人がクリニックに1400人も押し寄せて、大混乱に陥った。でもこれは、ワクチン狂騒曲の序章にすぎない。

僕は昨年から何度もブログやYouTubeで予言してきた。コロナ対応よりもワクチン接種のほうが10倍大変だよ、と。予想通り、どの自治体も予約開始と同時に電話もネットもパンクした。そして怒りが収まらない人が自治体の職員を吊るし上げる、という事態に。

当院も同じだ。「12日13時から予約開始、27日接種開始」とアナウンスしていたが、甘くみていた。クリニックの前には朝5時から行列ができて、10時には長蛇の列に発展し、警察が出動。結局、予約の整理券700枚で打ち切ったけど、また騒動になった。13時まで待っていたら、多分何百メートルの行列ができて死者が出るかもしれないので、急遽、朝7時半から整理券を発行することにしたのだ。つまり、予約の予約であるが、それも大混乱で、11時に打ち切ったものだから、告知通りの13時に来られた方に大変なご迷惑をおかけする事態になった。

いやはや、予約の予約の段階で躓いてしまった。結局1400人中、700人に整理券を渡した。今朝も朝7時半から300枚の整理券を出してひと休みに。午後1時から、問診表を渡すなど本当の予約を開始した。この作業に、僕も含めてほとんどのスタッフが不眠不休だ。

今日も、約20名のスタッフで予約などワクチンの準備にあたっている。5月27日から7月7

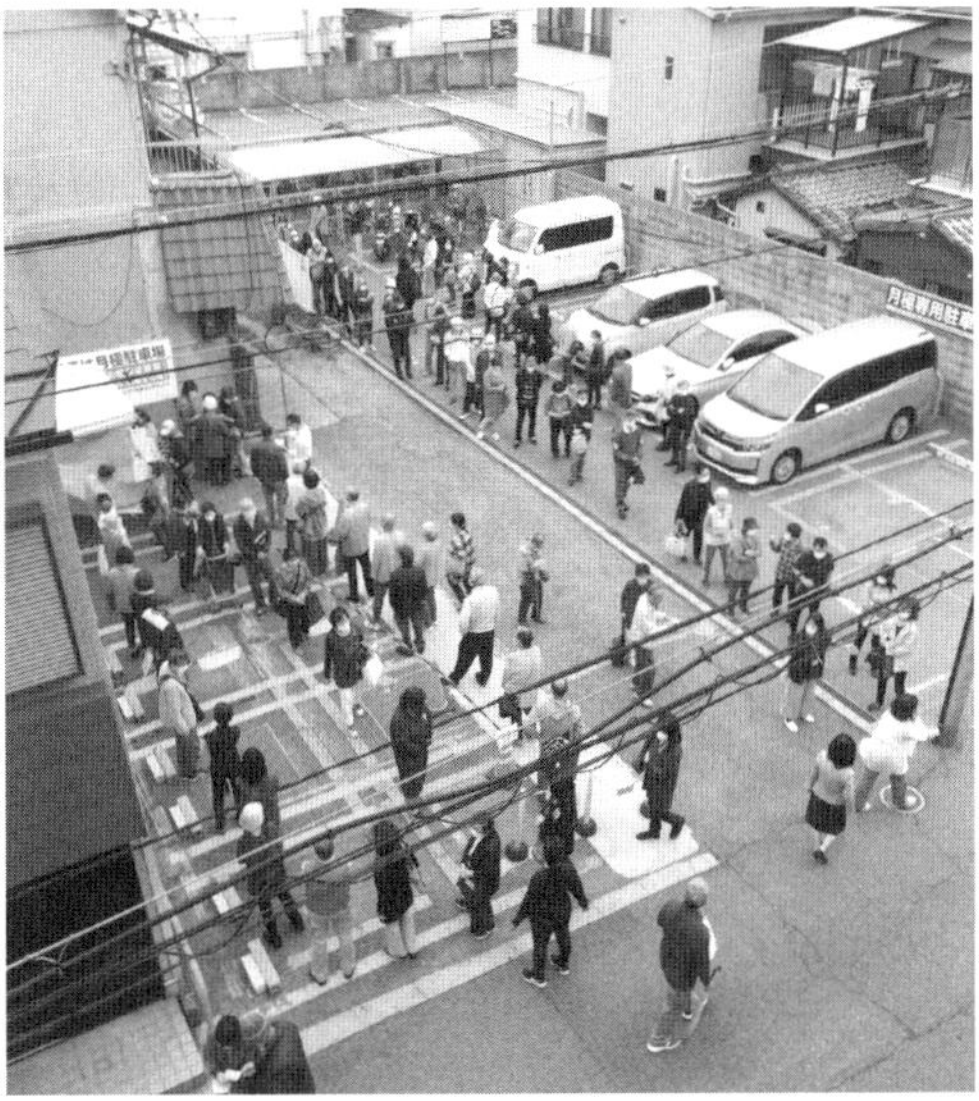

日までに地元の３０００人の高齢者を打ち終える。さらに約６００人の在宅患者や施設の患者さんにも接種して回るのだ。

尼崎市においては、集団接種：個別接種が３：７と個別接種が主体なので、当院のような在宅もする診療所は頑張らないといけない。７月７日まで無事接種できるように、応援チームの力も借りながら頑張るしかない。通常の外来診療と在宅診療、看取りは日常診療の当たり前として、発熱外来と自宅待機者対応に加えて、ワクチン接種もしないといけない。でもまだ序章にすぎない。四重苦、いや五重苦であるが、地域医療を担うものとして全力を尽くす。

１日約１００人。１週間で５００人。６週間で６０００回を目指している。尼崎市内の個別接種の数％に貢献できれば幸いだ。27日からは正面入り口に4番目のテントがオープンする。テントは合計7個になる。それにしても大手薬局チェーンの会長や、どこかの市長が順番を飛ばしてワクチンを打った、と袋叩きになっている。でも、今、そんなことに目くじらをたてる必要があるのかな？　7月末までには高齢の希望者全員が打てるのに。河野大臣も謝罪しているように、「公平性と効率性」を両立させようと思えば、多少の前後は仕方がないと思う。日本人らしく、柔軟に穏便に対処すべきだ。

願わくは福島県相馬市のように全部を集団接種にしてほしかった。立谷市長は医者だから、[註3]そのような判断ができるのだ。

2021年5月16日（日）　患者からの悲鳴が鳴りやまない

もうこの国は終わっている、と感じた今日。コロナ患者が死にそうでも保健所も医療機関も対応しない。そろそろ市民は怒りの声を国に上げたほうがいいと思う。

ほとんど眠る暇がない。コロナ患者や家族からの悲鳴が鳴りやまない。なんだかどこかで、僕の携帯番号が勝手に流通しているようだ。悲鳴を上げる人に共通するのは、

・保健所がまったく相手にしてくれない
・長尾クリニックに丸投げ
・入院もさせない（拒否）

要は、開業医に丸投げして、後は放置です。入院要請はほとんど聞いてもらえない。死んで

も仕方がない、で終わりにされる。おかしいよね？　これが「指定感染症」の実態だ。緊急事態宣言やマンボウを発するよりも、医療の仕組みを変えることで多くの命が救われるのに、それを理解して実行する人は一人もいない。

これから雨の中、一軒一軒、往診して回る。皆さま泣かれているので、町医者として見捨てるわけにはいかない。でも、そろそろ、怒りませんか？　これだけ多くの人がすごく困っていて、怒っているのだ。今、尼崎で起きている異常事態は、早晩、全国の都市でも起こること。せめて「パルスオキシメーター」だけでもネットで買って備えてほしい。

どなたか、町医者の叫びを与党の有力政治家に伝えてくれないか。メディアに、じっくりと、「解決策」を説明させてもらえないか。

「大変だ！　大変だ！」という報道ばかりであり、解決策は報じない。助けられる命があるのに、医療機関が見捨てていいのか？　医療は命を守るためにあるのに、受け入れないのはなぜ？　だったら市民が立ち上がるしかない。我慢しないで皆さまも声を上げてください。お願いします。

2021年5月21日（金）　コロナで旅立った神田川俊郎さん

大阪の有名料理人、神田川俊郎さんが、コロナで急死された。何度かお会いして、会食したことがある。気さくで楽しく、周囲を幸せにする素敵な人だった。

4月16日　風呂場で転倒、感染判明し入院
17日　解熱し、いったん改善
18日　急変、酸素を吸っても酸素飽和度90%、気管内挿管、人工呼吸器装着
23日　転院不可と告げられる　酸素98%に回復
25日　午前4時に血圧低下し、4時32分に死亡確認
以下、僕が『夕刊フジ』の連載に書いた神田川さんの追悼記事を掲載する。

北新地の旨い店が並ぶ通りで、ひときわ風格ある佇まいを見せているのが「神田川本店」です。白い暖簾をくぐれば、出汁のいい匂いとともにその人は笑顔で迎えてくれました。最初に医者の先輩に連れて行ってもらったのは、もう四半世紀も前になるでしょうか。まだ若造だった僕に対しても分け隔てなく接してくださり、目の前で大きな伊勢海老を捌いてくれた夜を昨日のことのように覚えています。日本食の繊細さをここで教えてもらいました。

テレビでも活躍された、浪花を代表する料理人・神田川俊郎さんが4月25日、大阪市内の病院で亡くなりました。享年81。死因は、新型コロナウイルス肺炎との発表です。

報道によれば、神田川さんは4月16日に自宅で体調を崩し、緊急搬送。PCR検査でコロナと判明。酸素吸入やアビガン投与など治療を続けていましたが、帰らぬ人となってしまいました。つい先月、北新地を神田川さんが元気に歩いているのを見かけたという人がいます。まさかご本人も、自分がコロナで亡くなるとは想像もされていなかったに違いありません。大阪、

兵庫はコロナ変異株の脅威にさらされています。その模様と僕のことが『報道特集』（TBS系）でも取り上げられましたが、今、コロナで救急車を呼んでも受け入れ病院がないケースが多々あります。

あまり大きな声では言えませんが、75歳以上の高齢者を一律受け入れ拒否している病院もあるそうです。では、近くの開業医が診てくれるかといえば、陽性とわかればそれもほぼ不可能。でも僕は、「自分が診た陽性患者さんは誰ひとり死なせないぞ！」という思い一つで、ステロイドとイベルメクチンを持って連日、尼崎の街を駆けずり回っています。それなのに、神戸や梅田の繁華街で買い物や飲食を楽しんでいる人たちがいる……こちらは死の恐怖と隣り合わせの戦場と化しているのに、一体どうなっているの？　と叫び出したくなるのをぐっと堪えています。

今回の変異株は、持病のない人も重症化することが特徴です。神田川さんのようなお元気だった人でも突然、命を奪われてしまうのです。いつまでこの我慢が続くのか、ワクチンを打ち終えれば、元の生活に戻れるのか……それは、誰にもわかりません。

またあの「神田川本店」に伺って、俊郎さんに献杯できる夜はくるのだろうか。

特に、大阪府は80歳以上というだけで治療をしない方針だった。先日、『ミヤネ屋』にリモート出演した時に、同じくリモート参加の吉村知事の考えはオカシイとナマで指摘した。トリアージするなら、年齢ではなく、高齢者総合機能評価[註3]（CGA）で行うべきだ。ただそんな基

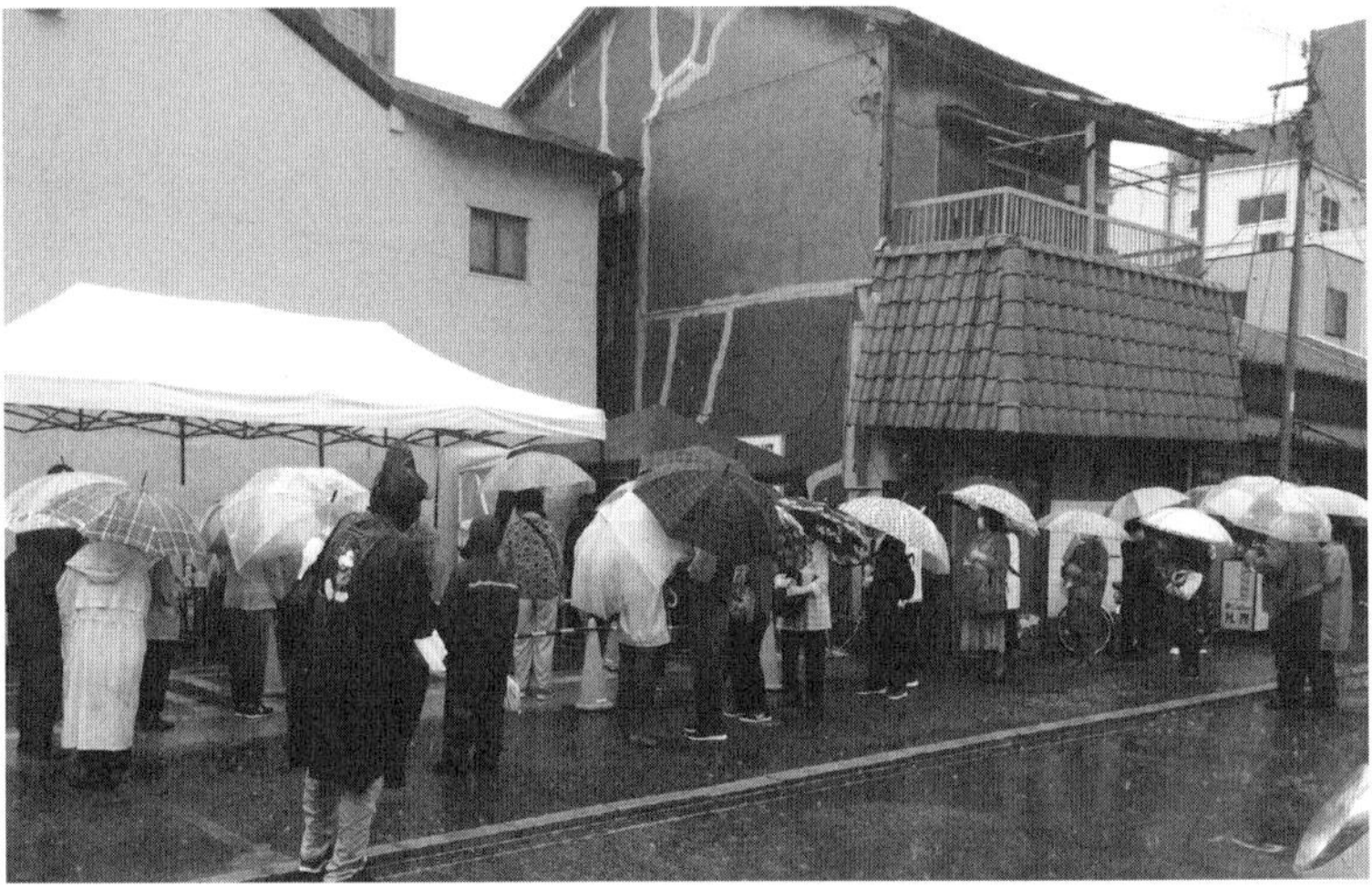

本的なことも知らない保健所が、年齢だけで差別している。神田川さんのようなお元気な方は助けられたのではないか。とてもショックだ。
　昨日までの豪雨で、我がクリニックのワクチン予約テントが倒壊した。泣きたい。

2021年5月21日（金）　すべてに見放された陽性者

　たった今、僕のコロナ携帯が鳴った。40歳代の健康な人。5月5日に陽性判定されて、放置されていた。5月6日、僕にSOSがあり、陽性配偶者を往診した。その時の酸素飽和度は96%だった。その後、もう1回、往診をした。

　今夜（5月21日）、息苦しさと激しい頭痛で、次の各所に助けを求めたという。

【保健所】に電話したら5月15日に解除したので対応しない、かかりつけ医へ行けと。

【かかりつけ医】に行って胸のレントゲンを撮

って異常なし。でも酸素飽和度は91％。

【感染症指定病院】に電話したら、「10日経過しているから」との理由で受診を拒否。

電話での会話では脳血管障害は否定的で、コロナ肺炎による呼吸不全と思われた。当院で胸部と頭部のCTを撮り炎症反応も測って、当院から保健所に入院依頼をかけることにした。今日は、陽性判明から16日目で、発症からは18日目である。これだけ時間が経ってからでも重症化する例もある。僕は、これまで10例程度経験した。それにしても、「10日経過しているから」と門前払いする保健所と感染症指定病院はなんなのか？

医療って何？　かかりつけ医って何？　病院って何？

「かかりつけ医」にも見放され泣いている患者さんを診ると、また「患者を取った」と同業者から言われてしまうのが辛い。「10日で放置ルール」なんて誰が作ったの？　病院では感染者は1ヵ月を越えても公費負担なのに、自宅療養者は、なぜ10日で公費対象外になるのか？　おかしいよ！　毎日、怒りがこみ上げる。

2021年5月28日（金）　ワクチン接種、初日

今日は、当院におけるワクチンの初日だった。大雨だった。幸い、外来患者さんは少ない。これは恵みの雨なのか。在宅患者さんを含めて160名以上の接種を無事終えた。特にトラブルがなかったことがなによりだった。ワクチン接種に関わったスタッフ数は、おそらく60名以

上。日本一要領の悪い個別接種だったかもしれない。初日を終えて感じたことを列挙しておこう。

①準備が9割。打ち手は1%

ファイザー社のコロナワクチンは準備が大変だ。解凍、希釈、振盪《しんとう》、吸引、運搬、保管等の作業が9割。これは簡単な作業だとはまったく思わない。

料理に喩えたら、美味しいお吸い物かな。食材の仕込み、ダシ取り、味付け、配膳が9割。注文取りに当たる問診や受付が1割弱。「打ち手、打ち手」と言うけど、これは食べる人のこと。誰でも食べられるように、打ち手のウエイトは1%程度。インフルエンザワクチンを缶コーヒーに喩えたら、コロナワクチンは料亭のお吸い物。

決して誰でも簡単に調理して配膳できる、とは僕には思えない。

②個別接種は非効率かつ危険

開業医の半分が個別接種をするそうだけど、大丈夫かな。やはりどう考えても、集団接種しかないのではないか。安全性、効率性、緊急対応、廃棄ロス、どの点からも一般の人には集団接種しか考えられない。スタッフが多いほど安全だ。広い場所なら多くのスタッフがいるので、救命士や薬剤師も安心して打てる。個別接種はあまりにも非効率で、事故や間違いがあり得るのではないか。

③個別接種すべき人は限られている

車椅子で連れて来られる人や認知症の人は個別接種の対象でいい。1時間に1人の割合で自

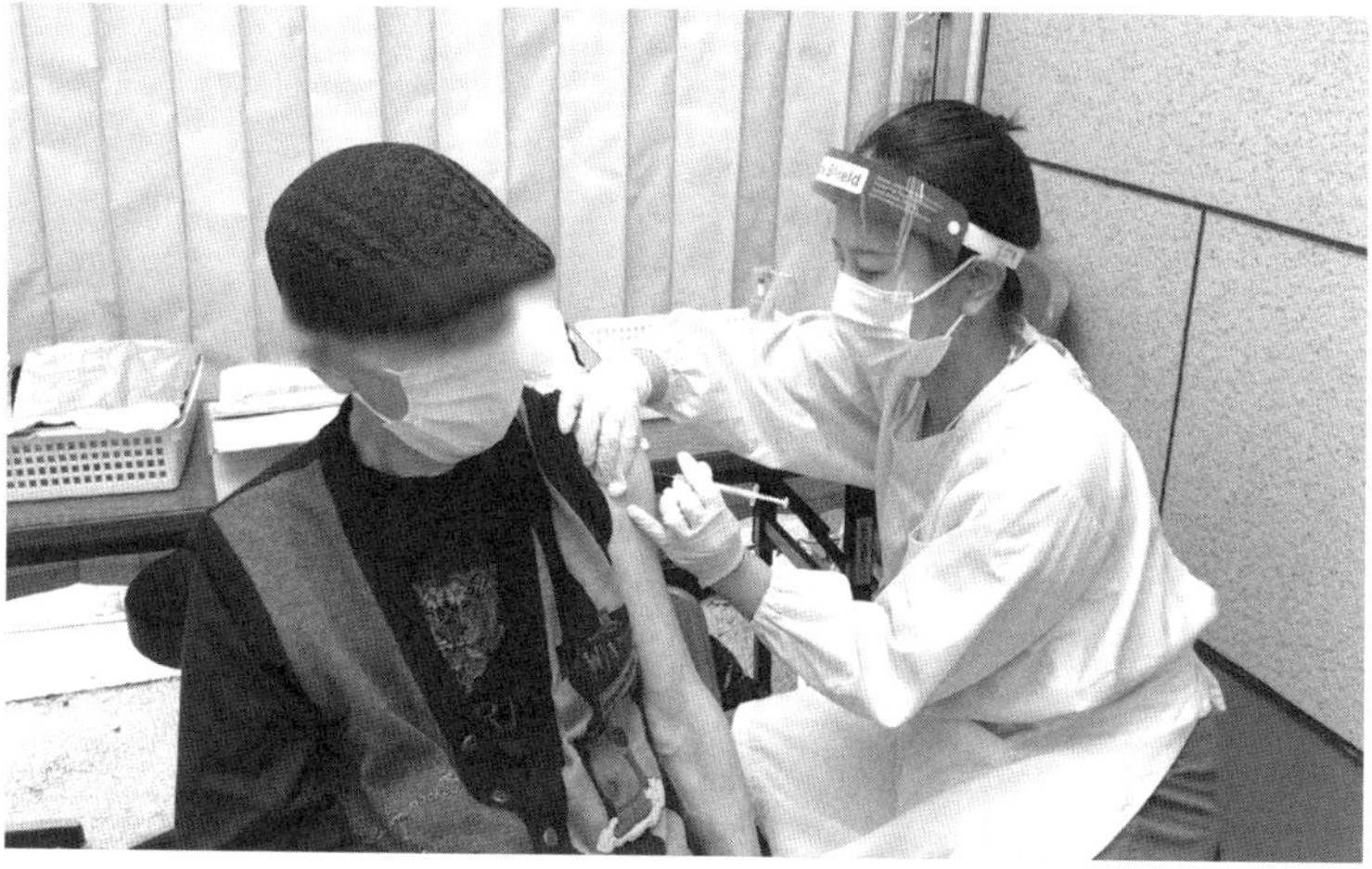

宅を回って打つ人もいるが、あまり多くはない。個別接種は、どうやっても集団接種に行けない人を対象にすべきと思う。

④寝たきりの人にも打つの？

よく「寝たきりの100歳にも打つの？」と聞かれる。そもそも、後期高齢者への有効性や安全性のデータはないと思う。まして、要介護5で予後不良な人にはキツすぎるのでお勧めしない。

⑤2回目接種後の副反応の問い合わせが何よりも心配

幸運なことに、初日、アナフィラキシーやアレルギーになる人はいなかった。僕が心配なのは、2回目接種後、2〜3日後の発熱や倦怠感への対応だ。場合によっては、コロナ対応よりも大変な作業になるのではないか。だから、6000回目となる7月7日以降は「副反応対応」のために空けている。**正直、良いことをしているのか、悪いことをしているのか自信がない。**ワクチン接種後の死亡記事を疑いながらも、国策に乗るのが義務であると解釈しているだけ。こんな辛い仕事はない。わからないことをするんだから。

今日から、42日間、ひたすらスタッフ一同頑張るしかない。かりつけ医としての役割を無事に果たせることを祈るだけ。外部スタッフ20名の協力も欠かせない。信じられないかもしれないが、裏のテントでは発熱外来も同時並行で行っている。そう、本日、表のテント2つと裏のテントを完全に入れ替えたのだ。

6月1日は「長尾クリニック開業26周年記念日」である。思えば遠くに来たものだ。あっと言う間の四半世紀。皆既月食をテレビで観た。次を観ることはないかも。

2021年6月

2021年6月2日(水)　良いことをしているのか、まったく自信がない

僕の知り合いの、105歳の身内がワクチン接種の5日後に突然亡くなった。メディアに出ている専門家は、異口同音に「たまたまだよ」「ほんの一例」と一笑に付すが、僕は気になる。昨日、ある施設に100歳代の人の往診に行って、ワクチンについてスタッフに聞いたところ、「もう打ちました」と言われた。予診票に「主治医が打ってもいいと言ったか?」という項目

があったが、5月25日付でどうでもいいことに変わったという。

また別の介護施設に行くと、スタッフが家族にワクチン希望を聞いた結果の「接種者リスト」が手渡されたが、そこで困った。そのリストには、高度認知症、要介護5の寝たきり、100歳越えの人も含まれているのだ。さすがに考え込んだ。僕は良いことをしているのか……。考えた結果、家族に言われるまま打つのではなくて、当院の考え方を示し、再確認してから打つことにした。

「当院では、要介護4以上の方と、95歳以上の方には、積極的にワクチン接種を勧めていませんが、家族の希望があれば打ちます」という文書を作った。なんか責任回避っぽい文章でイヤだけど、のちに後悔しないためには、家族に再確認してから接種するくらい慎重さが要るのではないか。「イケイケドンドン」路線に協力してはいるけれども、無邪気に打ちまくる気には到底なれないので、憂鬱な日々が続く。医師仲間では、ワクチンで悩まない人が多い。懐疑的なことを言うと「非国民」「非科学的」と睨まれる。コロナの在宅療養では一人の死者も出していないが、ワクチン接種でも一人の死者を出さないかどうかは自信がない。

現在、[註5]ワクチン接種後死は85人と報告されているが、接種ペースが上がると増えるので、最終的に千人単位になるのでは？　という指摘がある。一方、コロナ感染症による直接死亡は2～3割である、という意見もある。まさかとは思うが、ワクチン死がコロナ死を上回ったりしないよね。内心そんな不安を抱えて、ドキドキしながら打っているのが現実。

今日のお昼、外来中に、アナフィラキシー例があった。ワクチン接種直後にヘンな咳が出て喉が閉まってきたと。

「ああ、アナフィラキシーだ！」

[註6]ボスミン３㎖の筋肉注射と[註7]ソル・コーテフ２００㎎の点滴でなんとかショック状態に陥ることなく改善したので、ホッとした。その直後に、何度も食材や薬でアナフィラキシーを起こした既往のある人がワクチン接種会場に現れて、押し問答になった。

「危ないから打ちません」と僕が言うと、「お願い、打ってください！」と懇願された。きつく「死ぬかもしれませんよ」と言うと「いいの。ワクチンで死にたいの」と笑う。

ああ、この人は確信犯だ。打ってはいけない。

[註8]さらに、12歳から打つことが決まり、益々憂鬱な気分になった。ワクチンで万が一のことがあれば一生後悔するだろう。国は、超高齢者や要介護5、末期がんの人の接種へのコメントを出さないが、出さないから混乱するのだ。また虚弱高齢者に主治医の判断で接種量を減らすなど「サジ加減」も認められていない。**これを「国の無作為」と言うのかどうか知らないけども、政府や日本医師会は、きめ細かい指示を出すべきだろう。**数年後に答えが出るはずだが、その時まで待てない。

２０２１年６月４日（金）　知らないオッサンに叱られる

コンビニで買い物をしていると、知らないオッサンから声をかけられた。

「おたく、日本医師会さん？」

「はい、そうですが」

「あかんやろ。あれは」

「はあ？」

「なんで発熱患者を診ないのに宴会はやるんや？」

「さあ」

「親分に、真面目にやれ、言うとけや」

「すみません……」


本当に皆さま申し訳ございません。僕[註9]たちの代表が世間を騒がせたうえに、コロナ患者を放置したままで……。皆さまから日本医師会へのご批判を受ける日々。まあ、今に始まったことではないけどね。市や県の医師会は頑張っている。でも、「日本」となると雲の上の話。僕たちの知ることのない「大奥」のような世界。でも高い会費を使って宴会をやっているのなら不愉快だ。情けないのは、内部から批判の声が上がらないこと。

日本医師会の奮起を期待している。複数のメディアから中川会長と僕の対談依頼が行っているが、緊急事態宣言下だからＺＯＯＭ対談でも不可と断られ続けている。おかしいね。

２０２１年６月12日（土）　イベルメクチン騒動から見えてきたもの

メディアでイベルメクチンについて触れて以来、連日（現在も）、処方依頼が続いて困っている。でもね、この騒動から見えてきたものがある。

なぜ、「イベル難民」が生まれるのか。

イベルメクチンは国がコロナへの処方を認めて保険適応がある、正規のコロナ治療薬である。普段から、在宅患者の「疥癬」に使っている汎用薬だ。僕は疥癬で使うのと同じ量をコロナ患者にも使ってきた。町医者が使える薬は、ステロイドとイベルメクチン、在宅酸素や[註10]リクシアナ程度で、あとはすべて病院専用の薬だ。

僕は第3波以降、コロナ陽性者にイベルメクチンを渡して、中等度Ⅱ以上の人はその場で飲ませてきた。軽症者は、日々のオンライン診療で重症化の兆しがみられたら、「今日、飲んでね」と指示をしてきた。ただ、それだけ。医師の裁量でその適応と思われる人に保険診療で処方した。しかし、自費でいいから分けてほしい、という依頼が全国から絶えないので、困惑している。なぜ町医者の僕にこれほど処方依頼が相次ぐのか？　あるいは、病院の医師から僕への質問がくるのか？　その理由を考えてみた。

①コロナを診ている町医者があまりに少ない

②在宅療養者を管理している町医者はさらに少ない
③闇治療ではなく、正規治療であることを医師が知らない
④病院の医師はアビガンやレムデシビルを使うが、イベルメクチンは使わない
⑤診ずに処方する無診投薬は医師法20条違反であることを市民が知らない
⑥コロナ患者にはイベルメクチンは保険適応であるが、予防投与は認められていない
⑦予防投与は自費診療であっても認められないので、医療機関で処方できない
⑧入院中の重症患者を対象に臨床治験をしても、有効性は確認できないだろう
⑨だから「高齢者への予防投与に関する町医者主導治験」を至急すべきだろう
⑩コロナ=病院で扱う病気だと有識者や政治家は思っているのでそんな発想がない

イベルメクチン騒動から見えてくる景色に気がついた。要はコロナを診ている町医者が極端に少ないのと、町医者が処方できる薬が少ないこと。**町医者が診断して、早期治療するには、それなりに武器が必要だ。安全で安価で処方しやすい既存薬でいい。国は考えるべきだ。それにしても……なんでこんなに大騒ぎになり、僕は叩かれるのか。**

国は、メイドインジャパンのイベルメクチンの予防投与や、軽症者や自宅療養者への投与の有効性をちゃんと調べるべきだ。海外では全員にイベルメクチンを飲ませた介護施設と、そうでない施設の比較研究を行っている。日本でもやれるはずだ。また、コロナと「腸」はとっても関係が深いが未知の点も多い。「免疫応答と腸内細菌叢」という分野の研究に期待する。

ところで、ワクチン接種後死亡者のリストに僕の知り合いの身内の方（接種5日目）が含まれていないことが、気持ち悪い。

2021年6月19日（土）　本気で第5波に備える気があるのかなあ

『週刊新潮』の取材に応じた。どれだけ批難を浴びようが、問題提起をしておかないとね。でも、国や日本医師会は、本気で第5波に備える気があるのかなあ？　この記事が、ネット『デイリー新潮』に「開業医に治療を拒否できないように——日本一コロナ患者を診た『町医者』が語る日本医師会の問題——」というタイトルで転載されるや否や、ものすごい数の書き込みをいただいた。98％は賛同のコメントだったが、何人かの医師らしき人からご批判をいただいた（匿名だから本当に医者かどうかはわからない）。

今日は、先週発売された『週刊新潮』における記事への、皆さまのご批判にお答えします。意見自体は有難く参考にしています。攻撃したいわけではありません。いろいろな意見があってもいいと思います。

○ご批判その1　長尾は「町医者」と名乗るな！

この医師の理念は立派だと思うが、卑怯だと思うことが一つある。この医師は20人の医師を動員して医療を提供しているらしいが、多くのクリニックは一人医師で切り盛りしている。

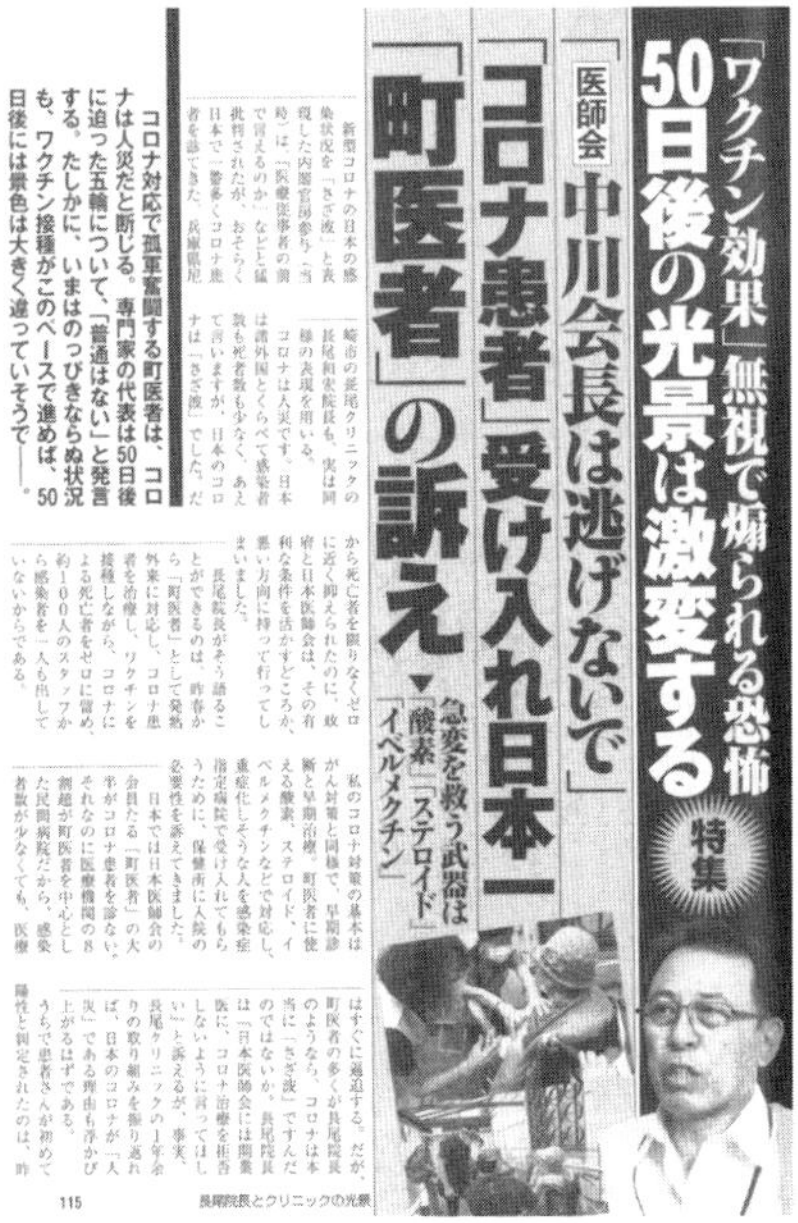

「ワクチン効果」無視で煽られる恐怖
50日後の光景は激変する
特集

医師会 中川会長は逃げないで
「コロナ患者」受け入れ日本一
「町医者」の訴え
▼急変を救う武器は「酸素」「ステロイド」「イベルメクチン」

コロナ対応で孤軍奮闘する町医者は、コロナは人災だと断じる。専門家の代表は50日後に迫った五輪について、「普通はない」と発言する。たしかに、いまはのっぴきならぬ状況も、ワクチン接種がこのペースで進めば、50日後には景色は大きく違っていそうで――。

新型コロナの日本の感染状況を「さざ波」と表現した内閣官房参与（当時）は、「医療従事者の前で言えるのか」などと猛批判されたが、おそらく日本で一番多くコロナ患者を診てきた、兵庫県尼崎市の長尾クリニックの長尾和宏院長も、実は同様の表現を用いる。

コロナは人災です。日本は諸外国とくらべて感染者数も死者数も少なく、あえて言いますが、日本のコロナは「さざ波」でした。だから死亡者を限りなくゼロに近く抑えられたのに、政府と日本医師会は、その有利な条件を活かすどころか、悪い方向に持って行ってしまいました。

長尾院長がそう語ることができるのは、昨春から「町医者」として発熱外来に対応し、コロナ患者を治療し、ワクチンを接種しながら、コロナによる死亡者をゼロに留め、約100人のスタッフから感染者を一人も出していないからである。

私のコロナ対策の基本はがん対策と同様で、早期診断と早期治療。町医者に使える酸素、ステロイド、イベルメクチンなどで対応し、重症化しそうな人を感染症指定病院で受け入れてもらうために、保健所に入院の必要性を訴えてきました。

日本では日本医師会の会員たる「町医者」の大半がコロナ患者を診ない。それなのに医療機関の8割超が町医者を中心とした民間病院だから、感染者数が少なくても、医療はすぐに逼迫する。だが、町医者の多くが長尾院長のようなら、コロナは本当に「さざ波」ですんだのではないか。長尾院長は「日本医師会には開業医に、コロナ治療を拒否しないように言ってほしい」と訴えるが、事実、長尾クリニックの1年余りの取り組みを振り返れば、日本のコロナが「人災」である理由も浮かび上がるはずである。

うちで患者さんが初めて陽性と判定されたのは、昨

115 長尾院長とクリニックの光景

自らのクリニックでできることは、他の一人開業のクリニックでもできると考えるのはいささか傲慢ではないか？

○お答え

26年前の開業当時、僕一人だけでやっていた時代がありました。看護師さんを雇ったのは1年後、複数医師になったのは9年後でした。そしてこの1年2ヵ月、コロナ患者さんの往診や24時間対応をした医師は僕一人だけです。そもそも、約600人の在宅患者さんの夜間対応もたった一人で、24時間、365日やっています。要は夜もずっと一人、コロナ往診もたった一人でやってきました。傲慢ではなく、哀れな老医です。機会があればドキュメンタリー映画『けったいな町医者』を観てください。最後に玉置浩二さんの『ひとりぼっちのエール』という歌を歌っていますが、孤独で寂しい人間です。

○ご批判その２　開業医は従業員の命を守る義務もある

一人のとびぬけたドクターを基準にすべてのドクターのことを標準化するのは、読み手をミ

スリードする。今でこそ、医療関係者のワクチン接種は完了したが、先日までは医師含め誰も抗体を保有しておらず、防護服がなく感染リスク大だった。現実に、近隣の内科医死亡、耳鼻科医数人は人工呼吸器で九死に一生、これを見たら防護服やマスクがなかった2020年秋には断った医療機関があっても不思議はない。突然、県のほうから発熱外来実施したら、防護服やマスクを配布するというからくり。書きたいことはいっぱいあるが、大型施設と隔離室のない小規模耳鼻科と、同一の基準を要求するのは間違い。経営者は従業員の命を守る義務もあります。

○お答え

昨年4月3日くらいだったかな、我がクリニックの従業員に、「これから当院ではコロナ対応をするので、退職希望者は遠慮なく申し出てください」と言い、希望退職者を募りました。しかし、現在まで退職者も感染者も出ていません。もちろん、感染防御対策や待遇改善など可能な限りの投資を行ってきました。コロナ手当、危険手当、多忙手当、そして本日の特別ボーナスなども。幸いなことに、職員は皆、ついてきています。今日もたくさんのワクチン接種と並行して、発熱外来を全員でやっています。それは悪いことなのでしょうか？　職員の皆さまが納得しているからこそ、地域貢献をしていると僕は思っています。コロナ対応を従業員に「強要」したわけではありません。

すべてのコロナ対応は僕が率先していますが、コロナ往診は僕自身が感染リスクを背負うことに決めました。僕以外のスタッフは通常診療に専念していただいています。コロナ対応よりも通常診療（外来や在宅）を守るほうが10倍大変なので、当然の判断だと思います。ちなみに僕も通常診療をしています。つまり通常診療に費やすエネルギーを10とすると、コロナ対応は1程度です。そのあたりを皆さま、誤解しています。

○ご批判その3　論理が極端である

本来はこの医院長の言い分が正しいが、急転換するとあまりに知識がなく、被害を広げてしまう医者も多くいる。最終的にそう遠くない時期に「5類」にするのが望ましいが、今2割程度のワクチン接種率を4〜5割程度に増やすことが必要。

この先生、自分はちゃんとやってる感を出したいんだろうけど、重症化すれば基幹病院に丸投げなのは変わらないし、現実にはこういう開業医を増やしたところで、まったく問題解決にはならないよ。どうでもいい個人開業医や、中途半端な規模の民間病院を潰して、本物の急性期医療をもっともっと充実させなきゃ。まずはそこから。

○お答え

僕と同じことをやっている開業医が、尼崎市には10人程度います。阪神間には30人くらい、大阪にも何十人かいるようです。コロナ第3波、第4波と、時間が経つにつれ、嬉しいことにどんどん増えています。もっと増えると、病院の負担が減ると考えています。要は、コロナは病院の問題ではなく、まずは町医者が早期診断・早期治療をするのかしないのかという問題だと捉えています。先生も一緒にやりませんか。

○ご批判その4　開業医も頑張っているんだ！

コロナ受け入れを行っている市中病院勤務医です。この先生のクリニック、常勤医が8人いて、うちの病院より大規模です。ほとんどのクリニックは、「60歳以上の高齢医師1人と10名以下のスタッフ」で賄っています。ここに書かれているような診療体制は到底無理です。コロナ患者と濃厚接触をした疑いというだけで、そのクリニックは少なくとも、「2週間診療停止」です。さらに、その後の風評被害で、多分そのクリニックは廃業となるでしょう。それでも、最近は多くのクリニックでコロナの検査を行っています。開業医個人でできるのは、現状で精一杯だと思います。ちなみに、ワクチンの準備～接種～その後の経過観察、滅茶苦茶大変です。スタッフが本当に泣きながらしてくれています。ほとんどの医療従事者は、120％の力でコロナに取り組んでいます。

○お答え

はい。僕だって泣きながら試行錯誤でこの1年3ヵ月、薄氷を踏む思いで過ごしてきましたよ。今でも暗中模索でワクチン接種もしています。26年間、24時間365日働いているので、本当に大変です。僕は今月末で63歳になりますが、24時間365日働くことがしんどくなってきました。だから120％ではなく、50％に落としています。

○ご批判その5　2類↓5類のデメリットも考慮せよ！

「指定感染症2類を5類に」という意見はずっとあるが、反対論にもそれなりの説得力がある。5類にすれば検査も治療も（保険対象だが）自費となるし、全体の感染者数も行政が把握できなくなる。世界的にも通常のインフルエンザと同じ扱いで新型コロナに対応している先進国はないだろう。

2類相当の場合、今回のように大量に感染者が出る想定ではなく、保健所の権限が強いのに、キャパシティを超えてしまう問題があるとは思うが、5類にするのではなく、特例をきちんとルール化すべきではないか。5類指定にすると、公式には「インフルエンザ同等の対応でよい」ということになり、感染者数が10倍くらい増え、死者の数も8倍くらい増えると思われます。長尾医師は、「医者にかかれない患者があってはならない」という一点しか見てなくて、弊害のほうは見てない気がします。

○お答え

保健所が感染者の救命の足かせになっている国は日本だけでしょう。

日本の保健所は歴史を辿ると感染者の隔離が仕事です。昔は「隔離」以外に、手立てがなかったのです。しかし現代は、酸素、ステロイド、抗ウイルス薬などの武器があります。その武器を使えるのは医師だけです。保健所は医師ではないし役所です。保健所が命を救ってくれるわけではありません。命を救ってくれる病院を紹介してくれるだけです。感染者が膨大になるとその紹介機能も麻痺して自宅「放置」者が出ます。だから、コロナ対応において医療機能に関しては「保健所外し」が必要なのです。通常行っている開業医と病院の連携が必要なのです。それを法律論に当てはめると、「2類相当→5類」となるのです。2類＝怖い、5類＝怖くない、という話ではありません。5類にしたほうが開業医による早期診断・早期治療、そして、重症者の入院ベッドの確保がスムーズになるという意味です。だから5類にしたほうが感染者も死亡者も減るでしょう。

○ご批判その6　よく知らないことを適当に言うな！

長尾医師は、せっかくいい仕事したんだから、知らないことを適当に言うのはやめたほうがいいと思う。コロナ後遺症で線維筋痛症、の下りは間違ってるよ。

この方は使命感をもってやられており、その労力はすさまじい。しかし、おっしゃっていることや、他の記事内容にはそこはかとなく非科学、最善ではないこと、間違った認識が散見されます。イベルメクチンの投与、デカドロンの投与、線維筋痛症の認識など、アレっと思わされる内容多々。記者側の誘導かもしれませんが、鵜呑みになさらないよう、またこの記事を読んで、「なんとこの人は素晴らしく、医師会や政府はお粗末なんだ」と感じた方は、ご自身の浮かされやすさに気を配っていただけますようお願いしたく思います。

○お答え

僕は自分が1年2ヵ月試行錯誤でやってきた経験や事実を述べただけです。後遺症で線維筋痛症になった人が何人かおられましたが治しました。『週刊新潮』さんは後遺症で苦しむ患者さんを直接取材して記事を書かれています。知らないことは知らない、と正直に言います。

何が「非科学的で間違っている」のか。具体的に指摘していただければ回答いたします。ただただ「適当だ」とか「間違いだ！」と言われても、その意味がわかりません。

○ご批判その7　かかりつけ医にコロナは診てほしくない！

私が通っているかかりつけの医がもしコロナ診察を始めたなら、病院を変える。

何十年も通って、カルテが長年ある病院を変える意味をわかってない人たちは、町医者に「コロナ診察をしろ」と平気で言う。地方の高齢者が大規模接種会場に行かない意味、心情をわかってない人たち、町医者がクラスターを起こす可能性や、かかりつけ医を変えてまた一から何年もかけて信頼関係を築いていく大変さを知らない人たち。

私の通っている病院には、定期的に薬をもらって体調維持している人たちを多く見かける。そういう人たちは多分大多数が他の病院に転院していくだろう。身体を維持する為に病院に通っているのに、そこで別の病気に感染する可能性が高く、しかも治療がその病院でできる程度に確立してなくて致死率も高ければ、その町医者には行かない。

○お答え

そんな人もいるでしょうね。当院でも発熱外来を始めてから他院に移られた方が何人かおられました。それは仕方がないことです。でも、99％以上の患者さんは今もついてきています。1％の人が離れることは覚悟のうえで、発熱患者さんを診ています。

「コロナ診るな」と窓を割られたり、「発熱外来をするな」と罵声を浴びせられたりしたこともありました。ただ人を救うために医療者が悪く言われても……それは仕方がないことで、気にしません。

僕を悪く言っていた人が、後日コロナ患者さんとして当院に現れたこともありました。あるいは、後遺症の相談に来られました。思わず因果応報という言葉が頭に浮かびましたが、口には出しません。プロは修羅場において、外野の野次にいちいち耳を傾ける必要はないのです。

○ご批判その８　死者が出ていないのはただの偶然だろう

診た患者さんの中から死亡者が出ていないというのだけは、流石に偶然かと僕も思います。ただし早期発見と適切な対処で95％の命を助けることができるとも思います。この記事を見て「コロナにかかっても必ず助かるんだ」、そう判断して行動する人が増えないことだけは心配です。

○お答え

そう、単なる偶然でしょうね。僕も不思議です。でも良かった、と思います。僕は悪運が強いのでしょうか。ギリギリで病院搬送が叶い、助かった人も何人かいました。でも、僕が直接関わった患者さんでコロナ死という死亡診断書を書いた人は１人もいません。これは事実なので仕方がありません。もしかしたら不都合な真実、なのでしょうか。

この記事を見て同じように行動する開業医が何十倍にも増えてくれたなら、死者は限りなくゼロにできる、と本気で思っています。僕のようないい加減な老いたヤブ医者でもなんとかできるので、普通の医師はやろうと思えばすぐに僕以上にできるはずです。死者をどこまで減らせるのかは、この記事を読まれた先生方のお考え次第ではないでしょうか。

○ご批判その９　本当にいい医者はマスコミに出ない！

記事だけ見たら、とても立派に見えますから、素人さんは、こういう記事に騙されるんですよね（この先生が本当に良い先生かどうかは知りませんが……）。本当に良い先生は、こういうマスコミの記事に出てくることはあまりありませんし、出る人って、躁的な人や癖のあるワンマンの方が多いんですよね。

○お答え

僕は躁病ではなく、うつ病です。歌で自分を励ましています。歌が歌えなくなると死んじゃいます。それでも一応、自営業者ですから、ワンマンですね。早くツーマンか平社員になって楽になりたいです。しかし人を「騙して」はいないことだけは自信があります。僕は嘘が大嫌い。ただ、自分で言うのもなんですが、「本当に良い医師」ではありませんよ。「悪医」だからこそマスコミに出るのです。そんなの常識じゃないですか。立派な医師は周囲にたくさんおられます。僕は『週刊新潮』さんが取材に来られたので、それに応じただけです。自分の経験をお話しした。ただそれだけです。

２０２１年６月21日（月）　保健所は犠牲者　第５波への備えと保健所の機能分離

今夜のＮＨＫスペシャル『パンデミック激動の世界』は、「保健所崩壊」の裏側を検証した内容だった。感染症体制の脆さを補強し第５波に生かしてほしい。

静岡県と神戸市、沖縄県の事例が紹介された。神戸には、26年前の阪神・淡路大震災の教訓がある。神戸市民はみんなで助け合って柔軟にやる。保健師だけに任せてはいけない、と。疫学調査は感染者１人につき過去１週間の行動履歴を調べ、最大20～30人の濃厚接触者を遡る、日本独自の難作業だ。静岡県の西部保健所では感染者40人でパニックになっていた。当院も一時は、１日10人もの感染者がいたのでよくわかる、

でも、「調査」でコロナ患者が治るはずがない。「調査」で、その患者が死なないわけではない。調査が有効なのは感染拡大の抑制だけである。つまり昭和12年から続く「隔離」だけの機能が保健所。静岡県の保健所でもこれだけの崩壊が起きたのだから、大阪や兵庫ではどれだけの惨状だったがわかるだろう。

１９９０年半ばから保健所の統廃合と縮小政策が始まった。コロナと闘うには保健師だけでは足りないのは当たり前だ。パンデミックという有事に保健所の戦力はそがれていた。県の保健部の他の部署から援軍も出せないくらい人手不足だ。保健所が悪いのではなく、そういう建つけになっている「犠牲者」である。

保健所の機能として
①疫学調査に基づく隔離機能
②ＰＣＲ検査の検体採取と検査機能
③入院調整機能、などがある。

①は保健師がやるべき仕事で、②は民間委託でいい。③は、「医師による重症度判定と人生会議を経た入院依頼」であり、保健所は傍観者で、通常の病診連携でやったほうが合理的ではないのか。つまり、「隔離機能」と「治療機能」の分離が、問題の本質ではないか。後者は、毎日随時、医師同士が直接やる「トリアージ会議」で決めるべきだ。

それには、保健所の立ち位置を定める法律を変える、つまり国会審議しかない。でも、田村大臣や岡部先生（新型コロナウイルス感染症対専門家会議委員）はそれを可能とする法整備から逃げているように感じた。あれでは、第５波でも、また同じことになるのではないのか？　いったい１年以上、国は何をやっていたの？　と思ってしまった。

今、必要なものは美談ではなく、実践的な保健所改革ではないか。保健所の機能分離、「保健所外し」、と言ったほうがいい。僕は第１波からそれを体感したので、保健所の指示を待つ間に、患者から電話を通じて悲鳴があればそれに応じて対応してきた。２００９年の新型インフルエンザの教訓が生かされていない。あの時何があったのか、僕のブログには記録してある。２００９年５月25日のブログには、ＰＣＲへの疑問を書いている。12年経っても何も変わっていないことをこのブログが証明している。

だから12年後の今夜のＮＨＫスペシャルは正直、モヤモヤ感だけが残った。保健師さんが頑張っておられることには敬意を表する。でもあの酸素はどこの医師の指示なのかな、と思った。そもそも自宅放置者がいることと患者に「治療ができない」ことが問題なのに、なんだか論点がすり替えられていた。**結核の隔離とコロナの隔離は意味がまったく違う。****昭和の法律では令和の感染症に対応できない。**菅総理、僕の疑問に答えてください。中川会長、どうか教えてください。

5類じゃだめなんですか？

なぜ5類にしないのですか？

2021年6月28日（月）　「医療崩壊の本質」

昨夜のＮＨＫスペシャルは、医療崩壊の検証の後編だった。厚労省や日本医師会を取材していたが本質は見えなかった。結局、内容があまりなかったので大変残念だった。

世界一病床数が多い日本が、なぜさざ波程度で医療崩壊したのか。

そもそもの命題にＮＨＫは真摯に向き合っていた。しかし結局、その答えは番組の中にはなかった。厚労省も日本医師会も自己弁護に終始するだけで、逃げていた。結局、NHKも本質に迫る分析ができず、残念な内容に終わった。期待していただけに、ガッカリ。難問であることはわかっているが、少しでも本質に迫ってほしい。

もし第5波が来ても（8月かな）また同じことが起きるだけだろう。あの程度の検証では、亡くなられた方々は浮かばれないと思った。

「医療崩壊の本質」……この命題の検証は、関係各所に聞いて回っても無理だと思う。縦割りなので言い訳しか出てこず、責任回避するのが人間の性か。でも次のパンデミックに備えるためにも今、実のある議論をすべきだ。日本人はすぐに「喉元過ぎれば熱さ忘れる」国民だ。だからこそ今やるべき。僕の中には答えはあるし、ずっとこのブログに書いてきた。だから、このブログを本にすることに決めた。売れなくてもいい。後世に残すことに意味はあるだろう。

2021年6月30日（水）　接種後の感染かワクチンの副反応かわかりにくい

ワクチンの副反応で発熱を訴える人が多い。一方、ワクチン接種後の感染も増えている。ワクチン接種後の発熱はどちらかわかりにくい。有名人の接種後の感染が相次いでいる。

額賀元財務大臣は、1回目接種の5日後に発熱しコロナ感染と判明。

気象予報士の依田さんも、1回目接種の2日後に発熱し検査でコロナ感染と判明。

本人もワクチンの副反応だと思ったそうだが、副反応ではなく、コロナ感染であったという。

実は、当院の発熱外来もワクチン接種後の副反応が半分以上に及び、もはや「副反応外来」だ。しかし中には「もしかしたら」と、感染を疑うようなケースもある。これは本当に困ったことである。

なぜなら、ＰＣＲをしないで「副反応」だ、で済ませたために、早期診断・即治療をくぐりぬける人が出る可能性があるからだ。つまり、ＰＣＲ検査をしないと、どちらか確定できない。今まで以上に、神経を使う発熱外来になってくるのだ。特に英国株やデルタ株は39〜40度発熱して、まるでインフルエンザのような症状を呈する。それがコロナなのか、副反応なのか、インフルエンザなのか、非常に紛らわしい。

当院では、正面のテントでのワクチン接種と並行して裏手のテントでの発熱外来もしている。そこで、７月からは、発熱外来も2つに分けようかと考えている。つまり、接種後の発熱外来と、一度も接種していない人の発熱外来を分けるのだ。発熱外来内での感染が懸念されるからだ。でも、ＰＣＲ偽陰性のコロナ感染もあるので油断できない。できれば抗原検査やIgM抗体も測らないと間違える可能性がある。

やるべきことが増えて、最前線はますます大変になる。でも困っている地域の人に寄り添うクリニックでいたい。だから、頑張るしかない。

今日63歳になった。まだ生きている。生かしていただいてありがとうございます。

註

註1　ステロイドパルス

1グラムのステロイドを3日間連続で点滴することを1クールとして、疾患によって1～3クール行う療法。副作用も認められるため、治療後はゆっくりと減薬していく。

註2　キャンナス三人娘

キャンナスは、地域に住んでいる看護師が、忙しい家族に代わって介護の手伝いをする、訪問ボランティアナースの会。

註3　立谷市長

福島県相馬市長、立谷秀清氏。2002年より現職、第5期目。

註4　高齢者総合機能評価（CGA）

Comprehensive Geriatric Assessment。高齢者の状態について、医学的評価だけでなく、生活機能面、精神・心理面、社会・環境面（生活環境や介護環境、家族や友人などの人間関係）の3つの面から総合的に捉えて高齢者問題を整理し、評価を行うこと。

註5　ワクチン接種後死

厚労省の2021年7月21日の発表によると、医療機関又は製造販売業者から死亡として報告された事例が新たに113件あり、2021年2月17日から7月11日までに報告された死亡事例は計663件だという。

註6　ボスミン

アドレナリン。気管を広げる吸入薬で、局所出血や充血を抑えるのにも使う。

註7　ソル・コーテフ

副腎皮質ホルモン。抗炎症作用、免疫抑制作用などにより、アレルギー性疾患、自己免疫疾患、血液疾患などの治療に用いられる。

註8　さらに、12才から打つことが決まり

2021年5月31日、ファイザー社製の新型コロナウイルスワクチンの接種対象者が、それまでの16歳以上から12歳以上へと改訂された。

註9　僕たちの代表が世間を騒がせた

日本医師会の中川会長が、東京都内にまん延防止等重点措置が適用されている最中に、自身が後援会会長を務める自民党の自見英子参院議員の政治資金パーティー（100人以上が参加）に参加していたとの批判を受ける。また、『週刊新潮』によれば、国民に「人との接触を控えよ」と呼びかけていた時期に、医師会職員の女性との高級寿司店でのデートが報じられた。お相手の女性は中川会長の尽力により医師会一番の高給取りになっていたことも判明した。

註10　リクシアナ

血液を固まりにくくする抗凝固薬。心臓の内部、とくに左心房内で血液が固まるのを抑えることにより、心房細動を原因とする脳卒中や全身性塞栓症の発症を抑制する。

2021年7～8月

7月1日　**サッカー ヨーロッパ選手権 スコットランド 約2000人感染確認**

EU域内共通のコロナワクチン接種証明書 本格運用始まる

「ワクチンパスポート」7月下旬 発行開始の見通し 官房長官

7月2日　**ワクチン「接種したくない」11% 若い世代多く 全国大規模調査**

型コロナウイルスのワクチンについて、国立精神・神経医療研究センターなどのグループがインターネットを通じて大規模なアンケート調査を行い、全国の15歳から79歳までの2万3000人余りから得た回答を分析した。「接種したい」と回答したのは35.9%、「様子を見てから接種したい」が52.8%、「接種したくない」が11.3%だった。

7月4日　**高知 南国市 高齢者がワクチン接種後に死亡 因果関係わからず**

7月8日　**東京に4回目の緊急事態宣言 政府決定 沖縄は延長 8月22日まで**

政府は7月12日から8月22日まで、4回目となる「緊急事態宣言」を出すとともに、沖縄県に出されている宣言も8月22日まで延長することを決定した。また、「まん延防止等重点措置」は、埼玉、千葉、神奈川と大阪の4府県では8月22日まで延長し、北海道、愛知、京都、兵庫、福岡の5道府県は、7月11日の期限をもって解除することも決めた。

7月13日　**酒提供飲食店との取引停止要請 政府 酒販売事業者への要請撤回**

7月19日　**コロナ治療薬 中外製薬申請の薬 厚労省が承認 軽症患者用で初**

中外製薬が承認申請した新型コロナウイルスの治療薬が、19日夜、厚生労働省に承認された。2つの薬を同時に投与することから「抗体カクテル療法」と呼ばれ、軽症の患者に使用できる薬が承認されるのは初めて。

7月21日　**ワクチン接種後に死亡667人 因果関係 大半が“情報不足で評価できず”**

7月23日　**「全国で第5波に入ってきている」新型コロナ 感染急拡大**

8月2日　**緊急事態宣言 きょうから6都府県に拡大 5道府県に重点措置**

8月3日　**田村厚労相 “病床に余力持たせるため” 自宅療養を基本方針**

8月5日　**世界全体で2億人超え 新型コロナ感染確認 「デルタ株」広がる**

8月6日　**国内の新型コロナ感染者数が累計100万人突破 急激な感染拡大が続く**

8月9日　**菅首相 ワクチン接種1億回超え「1日も早く2回の接種進める」**

8月11日　**“災害時の状況に近い 医療逼迫” 新型コロナ専門家会合**

現在の状況について「もはや災害時の状況に近い局面を迎えている」として医療の逼迫で多くの命が救えなくなるという強い危機感を示した。全国の感染状況については「全国のほぼすべての地域で新規感染者数が急速に増加し、これまでに経験したことのない感染拡大となっている」と分析。

8月13日　**都内 自宅療養2万人超 “必要な医療を速やかに”が急務**

医療提供体制が「深刻な機能不全に陥っている」と指摘されている。

8月16日　**東京五輪開催が新型コロナ感染拡大の一因か 共同通信**

共同通信の世論調査によると「東京五輪開催が新型コロナウイルス感染拡大の一因になったと思う」との回答が59.8%に上ったと発表。

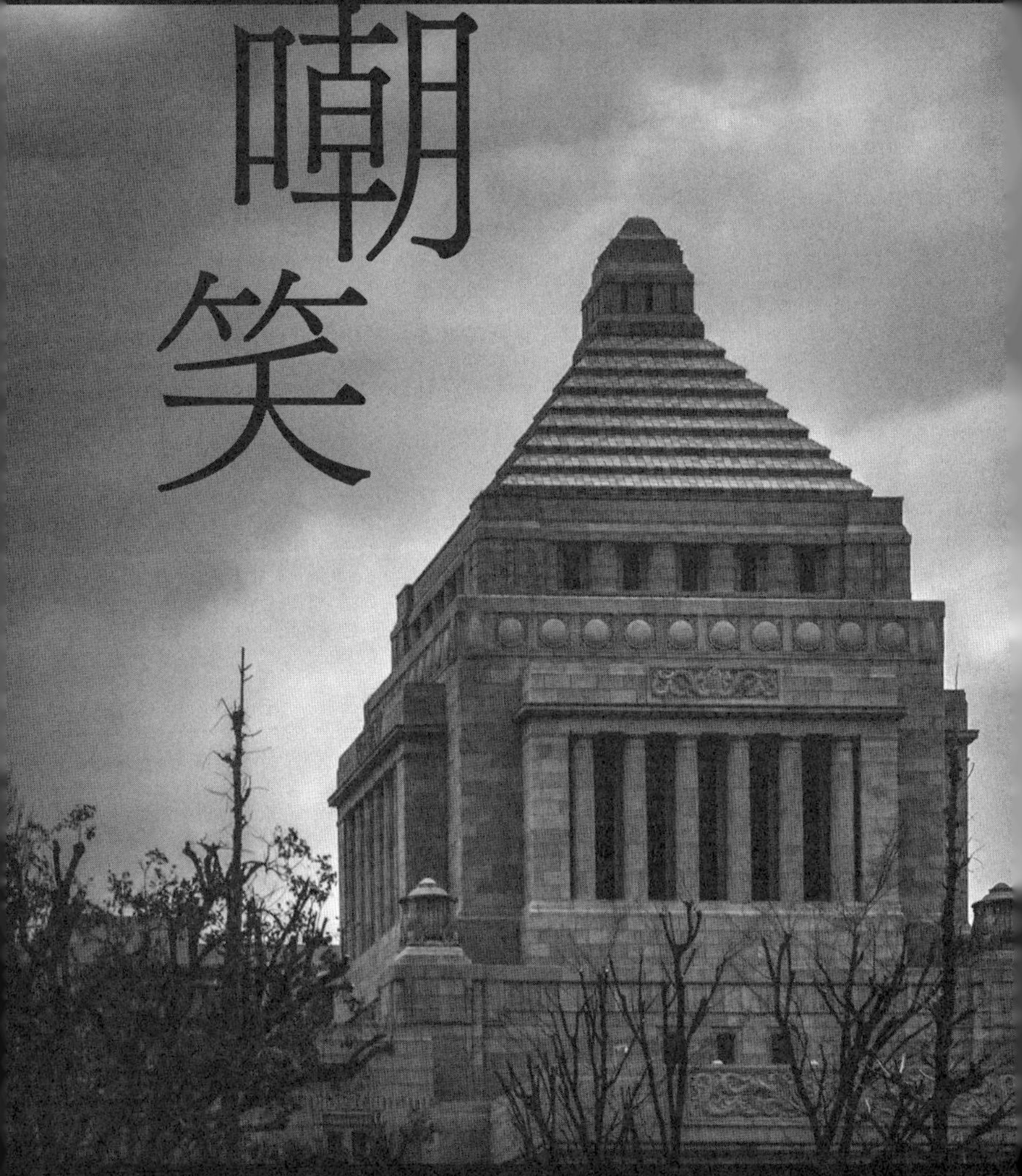
嘲笑

うだるような暑さの中、闘いは続くよ、どこまでも

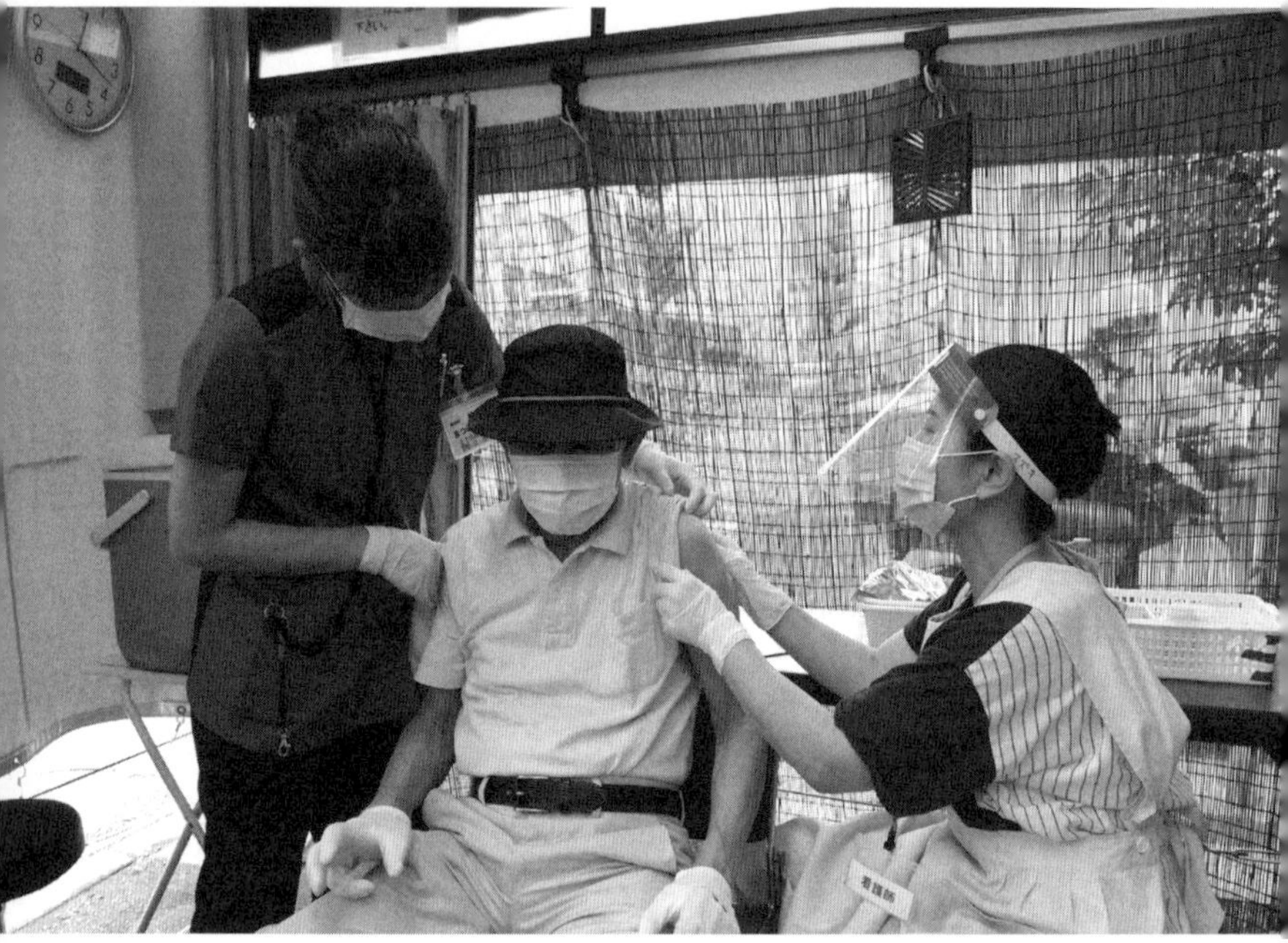

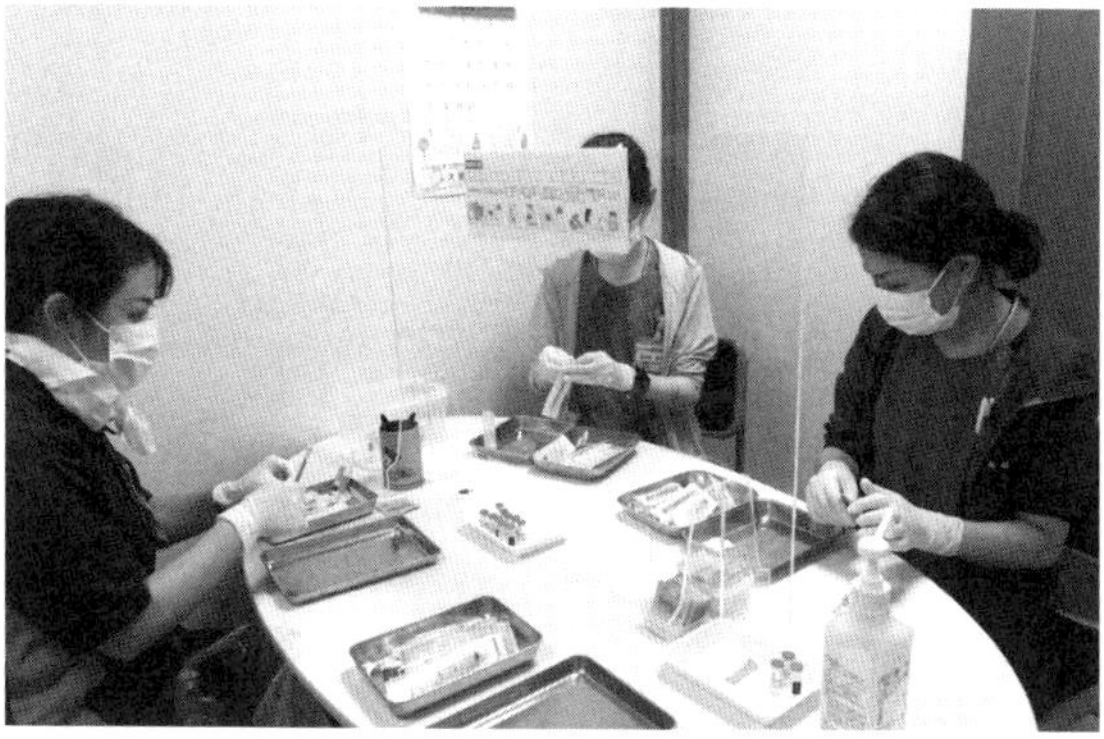

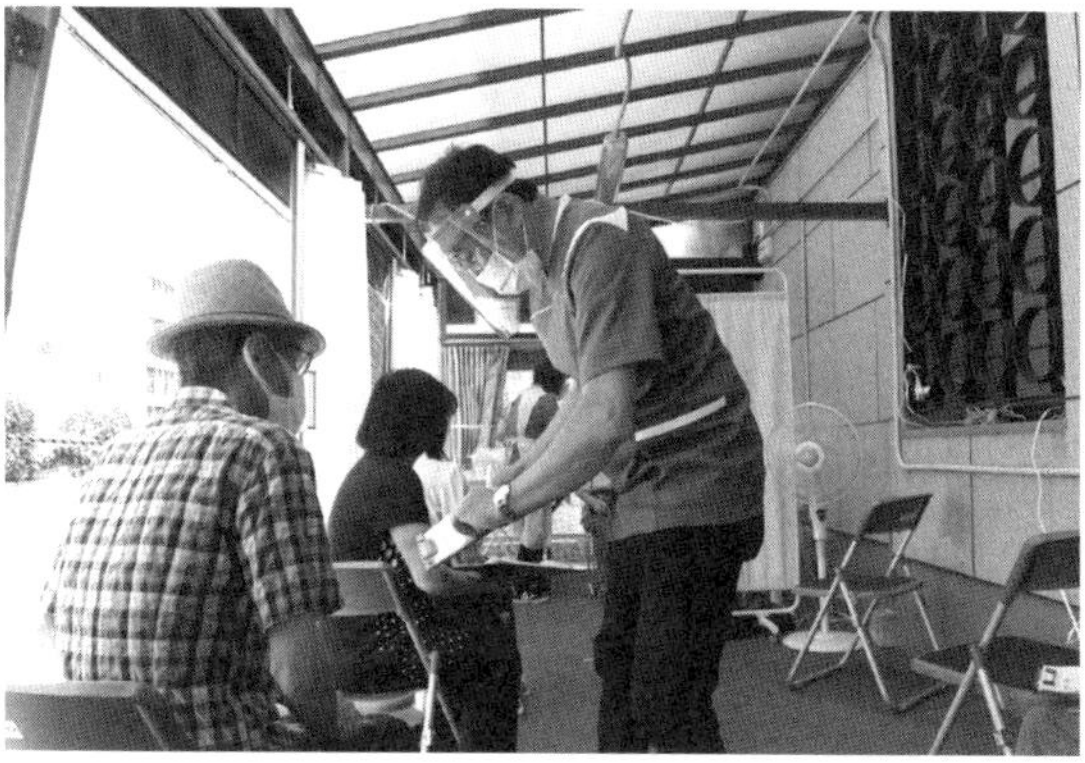

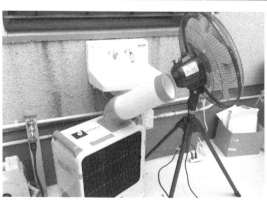

2021年7月

2021年7月1日（木）　第5波の足音

僕は、第5波はもうないのでは、と思っていた。それなのに、第5波の足音が、早くも聞こえてきた。でも、風邪の一種になるための一過程かもね。当院の陽性者数は、2週間ほど、ゼロだった。しかし、6月29日に1名、30日に1名、7月1日に3名の陽性者が出た。

最前線にいるので感染動向を肌で感じる。マスコミが騒ぎ出すのは、2週間遅れになる。たたみかけたテントをもう少し継続することにした。第5波でも保健所の目詰まりは変わらないだろう。第4波の検証がまったくなされていないから当然。

2021年7月2日（金）　やっとイベルメクチンの治験が始まる

やっとイベルメクチン[註1]の治験が始まる。いい薬なので、急いでやってほしいな。メイドインジャパンとして胸を張ろう。

当院では、ステロイドとイベルメクチンの併用ばかりで二重盲検試験は今のところ行っていない（できない）ので、効いているという実感はあるものの、北里大学からも効果を訊かれた際は「統計学的な検討ができないので不明です」と、お答えした。毎日、「イベルメクチンを分けてくれ」メールに悩まされているが、当院患者さんでない人に渡せるわけがない。治験を経て承認されれば、国が推奨する治療薬に格上げされる。

この薬は、予防、重症化阻止、治療のいずれの段階にも効くのではないか。

個人的には、予防薬として正式に認めてほしい。何らかの理由でワクチンを打てない人の福音にも。早期発見・早期治療のためにはいい話、だと思った。夜明けは近いのでは。

2021年7月5日（月）　僕は何もできなくて、ごめんなさい

第5波の症状は、今までとまったく違う。若年層が派手にかかっているが、ほとんどの人は重症化していない印象で、なんだかインフルエンザに近いと感じる。ウイルスが変異したら、症状も変異するのは当たり前か。

この週末、テレビは熱海の豪雨被害、土石流の報道一色。被災された方々にお見舞いを申し上げる。行方不明の方々が一刻も早く見つかりますように。伊豆山の土砂崩れは、「盛り土」が原因だと解説されていた。営利目的で人間が自然を破壊したツケが、罪のない人たちに回ってくるのがやるせない。**新型コロナウイルスも、そもそもは人間の自然破壊によってモンスター化したウイルスだ。天災もほとんどが、実は人災なのではないか。**

オリンピックムードの前に、土石流報道へとテレビ報道が一変した。夜を徹して救出作業や

復旧作業に従事されている方に敬意を表する。僕は何もできなくて、ごめんなさい。

2021年7月7日（水）　既感染者へのワクチン、どうする？

すでに感染した人へのワクチン接種はどうするのか？　毎日、同じ質問をされるので本当に困っている。本当のところはまだわかっていない。僕自身は、感染から3ヵ月程度空けて1～2回打ってはどうか、と話している。しかし感染体験がトラウマになっている人も多い。

1回だけ打つ、じゃダメですか？　と訊いてくる人には、「いいんじゃないのかな」と答えている。だって、1回本物のウイルスが体内に入っているわけだから。

でもね……風疹のワクチンもB型肝炎のワクチンも、抗体チェックしてから、抗体を持たない人だけに打つのは皆さんもご存じかと思う。しかしコロナにおいては、抗体をチェックすることは推奨されていない。なぜか？　コロナワクチンは、終生免疫[註2]ではないと考えられているからだろう。しかし、本当かな？

確かに、IgG抗体の持続期間は、半年～1年と言われている。しかし、それはあくまで抗体の話で、T細胞の免疫記憶の持続時間は？　おそらく、まだよくわかっていないはずだ。**わかっていないから、とにかく、打っておけ？　となるのか、そうでないのかは、いずれ歴史が証明するだろう。**よくわからない中で粛々と進む、一億総ワクチン接種運動。

当院は、本日で高齢者への接種を終了する。小さな副反応はあったけれど重篤なものはゼロだったことにまずは一安心。明日からは、64歳以下の接種に移行するが、「供給不足」の知らせが届き、驚愕している。夏休みを返上して、ある大規模な職域接種のボランティアにも参画していたけど、今日、白紙になった。あれだけ急がせておいて、なんでこうなるのかサッパリわからない。でも、もう少しの辛抱と信じたい。

2021年7月11日（日）　不都合な真実　医療費が減って死亡者が減った

厚労省の発表によれば、コロナ禍において死亡者が11年ぶりに減少。[註3] 一方、医療費も1・6兆円も減少したという。

これは、財務省や国にとっては想定外の結果。しかし医療界にとっては不都合な真実かも。国は、今まで医療費削減に必死だった。しかしコロナ禍が一気にそれを実現した。医者にかからなければ死者が減る!?　そんな単純な結論は導けないとしても、分析すべきだ。

一方で、コロナによるフレイルが増加している。そのため転倒骨折が増加している現実も。この方々が寝たきりになって亡くなるのは数年後になるので、数年単位で見ないとね。

いずれにせよ、コロナの威力はすごすぎる。必要なものと不必要なものを炙り出してくれた功績。必要なものと言えば、お酒、エンタメ、娯楽は必須だ。**人は「楽しむ」ために生きている、とも言える。必要な「楽しみ」を奪うのは、日本もそろそろ終わりにしたい。**

２０２１年７月12日（月）　接種後死亡事例にみる「死因」等の属性

以下、７月12日の『日刊ゲンダイ』の記事より。

厚生労働省は７日の専門家による新型コロナワクチンの副反応検討部会で接種後死亡５５６件を報告した。

このうち、専門家は２月17日から接種が始まったファイザー社製について６月27日までの１３１日間に接種後死亡事例４５３件を分析した。その結果、「α」（ワクチンと症状名との因果関係が認められないもの）７件、「γ」（情報不足等によりワクチンと症状名との因果関係が否定できない）１件、「β」（ワクチンと症状名との因果関係が評価できないもの）４５１件とした。総数が合わないのは複数の症状を持った事例が６つあったためだ。死者の多くが持病を複数抱える65歳以上の高齢者であることから、ワクチン接種後の死因特定が難しいのはわかるが、そこに特徴はないのか。

■年齢

６月27日までに報告された４５３件を年齢で区分すると65歳以上４２０件、65歳未満31件、年齢記載なし２件。７月２日までに拡大すると死亡報告事例は５５４件となり、そのうち60歳未満は、20代４人（男性３人、女性１人）、30代４人（男性４人、女性０人）、40代９人（男性２人、女性7人）、50代6人（男性3人、女性3人）の計23人だった。

■20代の男女はどのように評価されたのか

①26歳女性は1回目の接種を3月19日に接種、23日に亡くなった。報告医は死因を「脳出血（小脳）」、「くも膜下出血」とし、ワクチン接種との因果関係は「評価不能」。専門家は「γ」とした。「死亡時画像診断（CT）にて、小脳半球から小脳橋角部にかけて石灰化を伴う血腫を認めており、脳動静脈奇形や海綿状血管腫の存在が示唆されるが、特定のためには剖検（患者の死後の全身解剖検査）などのより詳細な情報が必要である。脳出血による死亡とワクチン接種の因果関係は評価不能である」とコメントしている。

②26歳男性は4月28日に1回目接種を受け、5月3日に亡くなった。報告医師の死因は「心肺停止」。片頭痛の基礎疾患があり、睡眠薬を飲んでいた。他の死因の可能性は「無」で、接種との因果関係は「評価不能」。専門家評価は「γ」。

③25歳男性は4月23日に1回目の接種を受け、27日に亡くなった。死因は「自殺」。専門家評価は「γ」。「精神疾患の既往がなく、通常に勤務していた若年者である。ワクチン接種後に精神障害を突然発症している。因果関係については、否定も肯定もできず、同様の有害事象の収集に努めるべきと考える」としている。

④28歳男性は2回目接種を6月4日に受け、8日に死亡。報告医は死因を「急性心不全」とした。解剖も行われ、ワクチン接種との因果関係は「評価不能」。専門家の評価は「γ」。

■死因

症状の概要に記載された死因等について多い順に、「不明」90例（うち65歳未満は4例）、「心不全」58例（3例）、「虚血性心疾患」41例（4例）、「出血性脳卒中」37例（9例）、「肺炎」37例（なし）、「心肺停止」34例（3例）、「大動脈疾患」19例（1例）、「虚血性脳卒中」18例（1例）、「老衰」17例（なし）、「敗血症」13例（なし）、「不整脈」10例（3例）、「窒息」10例（なし）、「静脈血栓症」9例（2例）、「心タンポナーデ」8例（1例）、「呼吸不全」8例（なし）、「アナフィラキシー」7例（なし）、「溺死」6例（1例）、「消化管出血」6例（なし）、「多臓器機能不全症候群」5例（なし）、その他状態悪化、心停止、心臓死、循環虚脱、急性腎障害、血小板減少関連疾患など。なお、モデルナ社製で亡くなった94歳女性は出血性脳卒中、55歳男性は急性大動脈解離と報告された。専門家は前者を「γ」、後者を「評価中」としている。

本当に、因果関係は不明、と断言していいのか。死亡例は司法解剖して因果関係を検討しなくていいのか。週ごとに増えているけども、本当に大丈夫なのか。原田曜平さんのお父さんの[註4]ように、死ななかったけれども、生死の境を彷徨った人がたくさんいるのだろう。

さらに、接種後に全身倦怠感や腰痛に悩まされる人は多い。そんな人が何人か毎日受診されるけど、どうすればいい？　コロナの後遺症の人は、ワクチン接種で半分は改善するという。しかし既に打った人の「後遺症」はどうやって治せばいいのか。ちゃんと検討しないと、市民の疑心暗鬼は深まる。政府には、ワクチン小休止の今こそ、検討を急いで欲しい。

2021年7月17日（土）　ジョンソン首相はもう、自粛しないと決めた

感染するということは、実は免疫を獲得することでもある。では、自然感染とワクチンのどちらが有効な免疫を獲得するのか。この問いに、ちゃんと答えることができる専門家はいないだろう。抗体は、ワクチンのほうがより多く、長持ちするかもしれない。しかしT細胞の免疫記憶は、どちらが強固なものかまだ未確定。

個人的には、ケースバイケースであり、一概に言えないと思う。だから集団免疫の獲得にはワクチンと自然感染の2ルートある。英国[註5]は感染者増なのにロックダウンしないどころか、マスクも自粛もなしへ。「集団免疫作戦」に、完全に戦略を転換したのだ。

イギリスの死亡率が、25分の1に低下したからだ。感染しても死ななければいい。風邪になったのだ。

もちろん、ワクチン接種の普及がベースにある。ワクチンと自然感染の免疫を両面と考えている。だから街中を行き交う人は、マスクの着用もない。

一方、日本も大混雑だけど、皆、マスクをしている。同じ人混みであっても、土台にある思想が真逆、なのである。わかりますか？　僕のこの説明。

つまり、自粛するほどに収束が遅れるのだ。どっちにしてもデルタ株感染は増えるから、自

粛に意味はない⁉　むしろ収束を遅らせるということに、なぜみんな気がつかないの？

高齢者の半数がワクチンを打った今、戦略を180度変えるべきだ。実行に移せないのは、政治家が自信がないからだろう。提言をし続けている分科会や専門家の罪は重い。

「自信」の裏には、「理解」が必要である。軽症の若者たちをいちいち入院させていたら、すぐに医療逼迫する。開業医が地域の療養者に治療と見守りをして、入院は中重症者のみに。でも、町医者の声はまったく届かない。1週間後に始まる五輪が、転換の起爆剤になるのであればいい。IOCバッハ会長のワガママな来日が、災い転じて福となる、か、ならないか。

2021年7月23日（金）　3ヵ月ぶりの生存確認に涙する

当院ではこれまで400人以上（おそらく450人くらい）のコロナ陽性者を診断して、その全員ではないが治療もしてきた。陽性が判明したら、僕たちはすぐに保健所に「患者発生届」を書いてFAXしないといけない。

もしこれをしなかったら医師法違反になる。だから、100%保健所に報告してきた。しかし保健所は、その後の消息は何も教えてくれない。僕自身が関わった患者さんには自分自身の携帯電話番号を教えてきた。だからメールのやりとりで軽快や退院などの経過を知ることができる。

自宅療養者からのSOSを受けて往診したら、家が抜け殻だったことが何度かあった。友人か家族か愛人宅に移動したのか、はたまたどこかの病院に入院したのか？　心配になり、保健所に電話して陽性者の消息を聞いても、「個人情報なので教えられません」の一辺倒だ。

僕たちは、保健所に医療情報をお知らせするのだが、保健所から医療機関には「個人情報だから」と一蹴される。要は、保健所と医療機関は一方通行のまま1年半が経過した。こちらは連携したくても、あちらは「個人情報だから」だけ。

自宅療養中や施設療養中に、僕自身が医療を提供した約２００〜３００人のうちで、亡くなった（当院が死亡診断書を書いた）例はゼロである。とはいえ、第４波の混乱の中で「あの人はどうなったのかな？」とずっと気になっていたおふたりの消息が、先週と今週に判明した。

①70歳代　初診時、酸素飽和度60％と重症呼吸不全例

自宅で、ステロイドパルス療法で命をつないでいたら8日目に入院できた。病院で数回ＰＣＲをするも全部陰性だけど、コロナ病棟に入り、回復して酸素を吸いながら退院して、当院の在宅患者さんになった。３ヵ月ぶりに涙のご対面。

②60歳代　初診時、酸素飽和度60％の重症呼吸不全例

自宅でステロイドパルス療法を行っていたが、６日目に身内の方がタクシーで病院に運び、ヤイヤイ言ったら、入院できたと聞いた。この方も、病院で11回ＰＣＲ検査するもすべて陰性だったとのこと。特発性間質性肺炎の急性増悪が最終診断で、酸素を吸っていると。まだ入院中（転院後）であるが、生きていると今週、身内が来院。まだ会っていないけども、生存確認ができて涙がこぼれた。

せつないなあ。

病院の医療費は、コロナではなかったので、数十万円かかったと。当院の在宅医療の医療費は全額公費で請求して、そのままになっている。しかし当院が保健所から怒られるのではないかと身内は心配してくれた。コロナだと医療費はゼロ。

しかし、限りなくコロナを疑って検査を10回以上してコロナ病棟に入院しても、最終的に非コロナと診断されたら医療費を請求される。①の方も、入院後に数回ＰＣＲ陰性だったが、コロナ病棟に入院した。結局、コロナによる器質化肺炎と診断されたので、すべて公費に。2例とも、入院後の消息がずっと気になっていた。連絡がないので「もしかしたら」と案じていた。

2人とも初診日は4月20日なので、3ヵ月も経過して初めて本人や身内から直接聞いて、生存確認ができた、とにかく、第4波で在宅医療を提供した最重症の患者が2人とも、入院後も死なずに生きていることを知り、思わず涙が溢れた。

僕自身は、この1年半、「僕が関わった限りは、絶対に死なせへん」と思いながら頑張ってきたけど、本当に、ひとりも死んでいなかったんだ。

医者になって人の命を救うことは、実はそんなに多くはない。救うどころか、たくさん殺している。ような医者もいる。僕も大病院時代、たくさんの人を過剰な医療で殺してきた。今は、僕が殺してしまった人たちに報いるために働いている。

人間、死ぬときは死ぬ。運命もある。寿命もある。でも、まだ死ななくていい人は、全力で助けたい。コロナが僕に、改めてそんなメッセージを送ってくれた。

2021年7月24日（土）　五輪開会式と在宅看取り

今日は、東京五輪の開会式だった。僕たちも、年中無休で頑張っている。今日は、お看取りが4人もあった。3時、6時、16時、21時と1日に4人のお看取り。医療にオリンピックも休みもない。僕たちはいつもと同じ。開会式は患者宅や移動の途中の車内で観た。

五輪開催には言いたいことがたくさんあるけど、始まったからには無事を祈るだけ。多くの日本人は賛成していない。世界の人々も日本に呆れているようだ。でも、誰も止められないまま、始まってしまったのだ。今さら何を言っても遅い。

「今からでも中止を！」という署名要請が回ってきた。それで本当に中止されるなら署名するが、もう無理だ。

57年前の東京五輪の時、僕は6歳だった。草野球で遊んでいたら母親が家に帰ろうと迎えに来た。「かずひろ、これは一生に一回しか観られないんだから観ておけ」と、買ったばかりの小さなテレビを家族で観た記憶が、かすかにある。

母さん、僕は2回目の開会式を見ることができたよ。往診の合間だけどね……今度お墓参りに行ったら、僕を丈夫に生んでくれた母に感謝したい。母は5年前に交通事故で亡くなった。生きていたら、一緒にこの開会式を観たかもしれない。

57年前は、在宅死が死亡の8割を占めていた。今、終末期医療は、57年前に回帰しつつある。僕にとっての57年ぶりの東京五輪は原点回帰、である。在宅看取りの荘厳さを思い知らせてくれた特別な一日だった。開会式のお祭りの映像が、旅立った人たちへのレクイエムに思えた。

2021年7月29日（木） 誰のための新規感染者数カウント

東京の感染者が3000人を超えた。メディアと永田町は大騒ぎだ。でも繁華街の人流は増加の一途。もはや、緊急事態宣言の効果はない。人々は、政府の言うことをもう信じない。そもそも、誰のための新規感染者数の発表なのか。

煽り屋さんワイドショー？　専門家やコメンテーター？　分科会の先生？　知事や政治家？　保健所の権限の保持？　もう、いいんじゃないかな。当院でも毎日、数人の陽性者が出る。皆さん本当に若くお元気である。外見では、インフルエンザと見分けがつかない。風邪症状もなく、あっても微熱程度。そりゃ、中には30代、40代でも中等症はいて、それを見つけ出すのが僕らの仕事。酸素飽和度が95％以下の人にはCTを撮り、肺炎を認めたら入院勧告をする。

保健所の一言が、感染者の不安を増幅させている。たとえば、4人家族で3人が陽性で1人が陰性というケースでは、陰性の人が数日後に発熱しても保健所は再検査を禁じている。濃厚接触者が、数日たって感染が判明することはいくらでもあるのに、任意の地点での感度5～7割のPCR検査だけで済ますのもどうなのか。検査は、感染拡大防止のためなので柔軟にできる体制を整えるべき。しかし保健所は、自ら決めた「一回縛り」に固執しているので滑稽。あるいは、全員自宅療養指示だけで医療的な介入がない。不安になった感染者は薬を求めてバンバン助けを求める。自宅療養者に対しても、医療や医者が必要なのだと昨年4月からずっと同じことを言っているけれど、今の政府は、全国の患者数を毎日、全数一生懸命数えては、大騒ぎしているだけに思えてならない。

いつまで数字に一喜一憂しているのだろうか。いつまで保健所での目詰まりを容認するのか。いつまで普段の病診連携を禁止するのか。いつまでこんなクレイジーな宣言を続けるのか。僕の勝手な想像だけど、政府は今、自粛のやめどき（英国のような開放）や、5類落としを迷っている、のではないか。

このブログを読んでいただいている国会議員の先生に、提案がある。**五輪を境にして、5類に落としませんか？「五」という数字が日本の明暗を分ける。**災い転じて福となす、唯一の方法だと思う。

2021年7月31日（土）　ワクチン、僕も打ちました

僕もやっとこさ、ワクチンを打ちました。まあ、どっちでもいい話だけどね。いろんな人に毎日訊かれるから、一応書いておく。別にワクチンを恐れているわけではない。はたまた、陰謀論者でもない。ただ僕は、自分自身へのワクチンの必要性を、感じていなかっただけ。あれ

だけたくさんのコロナ患者さんと接しても感染しなかった。

まあ、急ぐ必要もないし、そのうち打てばいい。世間の動向も見ながら、いつでも打てるからね。それと、副反応が出ても休めないという悲しい境遇もある。24時間365日働いているので、寝込むようなことがあったら皆に迷惑がかかる。たったそれだけの理由で今まで打てなかった。しかし本日、余ったワクチンを廃棄せねばならない1分前の18時に、打ってもらった。他人に5500回も打っていても、自分にはこんなものだ。

他人の病状は気になるが、自分については関心がない。ワクチンを打って2時間くらいしたら体温上昇がわかった。僕は（こう見えて）敏感なので、0・1度の発熱でも体感する。その後、吐き気とめまいと、フワフワ感があった。それでも我慢して数件の訪問や往診をこなした。車から降りて歩くと、普段の自分とは違うと感じた。ダメだこりゃ。

珍しく、8時間タップリ寝たあとでこれを書いている。毎日、「先生はワクチンを打った？」と訊かれる。テレビに出ても必ず「打ちました？」と訊かれる。正直、とっても、とってもウザイ。そのウザさに比べたら打った方がずっとマシ。自分は別に打たなくてもいいけれども、患者や世間のためにワクチンを打ちました。

ところで、副反応、怖いね。もう760人も死んでいるという報道もある。僕の周囲でも、3人が接種後に亡くなっている。コロナで亡くなった人と同じくらいの人が死亡しているが、**「因果関係は不明」**らしい。厚労省のサイトでは逐一報告が記載されているが、メディアは、陽性者数の報道を毎日するのであれば、ワクチンの副反応報道をもっと情報公開するべきだ。不都合な真実を隠すほどに、人間は、疑心暗鬼になるものだから。

2021年8月

2021年8月4日（水）〝自宅療養を基本〟が政府方針に

以下、NHKニュースより抜粋する。

新型コロナウイルスの医療提供体制をめぐり、国会では4日、閉会中審査が行われ、重症患者などを除き自宅療養を基本とするとした政府の方針の是非について、与野党の論戦が交わされる見通しです。

国会では4日、衆議院厚生労働委員会で閉会中審査が開かれ、新型コロナウイルスの感染者は重症患者などを除き自宅療養を基本とするとした政府の方針について与野党の質疑が行われます。

与党側は病床に余力を持たせるための措置だとして理解を示す一方、国民の間で入院や治療への不安が広がらないようにする必要があるとして、丁寧な説明を求めることにしています。

また自宅療養の人の看護にあたる人材の確保や重症化を防ぐための新たな治療薬の活用に向けて体制を整備することなども促す方針です。
これに対し、野党側は見守りが不十分な現状で自宅療養者が増えれば病状の急変によって亡くなる人が急増しかねないとして、原則、中等症の患者も入院する措置を維持するよう求める考えです。そして必要な人が確実に入院できるよう臨時の医療施設を設置するなど病床確保を急ぐよう迫ることにしています。

ようやく国が、重い腰を上げげた。僕がこの1年半以上言い続けたことが、ようやく実現に向って動き出す。すぐに変わるとは思えない。だけど僕は、これからも言い続ける。コロナでもう、ひとりも、死なせたくない。ひとりも、死なせへん。そのために僕は、もう少しだけ町医者として頑張ろう。

註

註1 イベルメクチンの治験

名古屋の医薬品メーカー、興和株式会社は北里大学と共同で1日、抗寄生虫薬イベルメクチンを新型コロナウイルス感染症の治療薬に用いる第3相臨床試験(治験)を実施すると記者発表した。イベルメクチンの企業治験は日本では初。開発者でノーベル医学生理学賞を受賞した大村智博士が興和に直接依頼して実現した。国内で企業主体の治験は初となる。

註2 終生免疫

一度体に侵入してきた外敵は免疫機能により記憶され、同じ敵がやってきた時により簡単に、短時間で撃退できる。その仕組みの中には、同じ外敵が原因で起こる病気に一生かからなくなるものもある。それを終生免疫と呼ぶ。

註3 コロナ禍において死亡者が11年ぶりに減少。一方、医療費も1・6兆円も減少した

厚生労働省の人口動態統計速報によると、2020年の死亡数は138万4544人で、前年比0・7%(9373人)減で、11年ぶりの減少となる。ここ約10年、高齢者の増加を背景に、死亡者数は毎年2万人前後の増加を続けていただけに、20年は実質的には死亡者数が約3万人減少したと言える。同じく厚生労働省は、2020年度の概算医療費が19年度に比べて1兆円以上減少し、42兆円台になるとの見通しを明らかにした。新型コロナウイルス感染症による受診控えが影響し、減少幅は過去最大となる見通し。また2021年2月の概算医療費は、前年同月比4・4%減の3・4兆円だったが、20年4月から21年2月までの累計では38・3兆円と、前年同期に比べて1・6兆円減となった。

註4 原田曜平さんのお父さん

マーケティングアナリストで信州大学特任教授の原田曜平氏の80代の父親が、新型コロナウイルスワクチン接種後、40度近い高熱、まったく動けず、何も食べられず、体の一部が腫れ上がるなどの症状に見舞われて救急搬送されたと明かし、話題に。ワクチンの副反応による多形滲出性紅斑と蜂窩織炎と診断され、3ヵ月の入院治療となった。

註5 英国は感染者増なのにロックダウンしないどころか、マスクも自粛なしへ

英国では2021年7月19日から、新型コロナウイルス流行に伴う法的規制の大半が解除された。集会やイベントの参加人数制限が撤廃され、ナイトクラブも営業を再開。また、パブやレストランでの屋内の座席制限もなくなった。マスク着用も一部では推奨されるが、法的拘束力はない。

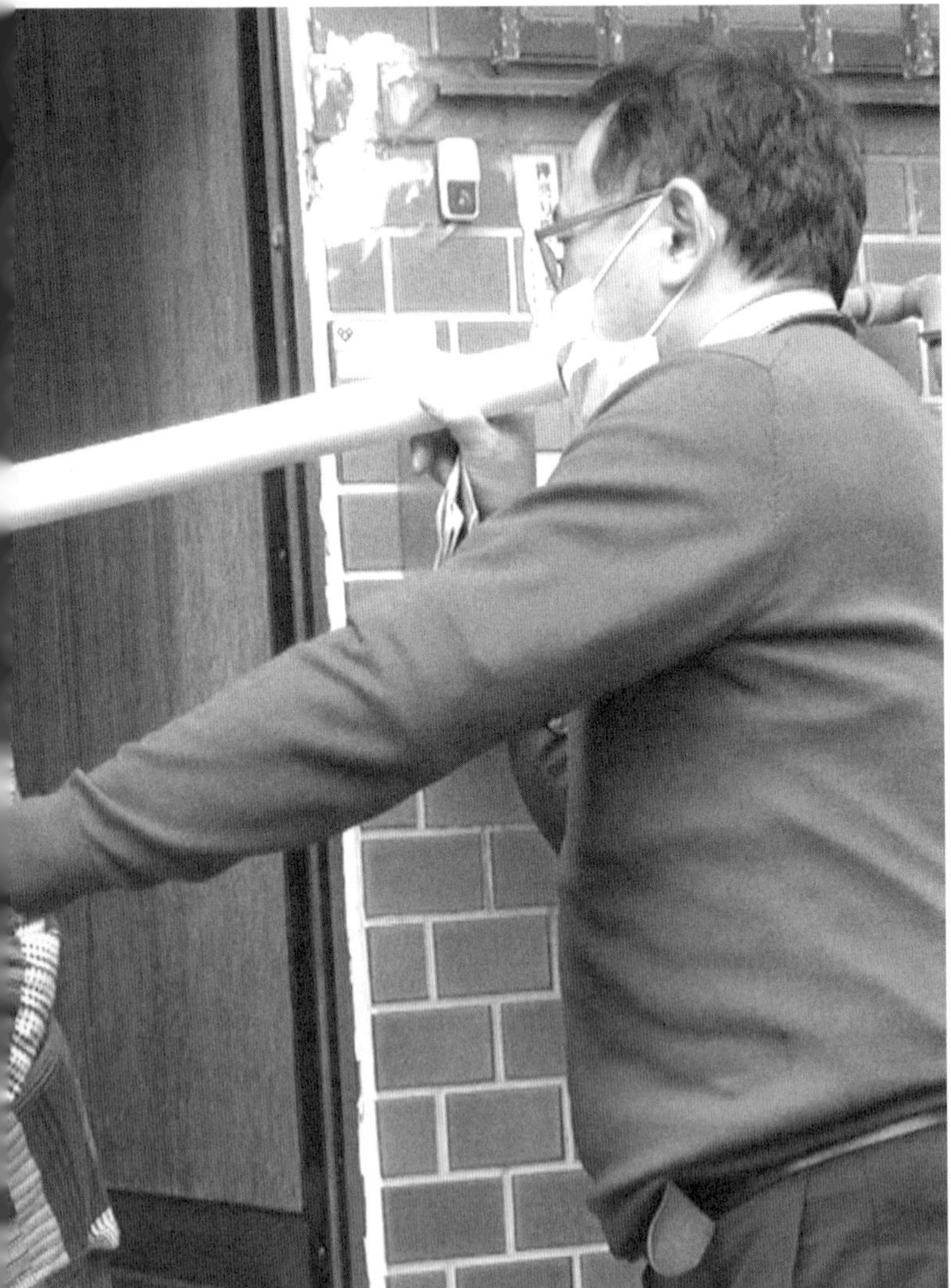

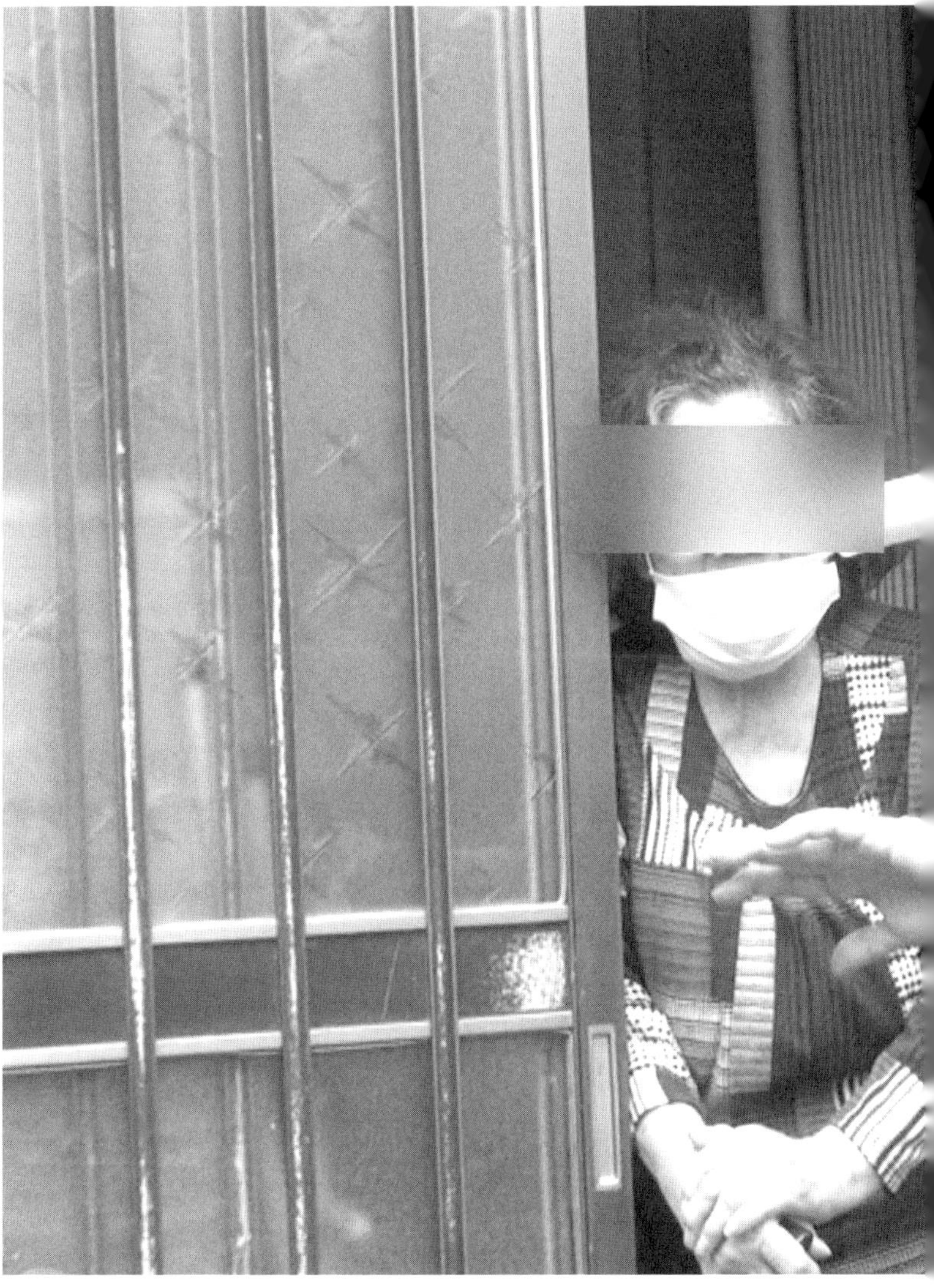

解説

コロナばかりに囚われる愚かさ

2021年8月、長尾先生がネット界隈でバズった。

『プライムニュース』（BSフジ／8月2日と10日）『バイキングMORE』（フジテレビ系／8月10日）『ミヤネ屋』（読売テレビ系／8月12日）と、立て続けに全国放送のテレビ番組に出演したからだ。

「コロナをインフル並みの5類に引き下げて保健所を外すべき」

「開業医による早期診断と早期治療で重症化阻止を」

「アベノマスクならぬスガルメクチン（イベルメクチン）を全国民に配る」

これらの提言がニュースになってヤフーにも転載。バイキングで「僕が言ってることが間違ってたら、責任とって医者辞めます」とまで断言した長尾先生に、ツイッターやヤフコメには賛辞や賛同のコメントが溢れた。

だが、一部には強硬な反対意見もあった。いわく「どの開業医でもコロナを診療できるわけではない」「入院要請や自宅待機要請ができなくなる」「治療費が無料でなくなり経済弱者が見捨てられる」云々。

とくに「反イベルメクチン派」からの反発がすさまじかった。「標準治療から外れたことをやっているトンデモ医師」とのレッテル貼りや揚げ足取りをして、長尾先生の提言すべてを葬り去ろうと試みているように見えた。

イベルメクチンの有効性については、確かに賛否両論ある。ただ、反イベルメクチン派は「自粛要請派（現状維持派）」や「ワクチン強力推進派」と重なっている。長尾先生の提言が実現すると、自分たちのこれまでの主張が間違っていたことを認めざるを得なくなり、立場が危うくなる。だから、長尾先生のことが目障りなのではないか。

しかし、緊急事態宣言やまん延防等重点措置を繰り返したところで、コロナの流行を抑えられないどころか、いつまで経っても医療逼迫が解消されないことに、もはや多くの人が気づいている。政府の新型コロナウイルス感染症対策分科会の尾身茂会長がいくら言っても人流が減らないことが、その証拠だ。

もし長尾先生の提言が間違っているというなら、より具体的で実現可能な対案を出すべきだ。それができないのならば、国はすみやかに5類に引き下げて、開業医も含む医療従事者が、総力体制でコロナ患者の命を守る体制を早急に作り上げてほしい。

（ここでひとつお断りをしておくが、私は普段、長尾医師のことを親しみを込めて「長尾先生」と呼ばせてもらっている。ここでもそう表記させていただきたい）。

それにしても、本書を通して読んで、改めて長尾先生をすごいと思ったのは、すでにダイヤモンド・プリンセス号での感染拡大が問題となった2020年2月には、コロナを感染症法の「2類から5類に引き下げるべき」との提言をしていたことだ。

陽性者だけをクルーズ船に留め、そこを「病院船」として治療する。陰性者は下船させて2週間自宅待機とし、多職種で見守る「地域包括ケア」を発動する。本来はそうすべきなのに、逆のことをして船内での感染を広げてしまった。

こうした事態に陥ったのは、コロナの危険性を過大に見積もり、隔離の必要な「2類」にしてしまったからだというのが、長尾先生の見立てだ。

市中感染が広がり、長尾クリニックでのコロナとの闘いが始まってからも、その考えは一貫して揺るがない。風評被害を恐れて発熱患者を診たがらない中小病院や開業医。保健所が介在するために迅速な検査や入院ができず、悪化するまで自宅で放置されるコロナ患者。そして、クラスター発生やマスコミの非難に怯え、高齢者を閉じ込める牢獄と化してしまった介護施設。

それもこれも、コロナをペストやエボラ出血熱並みの厳格な扱いにしてしまったがために起こったことだ。

なにより、コロナに感染する患者は、病院に簡単に隔離できる人ばかりではない。フレイル（心身虚弱）状態の高齢者や認知症を抱える人たちを入院させたら、とたんに体力が落ち、症状が進んでしまう。

そうした、人々の生活に密着した地域包括ケアの現実を、コロナ分科会の専門家たちは知らないし、為政者たちも町医者の意見に耳を傾けてこなかった。だから、市民生活が破壊されることなどお構いなしに、1年半以上にもわたって自粛を要請し続けることが平気でできるのだ。

本書で初めて知った人はご存じないかもしれないが、長尾先生はむしろ地域医療や訪問診療、緩和ケア、認知症の分野などで著名で、四半世紀以上にわたって関西の庶民の町、尼崎を中心とする阪神間の人たちの命と向き合い、2500人以上を在宅で看取ってきた。

そして、『平穏死10の条件』『抗がん剤10の「やめどき」』『痛くない死に方』『薬のやめどき』『痛い在宅医』など多数の著作を通し、大病院信仰や薬の使い過ぎを戒め、限られた命を、生活の場で、その人らしく生きることの大切さを説いてきた。

ご本人はそれを、これまで間違ってきたことへの「懺悔」と言っているが、私も長尾先生の一連の著作から多くを学び、何度も取材させていただいた。だからこそ、その生きざまの延長線上に、長尾先生のコロナに対する考えがあることが、よく理解できるのだ。

できれば本書の読者にも、一連の著作を読んでほしい。長尾先生を追ったドキュメンタリー映画『けったいな町医者』（監督・毛利安孝）や、著作を原作とした映画『痛くない死に方』（監督脚本・高橋伴明、主演・柄本佑）もおすすめする。

そうすれば、コロナばかりに囚われて生きることがいかに愚かなことか、より深くわかるはずだ。コロナ患者以外にも、長尾先生を必要としている人たちがたくさんいる。コロナばかりにかまっていられないはずだ。

コロナに翻弄され続ける長尾先生ご自身の健康も心配だ。早くコロナ騒ぎが終わって、長尾先生の行きつけのスナックで、大好きな歌謡曲を思いっきり歌える日が戻ることを、心から願わずにはいられない。

2021年　敗戦記念日に記す

鳥集　徹

鳥集 徹（とりだまり とおる）

１９６６年兵庫県生まれ。同志社大学大学院修士課程修了（新聞学）。会社員、出版社勤務等を経て、２００４年から医療問題を中心にジャーナリストとして活動。タミフル寄付金問題やインプラント使い回し疑惑等でスクープを発表してきた。２０１５年に『新薬の罠 子宮頸がん、認知症…10兆円の闇』（文藝春秋）で、第４回日本医学ジャーナリスト協会賞大賞を受賞。他の著書に『東大医学部』（和田秀樹氏との共著、ブックマン社）、『コロナ自粛の大罪』（宝島新書）など。趣味はギター。

本書の校了日である２０２１年8月18日、共同通信社より、以下の報道があったことを追記しておく。

厚生労働省の山本史官房審議官は、18日の衆院内閣委員会閉会中審査で、新型コロナウイルス感染症の患者を対象にした抗寄生虫薬「イベルメクチン」の使用に関し「治験結果を踏まえ、今後承認申請がされた場合には、優先かつ迅速に審査が行われる」と指摘した。同時に「有効性、安全性が確認された治療が、できるだけ早期に実用化し、国民に供給されることを目指して取り組みたい」と述べた。

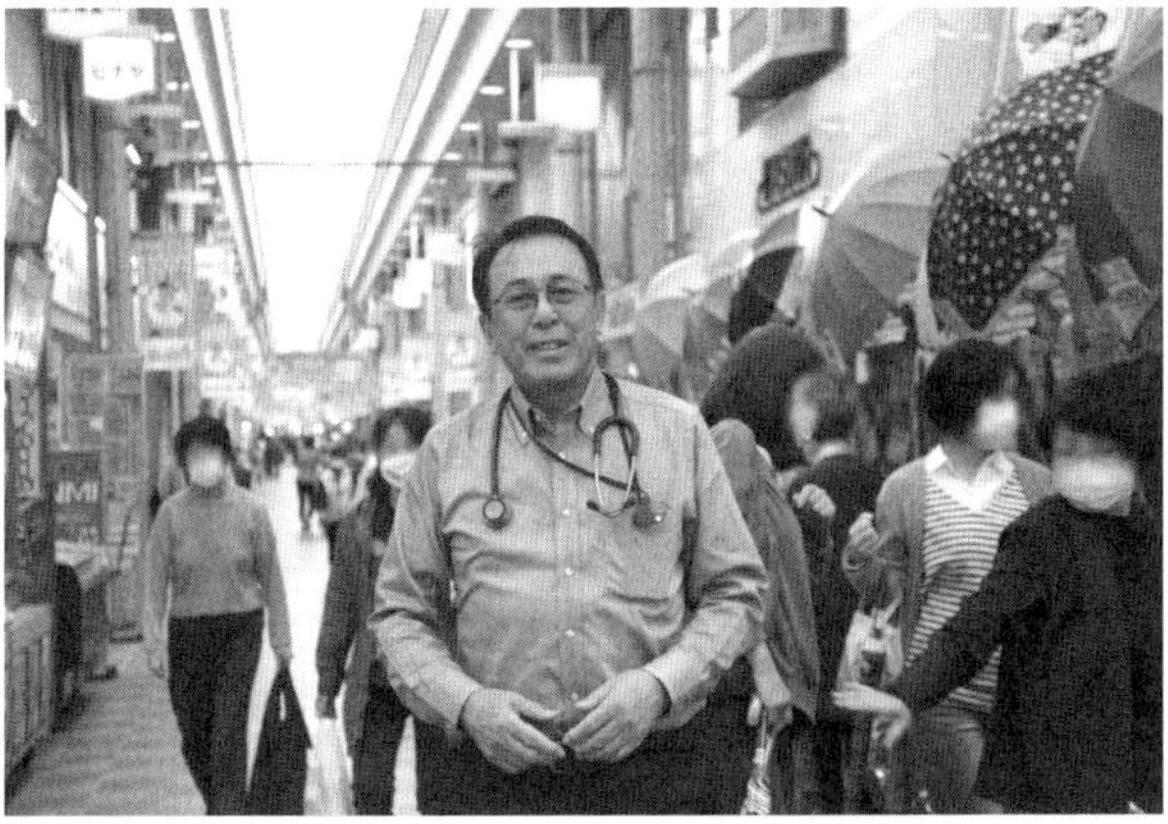

誰かが始めなくてはならない。
見返りが一切なくても、誰も認めてくれなくても、
「あなたから」始めるのだ。

――アルフレッド・アドラー

著者プロフィール
長尾和宏（ながお・かずひろ）
町医者。もしくは、けったいな町医者。好きな歌は「ひとりぼっちのエール」

本書は、長尾和宏の個人ブログ「Dr. 和の町医者日記」を基に、一部加筆修正を加えました。
記載されたデータや情報は、日記が書かれた時点のものとなります。ご了承ください。

ひとりも、死なせへん
コロナ禍と闘う尼崎の町医者、551日の壮絶日記

2021年9月16日　初版第一刷発行
2022年9月30日　初版第六刷発行

著者　長尾和宏

写真　国見祐治

本文デザイン　谷敦

Special thanks　長尾クリニックのスタッフ、患者さん、患者さんご家族の皆様
写真提供（P 4、P34、P114）：共同通信社

編集　小宮亜里　黒澤麻子

発行者　石川達也
発行所　株式会社ブックマン社　http://bookman.co.jp
〒101-0065　千代田区西神田 3-3-5
TEL 03-3237-7777　FAX 03-5226-9599

ISBN　978-4-89308-944-1
印刷・製本　図書印刷株式会社